中国百年百名中医临床家丛书

徐志华

主　编　梁文珍
副主编　任　何　赵荣胜　徐经凤
编　委（按姓氏笔画排序）
任　何　李大剑　杨善栋　邵　明
罗显民　赵荣胜　徐经凤　梁文珍
黄兆强
参加编写人员（按姓氏笔画排序）
丁　苗　王松涛　李伟莉
陆　云　徐　毅

中国中医药出版社
·北京·

图书在版编目（CIP）数据

徐志华 / 梁文珍主编 . -- 北京 : 中国中医药出版社，2001.02（2024.7 重印）
（中国百年百名中医临床家丛书）
ISBN 978-7-80156-154-1

Ⅰ . ①徐… Ⅱ . ①梁… Ⅲ . ①中医学临床 – 经验 – 中国 – 现代 Ⅳ . ① R249.7

中国版本图书馆 CIP 数据核字 (2000) 第 59975 号

中国中医药出版社出版
北京经济技术开发区科创十三街 31 号院二区 8 号楼
邮政编码　100176
传真　010-64405721
廊坊市佳艺印务有限公司印刷
各地新华书店经销

开本 880 × 1230　1/32　印张 11　字数 246 千字
2001 年 2 月第 1 版　2024 年 7 月第 3 次印刷
书号　ISBN 978 – 7 – 80156 – 154 – 1

定价　40.00 元
网址　www.cptcm.com

服务热线　010–64405510
购书热线　010–89535836
维权打假　010–64405753

微信服务号　zgzyycbs
微商城网址　https://kdt.im/LIdUGr
官方微博　http://e.weibo.com/cptcm
天猫旗舰店网址　https://zgzyycbs.tmall.com

如有印装质量问题请与本社出版部联系（010–64405510）

出版者的话

祖国医学源远流长。昔岐黄、神农，医之源始；汉仲景、华佗，医之圣也。在祖国医学发展的长河中，临床名家辈出，促进了祖国医学的迅猛发展。中国中医药出版社为贯彻卫生部和国家中医药管理局关于继承发扬祖国医药学，继承不泥古、发扬不离宗的精神，在完成了《明清名医全书大成》出版的基础上，又策划了《中国百年百名中医临床家丛书》，以期反映近现代即20世纪，特别是新中国成立50年来中医药发展的历程。我们邀请卫生部张文康部长做本套丛书的主编，卫生部副部长兼国家中医药管理局局长佘靖同志、国家中医药管理局副局长李振吉同志任副主编，他们都欣然同意，并亲自组织几百名中医药专家进行整理。经过几年的艰苦努力，终于在21世纪初正式问世。

顾名思义，《中国百年百名中医临床家丛书》就是要总结在过去的100年历史中，为中医药事业做出过巨大贡献、受到广大群众爱戴的中医临床工作者的丰富经验，把他们的事业发扬光大，让他们优秀的医疗经验代代相传。百年轮回，世纪更替，今天，我们又一次站在世纪之巅，回顾历史，总结经验，为的是更好地发展，更快地创新，使中医药学这座伟大的宝库永远取之不尽、用之不竭，更好地服务于人类，服务于未来。

本套丛书第一批计划出版140种左右，所选医家均系在中医临床方面取得卓越成就，在全国享有崇高威望且具有较高学术造诣的中医临床大家，包括内、外、妇、儿、骨伤、针灸等各科的代表人物。

本套丛书以每位医家独立成册，每册按医家小传、专病论治、诊余漫话、年谱四部分进行编写。其中，医家小传简要介绍医家的生平及成才之路；专病论治意在以病统论、以论统案、以案统话，即将与某病相关的精彩医论、医案、医话加以系统整理，便于临床学习与借鉴；诊余漫话则系读书体会、札记，也可以是习医心得，等等；年谱部分则反映了名医一生中的重大事件或转折点。

本套丛书有两个特点是值得一提的：其一是文前部分，我们尽最大可能收集了医家的照片，包括一些珍贵的生活照、诊疗照，以及医家手迹、名家题字等，这些材料具有极高的文献价值，是历史的真实反映；其二，本套丛书始终强调，必须把笔墨的重点放在医家最擅长治疗的病种上面，而且要大篇幅详细介绍，把医家在用药、用方上的特点予以详尽淋漓地展示，务求写出临床真正有效的内容，也就是说，不是医家擅长的病种大可不写，而且要写出“干货”来，不要让人感觉什么都能治，什么都治不好。

有了以上两大特点，我们相信，《中国百年百名中医临床家丛书》会受到广大中医工作者的青睐，更会对中医事业的发展起到巨大的推动作用。同时，通过对百余位中医临床医家经验的总结，也使近百年中医药学的发展历程清晰地展现在人们面前，因此，本套丛书不仅具有较高的临床参考价值和学术价值，同时还具有前所未有的文献价值，这也是我们组织编写这套丛书的初衷所在。

中国中医药出版社

2000 年 10 月 28 日

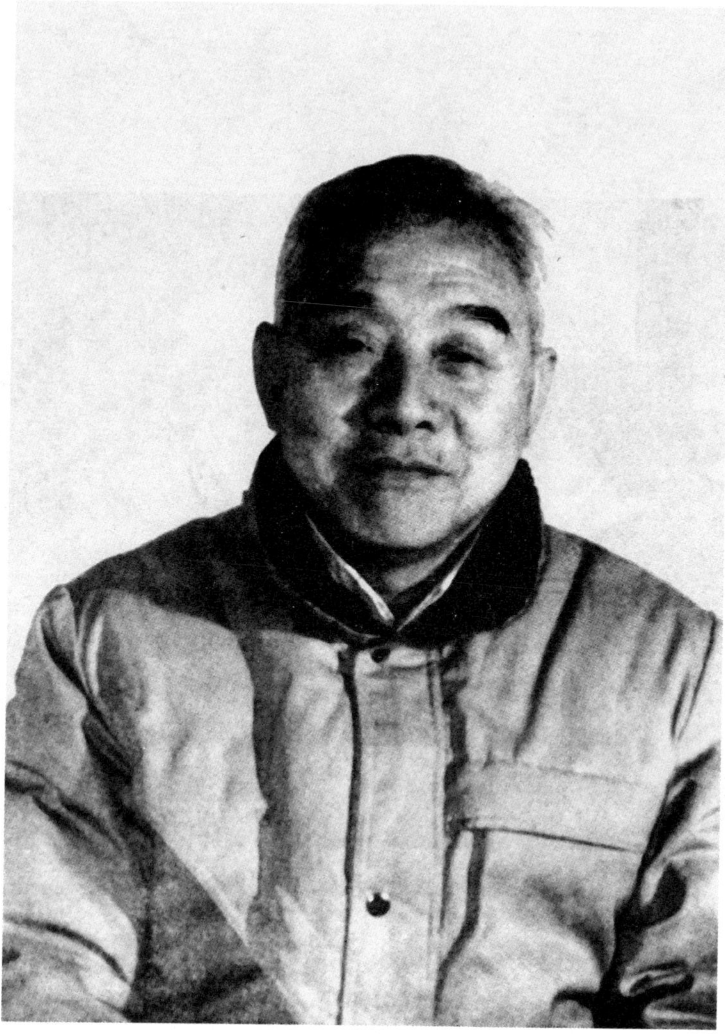

徐志华医生

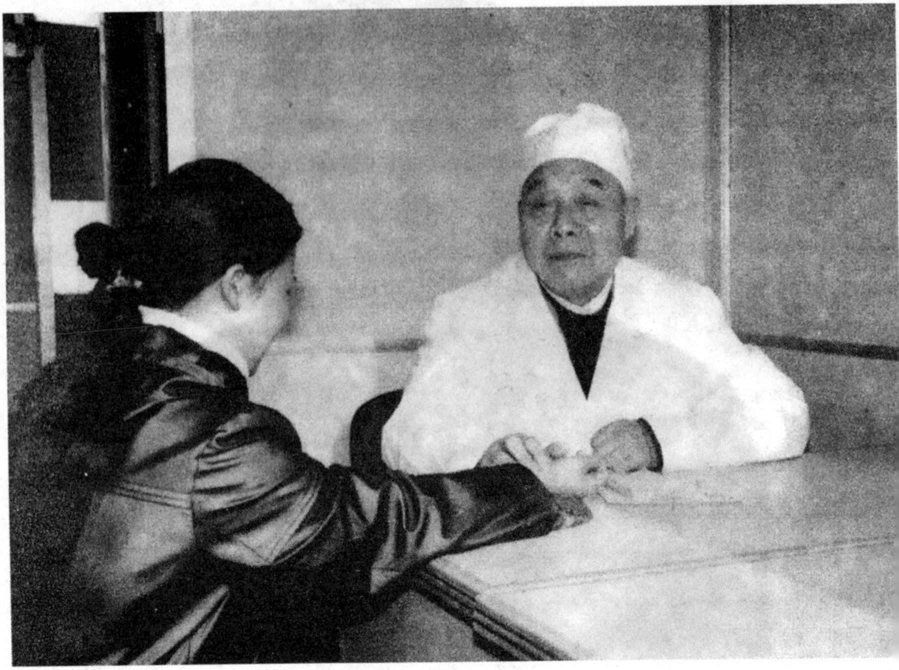

徐志华医生在工作中

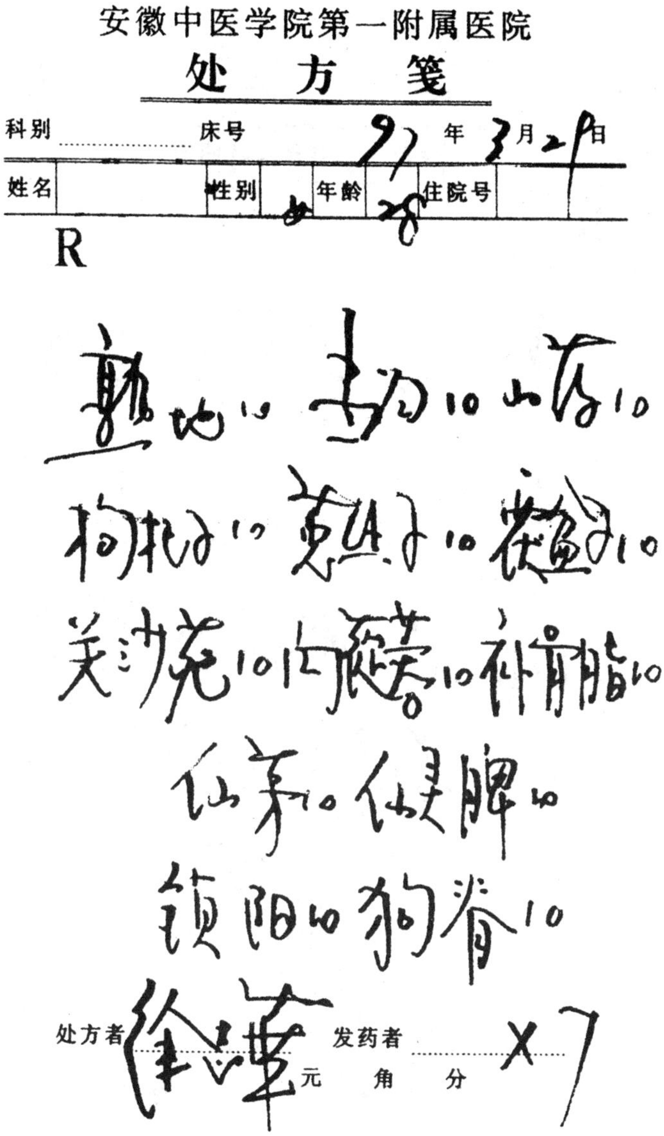
安徽中医学院第一附属医院

处方笺

科别 床号 97年3月21日

姓名		性别	女	年龄	28	住院号	

R

熟地10 当归10 山药10

枸杞子10 菟丝子10 覆盆子10

关沙苑10 肉苁蓉10 补骨脂10

仙茅10 仙灵脾10

锁阳10 狗脊10

处方者 徐志华 发药者 ×7

元 角 分

徐志华医生手迹、处方

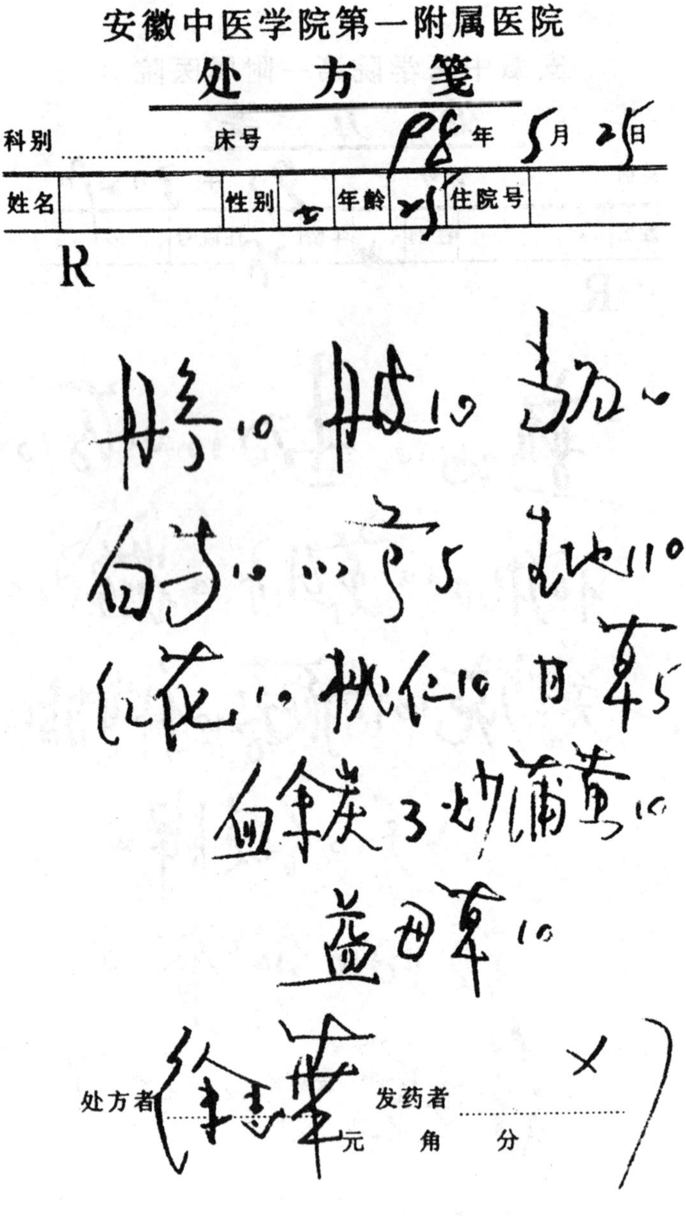
安徽中医学院第一附属医院

处 方 笺

科别 床号 98年 5月 25日

姓名		性别	女	年龄		住院号	

R

丹参10 丹皮10 当归10

白芍10 川芎5 生地10

红花10 桃仁10 甘草5

血余炭3 炒蒲黄10

益母草10

处方者 徐志华 发药者

元 角 分

徐志华医生手迹、处方

邓 序

维护妇女的正当权益，保障妇女的身心健康，始终是社会进步和人类文明的重要标志之一。千百年来，国内外无数志士仁人为之进行了艰苦卓绝的奋斗。中医药学是中国传统文化的瑰宝，是东方古老文明的一种重要体现。中医药学在同人类各种疾病，包括严重危害妇女身心健康疾病的斗争中积累了丰富而宝贵的经验，为促进中华民族的繁衍昌盛作出了巨大的贡献。时至今日，中国医药学依然是我国降低孕产妇和婴幼儿死亡率、防治当代各种疾病、提高人口寿命、增进人类健康的一种不可缺少、不可替代的医学科学，并且正在日益受到世界各国人民的关注和青睐。

全国著名中医妇科专家、安徽省中医学院教授徐志华先生出身书香门第、中医世家，自幼目睹先人悬壶乡里济世救人的美德善举，立志“不为良相，愿为良医”，先得道于家传庭训，后继学于学府名师，潜心岐黄50余载，既精勤不倦于中医理论的继承与创新，又悔人不倦于中医临床的实践与教育，兼之天资聪颖、博学善思、心存仁爱、扶危救厄，数十年来躬耕于中医妇科学科领域，从未少懈，积累了丰富的中医妇科临床经验，疗效卓著，毕生救治无数妇女病患者，可谓是：学验俱丰、桃李天下、德艺双馨、誉满江淮。

为了认真总结徐志华老先生中医妇科学术经验，扩充防治妇科疾患的新成果，增添中医学术新内容，安徽省中医药学会中医妇科专业委员会组织编写了《中国百年百名中医临床家丛书·徐志华》，经过半年多的努力，现已完稿。这部著作是贝海拾珍，浸透了整理者们的辛勤汗水。但是，她不仅仅展现了徐志华老先生卓然大家的学术成就，为后学中医妇科的来者提供了一部具有实用、效验、思路清新的佳作，也生动地展现了整理者们对徐志华老先生的尊崇，同时体现了整理者们对广大妇女的一片爱心。

真诚祝愿《中国百年百名中医临床家丛书·徐志华》丰富和发展中医宝库，誉满杏林千度春秋。

安徽省卫生厅副厅巡视员
安徽省中医管理局　局长　　邓大学谨识

2000年9月18日

夏 序

徐志华教授，为安徽名中医也。出身于中医世家，幼承庭训，长则研习岐黄，精于妇科，从医五十余载，求治者众，蜚声杏林，享誉海内外，又从事教学，言传身教，循循善诱，故桃李棋布，不愧为一代妇科名师。余于20世纪60年代初，与徐老相识于合肥，共商全国高等中医妇科二版教材，尔后又在南京、广州、武汉等地，多次相聚，相知卅余年，感情弥深。余深知徐老医学造诣颇深，临床经验丰厚，今以《中国百年百名中医临床家丛书·徐志华》书稿见，余读之，深觉本书确为临床佳作，其特点有三。第一，述证简要，言简义明。本书对妇科病，按临床实际，分月经病、带下病……妇科杂病等项，以病统证，按证分型，首列概说，其次方名、主治、药物、方解，力求真实，既汲取前人之经验，又融合己见，既有主方主药，又有附方加减，配伍精契，切合病机，又杂以独到之经验，经反复证实者始列出。第二，医案真实，有法可循。全书所举徐老妇科验案，不仅病史、诊断、辨证、治法、用药真实可靠，而且客观地记录病情转变过程，反映出徐老临证经验之精髓，并附有按语，突出心得，匠心独具，别有见地。第三，验方百首，多为珍品。

妇科病证，大多虚实夹杂，虚中有实者，当从实处推求，加减生化汤、桂枝茯苓丸化裁；实中有虚者、虚实参半者，宜从虚处用心，健脾补肾，和肝悦脾，积创方药颇多，经验极为宝贵，诚为近年来妇科医籍中很有价值之一书，为中医妇科园地增添一朵绚丽灿烂之鲜花，故乐为之序。

金陵夏桂成于南京中医药大学

庚辰年秋

目 录

医家小传

全国著名中医妇科专家、安徽省名老中医、安徽中医学院教授、安徽中医学院第一附属医院妇科主任医师徐志华先生，潜心医疗、教学凡50载，学验俱丰，誉满江淮，堪称杏林典范。

精研岐黄

先生于1925年出生于安徽省庐江县徐氏中医妇科世家，徐氏中医妇科为安徽省中医妇科三大学术流派之一。祖父徐竹岩，晚清秀才，江南世传名医，以善疗妇科血证闻名，因避战乱由皖南青阳迁至皖中庐江，父亲徐焕章继承世传，精通妇科经、带病。先生自幼聪颖，酷爱读书，倍受家庭熏陶。父亲应诊之时，他常静立一旁，默识于心，对于观舌、切脉，略知一二。父见其心仪济世活人之术，决意授业，教之甚严，上至岐黄，下至百家典籍，均令一一研读。先生一丝不苟，废寝忘食，精研《灵枢》《素问》《金匮》《伤寒》《本经》等坟典，熟诵方药，博览医案，遇有疑惑，点拨即明，对于父亲诊之疑难棘手医案，也能模仿拟药二三。13 岁始，其父以习徒之规，带其临诊见习，并让其参与中药采集、辨伪、炮制、配方，常挑灯至午夜。习徒六载，已能熟知药性及其配伍技巧。先生习医悟性之高，深得先父赏识。

崭露头角

先生 19 岁习徒期满，尽得家传，并为乡里所誉，自此涉入医疗生涯。初有求诊而获效者，辗转相传，求诊者日渐增多。先生对此倍加珍惜，常曰：为医者必以疗病为己任，愈病为殊荣，视病人为亲人，不可一日懈怠。凡来求诊者，均详细询问，再三揣摩，胸无定论，不为处方。潜方用药，务求精当，少则 1 剂，多则 3 剂，至日不复诊者，常亲临病家诊视，唯恐有误。无论白天黑夜，路途远近，风雨寒暑，随叫随到。遇有病人家境窘迫，解囊相助，受其恩惠者日增，誉诵先生之德者日众。先生不以此自满，愈加发奋，施用家传秘方，随机出入。曾治一崩漏老妪，他医益肾、固涩、凉血均不效，先生知其大便干结，数日一行，虑其老年多瘀，遂以家传四物益母汤（四物加益母草）中加桃仁、大黄、红茜草，3 剂获效，一举声振。先生崇拜《医林改错》，锲而不舍，并不断有所新用，从而为其以后所倡“妇人多瘀”的学术观点奠定了基础。

脱颖而出

先生求知，如饥似渴。1958 年，先生以温故知新、博采众方之愿进入安徽中医学院前身——安徽中医进修学校师资温习班学习、以深厚理论功底，丰富临床经验在师资班170余人中脱颖而出并留校执教。次年，安徽中医进修学校扩建为安徽中医学院，设立中医系，招收第一批学生，先生首任《伤寒论》和《中医妇科》教师，并在附属医院妇科门诊，一边教学、一边临床。为安徽中医学院妇科学科奠基人。先生教学，不囿书本，讲解疾病，结合临床，与学生共同讨论临诊验案或误案之心得，启发学生学习重在思索，举一反三，先生临床带教，循序渐进，详加诱导，让学生既知其然，又知其所以然，深受学生爱戴，均以能受其教诲为荣。先生工作之余，从不外出，闭门读书，被称为中医学院"四大书呆"之一。由于先生治学严谨，诲人不倦，在师生中声望日增，成为众人心目中的"四大才子"之一。1963年，先生以国内知名妇科专家身份参加卫生部组织的全国高等中医院校二版教材《中医妇科学讲义》的编写工作，参加拟定编写提纲，并执笔《月经病》篇目，献出10多个家传秘方和个人经验方，在全国享有声望。

艰难岁月

"文革"期间，先生与其他学者一样，被打成"反动学术权威"遭到不公正待遇，甚至连行动也受到监督，随学院下放至皖南歙县北岸公社和凤台毛集公社进行斗、批、改和接受贫下中农再教育，在此期间他不顾自己艰难处境，"立功赎罪"，热情为当地农民防病治病，足迹踏遍两地的山山水水，由于先生医术高明，疗效卓著，迅速被传为"省里来的妇科神医"，日诊者众，使先生得以诊视了大量妇科疑难、危、急、重症，并涉猎许多西医妇科诊案，由此开始自学西医，不断接受西医辨病观及新技术、新疗法，由于先生勤于实践，善于思索，终于悟出妇人病辨证与辨病相结合之要领，深感古方已不能完全适应今病，乃决意重新整理家传经验，自是不顾寒暑，不畏艰辛，乡间茅屋，一盏油灯，展开了他承古辟今的中医医疗经验总结整理工作。为了尽快将自己经验传于后学，以应广大农村缺医少药之需，先生将自己总结的亲诊有效经验方200首（其中妇科经验方百余首），冠以方名，编为歌诀，一时抄录者争先恐后，使先生之学术思想与经验，得以迅速传播。在先生经验方中，屡可见其承古训、立新说之处，如治带方中多辅以化瘀品等。先生认为，妇女带下病多为炎症所致，提出了带下病多见湿、热、瘀互结的观点，充实并发扬了先贤刘完素“带下俱是湿热互结”及傅青主“带下俱是湿证”的理论。先生常曰：“‘文革’期间，使我再次有机会深入农村诊病，并得以偷闲思索诊疗心得，实乃是失中有得也。”

硕果累累

“文革”结束，先生恢复名誉重返校园，党的温暖使他再次立志要在有生之年，为弘扬中医学鞠躬尽粹。1972年，安徽医学院招收中医系学生，先生将自己几十年临床经验，汇集成《中医妇科》一书，用于院内妇科教材。1974年，先生在《安医学报》上连续发表“妇科验方选按”，对自己临床应用疗效显著的13首经验方详加推介。1975年，安徽中医学院及其附属医院恢复重建，先生任附属医院中医妇科主任和教研组长，并参与筹建了中西医结合妇科病房，亲临查房、会诊，与西医专家一起，开展中药保守治疗异位妊娠，滤泡破裂、黄体破裂等妇科急腹症并获得成功。先生还进而筛选协定处方，研制成痛经松、宫血宁糖浆、复方归芍糖浆、盆腔炎糖浆、孕育丹糖浆等5种院内制剂应用于临床。

先生教人、诲人不倦，毫无保留。一学子毕业后回基层工作，临诊时常被月经病所惑，返校求教。先生告之曰："妇人气血，上应太阴，下应海潮，所累者不外气血，气病之中，以瘀滞者多见，并多夹杂寒、热、虚、实，务需详察。调经之法，概而为三：先期、量多、崩漏者多血热，后期、量少、闭经者多瘀滞，愆期、淋漓不净及盆腔炎者多瘀热。对于常法不效者，必须结合西医辨病，不可延误病情，害人害己。"并针对所问，授之以方。受先生教诲者，无计其数，悟其真谛，并分布于省内外，许多人成为一地名医及学科带头人，可谓学子数千，贤者百计。

先生虽医务繁忙，仍挤出时间著书立说，并参与指导各种医事活动。先后发表论文30余篇，出版著作10余部。历任《长江医话》副主编、全国中等中医药学校教材《中医妇科学》主审、全国中医妇科学会理事、安徽省中医药学会妇科专业委员会主任委员、安徽省药品评审委员会委员、安徽省中医药学会常务理事。1992年享受国务院首批政府特殊津贴，1987年，先生与安徽中医学院计算机中医应用研究所合作，研制成《徐志华中医妇科专家电脑诊疗系统》软件，向国内外推广，享誉海内外。

大医风范

1997年，先生以72岁高龄退休后，多家医院欲高薪聘请均被他决意谢绝，仍在中医附院坚持半日制门诊。后体弱多病，本欲静养，然慕名而登门求诊者日不下数十人，为全济世活人之心愿，先生不顾家人劝阻，抱病临诊。

先生常说，为医者不可一日不临证，并身体力行。自

19岁始，凡50余载，一日未敢懈怠；疗疾厄，起沉疴，给无数家庭送去了欢乐和希望。先生声名远播，求医者甚众，年门诊15000余人，但先生之诊病，无论贵贱贫富，不骄不谄，普同一等，均详加诊视；遣方用药，均考虑病人之经济状况，能贱则贱，能少则少，中病即止，不为利益所驱使，其高风亮节，由此可见一斑。

余求学时聆听徐老教诲，毕业后随先生临诊，耳闻目睹，受益匪浅。今受命为先生作传，诚惶诚恐，深虑自己才学疏浅，不能敷扬先生之德艺，然作为后生晚辈，责无旁贷。只得勉为其难，倘能彰显先生高义于万一，则不虚此文矣。

（梁文珍）

专病论治

月　经　病

1. 月经先期

月经周期提前 7 天以上，甚至一月两潮者称之月经先期。本病相当于现代医学的“月经频发”，多表现为卵泡期或黄体期过短，亦有因生殖器炎症表现为月经周期提前者。本病行经期及经量多在正常范围内。历代医家论此症多从虚、从热。徐老治此，详分实热、虚热、郁热及气虚而论，以自拟经验方“先期饮”“二丹柴芩归芍散”“清经散”“双补汤”投之，辨治得当，多获良效。

血热内扰经先行　清热凉血先期饮

先期饮

组成：当归 10g　白芍 10g　生地 10g　川芎 5g　黄芩 10g　黄连 5g　知母 10g　黄柏 10g　丹皮 10g　山栀 10g　地榆 10g

功用：清热凉血调经。

主治：血热所致月经先期，量多，色鲜红，质黏稠。

方解：血为经之物质基础，气为经之运行动力，气有余则为郁、为热。郁者疏之不达，热者泄之过极。今经血先期而至，且量多，鲜红，黏稠，当为血热。热迫血行，血去阴伤，故治当清热凉血止血为主。先期饮为《医宗金鉴》芩连四物汤（当归、生地、白芍、川芎、黄芩、黄连）加味而成。原方意在和血养血，凉血养阴。徐氏加用知母、黄柏养阴清热；黄芩、地榆清肝泻火，防血妄行；黄连、山栀清心除烦；丹皮凉血化瘀，防热甚灼津成瘀之弊。虽有实热，但意在和血养血，凉血养阴而不伤正，取“水盛火自平”之意，清热除烦有“静能生水”之旨。热清血宁，则经水自调。如经水偏多，丹皮、山栀、地榆、黄柏炒之，去川芎。口干咽燥，加天花以清热生津，经行不畅加丹参以养血活血，大便干结加大黄以泻火通便。

案例：

例一：吕某，女，26 岁，工人，已婚。初诊日期：1996 年 4 月 6 日。

近半年月经先期而至，周期$\frac{3\sim6}{20\sim21}$天。曾服用知柏地黄丸未效。现月经来潮第一天，量多，色鲜红，质黏稠，口干咽燥，溲赤便结。上次月经 3 月 16 日。子宫、附件 B 超检查未见异常。生育史：1–0–2–1（末次人流 + 上环 1993 年 7 月）。舌质红苔薄黄，脉滑数。证属热伏冲任，迫血先行。治则：清热凉血调经，方用先期饮加大黄、丹皮、山栀、地榆、黄柏，均炒之应用。

当归 10g，白芍 10g，生地 10g，川芎 5g，黄芩 10g，川连 5g，知母 10g，炒黄柏 10g，炒丹皮 10g，炒山栀 10g，炒地榆 10g，大黄 6g（后下）。4 剂。

二诊：1996 年 4 月 11 日。

药后月经 5 天净，溲清便调，仍觉口干咽燥，舌脉同前。继拟清热凉血为治。处方：先期饮去丹皮、山栀、地榆加黄精 10g，麦冬 10g，枣仁 10g，10 剂。

三诊：1996 年 5 月 3 日。

月经来潮 1 天，周期 28 天。已属正常。经量偏多，色红，余无明显异常。原法拟方。处方：先期饮 3 剂（地榆、黄柏炒之）。嘱平时少食香燥辛辣，并调节情志，劳逸结合。后随访 3 月未复发。

例二：陈某，女，31 岁，农民，已婚。初诊日期：1993 年 4 月 8 日。

月经一月二潮，量偏多，色鲜红三个月。末次月经 4 月 2 日，现月经第 6 天，自觉内火大，口干口臭，少腹隐痛。西医妇科检查：右侧附件增厚，质韧，压痛（+）。诊断：慢性附件炎。已服用琥乙红霉素未效。生育史：1–0–2–1。末次人工流产 + 上环：1991 年。舌尖红，苔薄黄，脉滑数。

证属实热内盛，经血妄行。治拟清热凉血调经。方用先期饮去川芎加天花粉、石膏。

当归10g，白芍10g，生地10g，黄芩10g，黄连5g，知母10g，黄柏10g，丹皮10g，山栀10g，地榆10g，天花粉10g，生石膏10g（先下）。5剂。

二诊：1993年4月26日。

内火渐平，口干口臭减轻。今日月经来潮，周期已较以往延长达24天，现量中、色红、质黏稠，舌尖略红，苔薄白微黄、热邪渐退。继拟原方加减。处方：先期饮去川芎加丹参10g，3剂。

三诊：1993年4月30日。

经量减，色淡红，将净。腹痛已愈，食纳正常，大便自调，舌质淡红，苔薄白脉滑。热邪已退，经趋正常，改拟补益心脾以善后。嘱服归脾丸，一月后月经正常。

例三：高某，女，16岁，学生，未婚。初诊日期：1995年11月26日。

近半年月经两旬一至，或一月两潮。经量多，色红，质黏稠，夹小血块。西医拟诊：有排卵型功能失调性子宫出血（黄体功能不全）。服用安宫黄体酮能使经期后延，但停药复发。其母谓其虚，补以羊、牛肉汤及桂圆等补品后，反致口干脘闷不思饮食。刻下经来第二日，量多，色深红，胸脘烦闷。舌质红，苔黄，脉滑数有力。脉症合参，证属冲盛血热，治拟清热凉血。方用先期饮去川芎加丹参10g。

当归10g，白芍10g，生地10g，黄芩10g，黄连5g，知母10g，黄柏10g，丹皮10g，山栀10g，地榆10g，丹参10g。5剂。

二诊：1995年11月30日。

药后3天血净，黄苔已淡，胸次渐宽。唯感口干咽燥，倦怠乏力。血泄热去，气血受损。当补益气血，兼清余热。芩连四物汤（《医宗金鉴》）加黄精10g，炒枣仁10g，乌梅10g，太子参10g，10剂。

三诊：1995年12月24日。

昨晚月经来潮，周期28天，量较前减少，色红，质适中，周期已臻正常，诸症悉为减轻，精神体力均趋恢复。唯舌质仍红，脉滑微有数意。继服先期饮3剂。

经净服用八珍汤加黄精10g，丹皮10g，枣仁10g，乌梅10g以现固之。

【按】 朱丹溪云："经水不及期而来，其血热也。"赵养葵云："经水不及期而来者，有火也。"然火有虚实之分。徐老辨证实火主要是：（1）经水偏多；（2）质黏稠，色鲜红；（3）体无虚象。有火当清，然妇人以血为本，以血为用，如经血过多，亦致阴火内生，因此清火只可治之以暂，且不可损阴液。先期饮清而不燥，行而不猛，清中有行，寓清于和之中。徐老用此方，多在经前、经期，经后则专和血养血，滋阴增液，加用枣仁、首乌、黄精、乌梅为伍，以养阴血，使阴血盛而阴阳平衡。不治火而治火。火去血静，经多正常。

肝郁血热扰胞宫　柴芩二丹归芍雄

柴芩二丹归芍散

组成：柴胡5g　黄芩10g　白芍10g　丹皮10g　当归10g　川芎6g　炒白术10g　茯苓10g　泽泻10g　丹参10g

功能：疏肝和脾，凉血调经。

主治：郁热所致月经先期，量时多时少，色紫红，质黏稠。

方解：本方为《金匮》当归芍药散加味而成。原方为调和肝脾之经典方剂，方中当归、白芍、川芎和血养血，配柴胡以疏肝养肝，黄芩、白术、泽泻健脾利湿，使风木不闭塞于地中，黄芩清肝热，丹皮、丹参凉血养血化瘀。徐老认为，诸脏之中，肝气最易郁结。肝为刚脏，体阴用阳；肝气郁滞，肝阴必有不足。故疏肝只能治标，且柴胡不宜超过5g，柔肝才为治本，尤是经病更如此。柔肝之中，柴胡、白芍两者用量之比在1∶2以上。今月经先期而至，已有郁热，如纯用凉血，又恐不利郁滞疏解，况且滞瘀相随，血热灼津，更易致瘀。故徐老认为必用二丹，一为入肝肾凉血活血，一为化瘀凉血而养血。使全方更具凉血调经之意。此为上工治病之虑矣。如经量偏多，去川芎、丹皮、黄芩炒之，加红蚤休；心烦胁满去白术加山栀；口干喜饮加天花粉。

案例：

例一：陈某，女，17岁，学生，未婚。初诊日期：1994年5月8日。

经期逐月提前半年，多于二旬左右一潮，自服益母草膏不效。近二年平时常感胸满胁胀，太息则舒，渐则经前乳胀，小腹胀满，心烦易怒，口干饮冷。现月经20日一至已2天，量偏多，色紫红，质黏稠，夹血条小块。下腹部B超示子宫附件正常。舌质淡红，苔薄黄少津，脉滑微弦数。证属肝郁血热。治拟：舒肝解郁，凉血调经。方用柴芩二丹归芍散去白术加红蚤休、炒山栀。

柴胡5g，黄芩10g，炒丹皮10g，丹参10g，当归10g，白芍10g，川芎5g，茯苓10g，泽泻10g，红蚤休10g，炒山栀10g。3剂。

嘱调情志，忌辛辣。

二诊：1994 年 5 月 12 日。

服药 3 剂经净，胸次渐舒，口中爽和，余症好转，舌质淡红，苔薄白微黄。郁热有减，继拟原方进减。方用柴芩二丹归芎散，10 剂。

三诊：1995 年 6 月 4 日。

月经今晨来潮，周期已达 28 天，量中，色红，胸腹无不适。舌质淡红苔薄黄脉滑，肝郁已舒，血热渐平，经来爽畅，继拟调肝养血凉血以巩固之。处方：柴芩二丹归芎散，3 剂。

例二：朱某，女，31 岁，农民，已婚。初诊日期：1997 年 9 月 21 日。

慢性肝炎病史多年，近 2 年经事经常提前而至。近因劳累感胁肋胀满不适。月经于 9 月 19 日来潮，周期 19 天，量中等，色紫红、质黏稠，经前经期胸胁乳房胀楚，现经行第 2 天，自觉病情迁延难愈，心烦易怒，口苦咽干。西医诊断：排卵型月经过多。生育史：1–0–3–1（末次人流扎管 1995 年）。舌暗红隐青，苔薄黄，脉弦数。证属肝郁化热，热扰冲任。治拟疏肝凉血调经。方用柴芩二丹归芎散去白术加山栀、天花粉。

柴胡 5g，黄芩 10g，丹皮 10g，当归 10g，川芎 6g，茯苓 10g，泽泻 10g，丹参 10g，山栀 10g，天花粉 10g。5 剂。

二诊：1997 年 9 月 27 日。

本次月经 6 天干净，现经净第 2 天，带下色黄，胸胁满闷，口苦口干，小便黄赤，舌质暗红，苔薄黄微腻，脉滑微弦。经后气血伤耗，木郁土虚，湿热内蕴，拟清肝利湿止带。方用止带方《世补斋·不谢方》加减：猪茯苓各 10g，茵陈 10g，山栀 10g，赤芍 10g，车前子 10g，苡米 20g，丹皮 10g，泽泻 10g，广郁金 10g，黄柏 10g，川牛膝 10g，生甘草 10g。10 剂。

嘱药后续服丹栀逍遥丸。

三诊：1997 年 10 月 16 日。

今日月经来潮，周期 27 天，色转暗红，质稀稠适中，脘闷肋胀均减，唯时觉口干，心烦不宁，胸胁不适，舌质淡红，苔薄黄，脉滑微弦。郁热渐平，效不更方，继拟原法投方。处方：柴芩二丹归芍散去川芎加山栀 10g，广郁金 10g，5 剂。

经净继服丹栀逍遥散。如此调理三个月经周期，随访半年未复发。

例三：沈某，女，40 岁，营业员，已婚。初诊日期：1996 年 4 月 28 日。

人流 + 上环术后 3 个月，月经来潮 4 次，周期$\frac{4\sim5}{18\sim21}$天，量时多时少，色紫红，质黏稠。心烦易怒，小腹隐痛，牵扯阴中。现月经周期第 15 天（末次月经 4 月 13 日），感小腹灼热，阴中不适，胸脘满闷，乳房微胀，似经将至之兆。盆腔透视：环位正常。妇科检查：双侧附件增厚，质软，压痛（+）。西医诊断：慢性附件炎。舌质淡红，苔薄黄，脉滑微弦。证属肝郁血热，冲任不调。治拟：舒肝解郁，清热凉血。方用柴芩二丹归芍散去白术加川楝子、黄柏。

柴胡 5g，黄芩 10g，白芍 10g，丹皮 10g，当归 10g，茯苓 10g，泽泻 10g，丹参 10g，川楝子 10g，黄柏 10g。7 剂。

二诊：1996 年 5 月 6 日。

月经今日来潮，诸症减轻，舌脉同前，原方 5 剂。

三诊：1996 年 5 月 13 日。

本次月经 5 月 9 日来潮，今日干净。周期 26 天，量中等，色红，质中，腹痛乳胀轻微，情绪仍易怫逆，舌质淡红，苔薄黄，脉滑微有弦数。时值经后，议拟柔肝养血凉血调经为主。处方：柴芩二丹归芍散去泽泻、黄芩、川芎，加制首乌 10g，山栀 6g，炒枣仁 10g，10 剂。宗此旨调理二个月经周期而愈。

【按】此类月经先期，因郁火而致，徐老辨此经验：量时多时少，色紫红或紫暗，质黏稠或夹血条，经前胁满乳胀或吊阴痛，多有情志波动史。其病机：有郁尚未成瘀，故小腹满而无刺痛，血中有热尚未妄行，故行经期多正常，经量略偏多或有时偏少。治则应以开郁凉血为主。选药忌用辛燥、苦寒之品，务在疏达肝郁。欲使肝气条达，必肝阴平秘；欲使肝阴平秘，必脾健血生。徐老选用归芍散和肝健脾为基本方，加之临诊灵活增减，效多卓然。且多重平时用药，旨在滋阴养血，如生地、黄精、首乌、枣仁之属。以使肝血旺，肝气舒，肝郁解，肝火平。寓解郁凉血于滋阴养血之中，此为徐老治病求因的经验所在。

虚热内扰经先行　滋阴养血施清经

清经汤

组成：北沙参 10g　麦冬 10g　黄精 10g　玉竹 10g　炒生地 10g　炒白芍 10g　女贞子 10g　旱莲草 10g　丹皮 10g　山栀 10g　当归 10g

功用：养阴清热调经。

主治：虚热所致月经先期，量少，色鲜红，质黏稠。

方解：本方为生脉饮（《内外伤辨惑论》）、丹栀逍遥散（《内科撮要》）、二至丸（《医方集解》）三方合用加减而成。

三方中去五味子之酸涩、甘草之壅滞，以防助热留滞；白术之温燥、云苓之渗利，以防耗损阴液。加黄精、玉竹、丹皮、山栀。方中沙参、麦冬、黄精、玉竹补肺胃之阴，清肺胃之燥；生地、白芍炒之滋肾阴而不腻，补肝血而敛收浮游之火；女贞、旱莲加强填精之力，使五脏之火得以平泄；丹皮、山栀凉血化瘀除烦以清心火；一味当归，补血而不滞，温行而不燥烈，可谓补中有行之妙。如虚热甚加鳖甲、知母滋阴清热而兼化瘀；虚烦不寝加炒枣仁、生龙牡以养心安神；头晕耳鸣重用白芍，经行不畅加丹参以养血凉血调经。

案例：

例一：朱某，女，29岁，会计，已婚。初诊日期：1997年5月16日。

近三个月月经提前妄行已5次，甚则十六七日一行。量少，色鲜红，质黏稠。头晕耳鸣，夜寐不实，潮热盗汗，五心烦热，体渐瘦弱。末次月经5月13日，周期19天，自测基础体温呈不典型双相，三个月前因左侧异位妊娠行左侧附件切除术，妇科检查未见异常，西医诊断：功能失调性子宫出血。现经行第3天，量少不爽，舌干咽燥，颧红唇赤，虚烦不宁。舌质红少苔脉细数。证属阴虚内热，血海不宁。治拟养阴清热，凉血调经。方用清经汤去旱莲草加丹参。

北沙参12g，麦冬10g，黄精108，玉竹10g，炒生地10g，炒白芍10g，女贞子10g，丹皮10g，山栀10g，当归10g，丹参10g。3剂。

二诊：1997年5月8日。

月经已净，仍觉内热起伏，午后为甚，烦热少眠。近2日大便偏干，2日一行。舌脉同前。本体阴虚，又兼经水频下，血去频仍，不能归精于肾，肾水不足，不能上济于心，故而诸症未减。继守原法进减：北沙参 12g，麦冬 10g，玉竹 10g，黄精 10g，生熟地各 10g，炒白芍 10g，炒枣仁 10g，生首乌 10g，当归 10g，制鳖甲 12g（先煎）。10 剂。

三诊：1997 年 6 月 7 日。

虚热已退，夜寐能安，情绪稳定，大便自调，舌红已减，薄苔已生。现月经周期第 26 天尚未来潮，已趋于正常，嘱服用归脾丸以补益心脾。并拟原方加丹参 10g，5 剂，嘱经至服用。

四诊：1997 年 6 月 18 日。

月经于 6 月 9 日来潮，周期 28 天，量中，色红，调畅，5 天净。现月经第 9 天，上月自测基础体温，已呈典型双相。嘱继服归脾丸以善后。

例二：潘某，女，38 岁，农民，已婚。初诊日期：1992 年 1 月 3 日。

近半年月经提前而至，周期$\frac{5\sim7}{19\sim21}$天，量少，色鲜红，行而不爽。经行面红如妆，虚烦不宁，潮热盗汗。末次月经：1991 年 12 月 21 日，现月经第 13 天，心神焦虑，恐经先至，自感阴中灼热，隐痛，小腹胀坠。子宫内膜息肉反复刮宫已 4 次，生育史：2-0-3-2（末次足月产 + 输卵管结扎已 5 年）。舌质红，少苔，脉细微数。多孕、流产，加之胞宫屡受刀圭所伤，阴精伤耗，血海虚盈，内火扰动，肝肾亏损。治拟养阴增液，调补肝肾。方用清经汤去山栀重用白芍，加首乌、炙甘草、盐炒黄柏。

北沙参 15g，麦冬 10g，黄精 10g，玉竹 10g，炒生地 15g，炒白芍 20g，女贞子 10g，丹皮 10g，当归 10g，炒枣仁 12g，盐炒黄柏 6g，制首乌 10g，炙甘草 10g。7 剂。

二诊：1992年1月15日。

虚烦已宁，阴中灼热，小腹胀坠减轻。昨日月经来潮，周期25天，量少，色鲜红，质黏腻。感口干，手心发热。舌脉同前。药既中鹄，继守原法出入。原方去旱莲草加丹参10g，5剂。

三诊：1992年元月23日。

本次月经6天自止。周期已属正常。现经净3天，诸证悉减，唯觉午后内热，口干咽燥。恐痼疾复发，决心继服中药治疗。舌尖略红，苔薄白，脉细微数。阴血尚未平秘，继守原法。处方：清经散去山栀加制鳖甲12g（先煎），10剂。

如上调理3月，经事如候，随访半年未复发。

例三：夏某，女，29岁，工人，已婚。初诊日期：1998年11月14日。

月经一月二至已4个月，经色鲜红，质黏稠，量少，2～3日即净。平时头晕耳鸣，腰膝酸软，五心烦热。末次月经11月3～5日，量少，甚则点滴而下。刻下头晕目眩，烦热心悸，口干欲饮，溲赤便结，婚后2年，近一年内连续2次妊娠40余日，如期而堕。舌尖红，苔薄黄，脉细数，此属屡妊屡堕，伤损肾阴，致使阴不涵阳，虚火内生，冲任匮乏，经水枯涸。治拟滋阴益肾，凉血调经。方用清经汤去山栀、当归加制鳖甲、知母、生首乌。

北沙参15g，麦冬10g，黄精10g，玉竹10g，炒生地10g，炒白芍20g，女贞子10g，旱莲草10g，丹皮10g，制鳖甲20g（先煎），知母10g，生首乌10g。10剂。

二诊：1998年11月29日。

药后头晕目眩减轻，虚烦亦有明显好转，大便自调。今晨月经来潮，量稍增多，鲜红黏腻，周期已属正常。唯觉口干欲饮，心悸少寐，肾阴已得顾护，然内热未除，津液被灼，心神受扰，继守原法加减：北沙参 12g，麦冬 10g，黄精 10g，玉竹 10g，炒生地 10g，炒白芍 10g，女贞子 10g，丹皮 10g，知母 10g，炒枣仁 10g，丹参 10g。5 剂。

三诊：1998 年 12 月 4 日。

本次月经 4 日净，量较前增多，色质均趋正常。现经净 1 日，略感口干，动则心慌。舌脉同前，经去阴伤，当再议养阴清热为旨。拟 11 月 14 日方 20 剂，水泛为丸如梧子大，平日进服，每次 20 丸，每日 3 次，经期继服 11 月 29 日方 3 剂，调理半年后，经事如常，停药 3 个月后喜得孕育，并足月分娩，母子平安。

【按】月经先期而至属热者，何以分虚实？傅青主以量之多少分之。论为“先期而来多者火热，而水亦有余，先期而来少者，火热，而水亦不足也”。徐老则不然，他认为，阴虚火热者，可致月经先期，亦可致月经后期及经期延长，其因虚热致先期者，主要由虚火炽盛所致。其因虚热致月经后期及经期延长者，多因夹郁、夹滞、夹瘀使然。因此辨识此症除一般虚证表现外，常需掌握两点：一为舌红少苔而无瘀点瘀斑，二为经量黏稠鲜红。徐老宗傅氏壮水制阳之旨，拟用清经汤，意在填补肾水，补血生精，以使五脏之阴，得此而能滋。徐老临诊，症变而方不变，且以不变而应万变，妙在审症加减。如案一缘于刀圭所伤，冲任受损，阴液伤耗，虚热内灼。治以滋阴养液调经，加用丹参养血和血调经，生首乌养血润便。制鳖甲育阴潜阳，炒枣仁养血安神。例二反复刮宫，经水频下，虚火内灼，肝脉挛急，而致阴中灼热，小腹胀坠，重用白芍，伍以甘草、首乌，以养肝血，缓肝急，盐炒黄柏、引药入下焦，去虚火而坚阴液。例三缘于肾精受损，阴不涵阳，故重用鳖甲，以育阴潜阳，白芍以柔肝制火。徐老治疗虚热，常重用白芍、鳖甲、枣仁之属，认为，肝为女子先天，诸阴之虚，首易伤肝，重剂用之可饮阴歛阳。鳖甲养阴而兼化瘀，可防虚火灼阴之弊。枣仁养心安神，除烦，兼以助上药退虚热之力。如缘由虚热而致他疾者，此方均可施用。且常获桴鼓之效。

气虚失摄“经早”恙　健脾益肾双补汤

双补汤

组成：党参 10g　山药 10g　茯苓 10g　莲子肉 10g　芡实 10g　补骨脂 5g　肉苁蓉 10g　山萸肉 10g　五味子 5g　菟丝子 10g　覆盆子 10g　巴戟天 10g

功用：健脾益肾，固冲调经。

主治：气虚所致月经先期，量或多或少，色淡或淡暗，质稀薄。

方解：中气不足，则先期，色清、质稀。元阳不足，则先期量少，色淡暗、质稀。肾为诸阳之根，“五脏之阳，非此不能发”。故脾肾阳虚，重在益肾，而肾又为封藏之脏，水火之宅，阳虚者必兼阴亦不足。如纯专健脾，则肾虚不煦，脾阳难振。如专温肾，则肾精不填，孤阳难生。故必予脾肾双补为要。双补汤双补脾肾，方中党参、茯苓，益气健脾，配以山药，健脾补虚之力更强。肉苁蓉、补骨脂、菟丝子温补肾阳，质润而不燥，莲子、芡实、山萸肉、五味子、覆盆子滋肾敛阴，全方重在润补肾阴而振脾阳，敛阴益肾而扶肾阳。方中补骨脂辛温，五味子酸涩，恐有伤阴涩滞之弊，故用量少于他药一半。徐老虑此症为耗血之疾，组方用药处处不忘“女子阴常不足”之训，以甘润温补为主，而收益肾健脾之效。如量多加炙黄芪、升麻炭；经期延长加血余炭；小腹空坠加炒枳壳；难眠多梦加炒枣仁；腰膝酸冷加杜仲。

案例：

例一：马某，女，21岁，工人，未婚。就诊日期：1998年7月8日。

经不及期已数载，或一月二潮，或二旬一至。量多，色淡，质稀。末次月经7月7日（上次月经6月18日）。现经行第2天，量多色淡质稀，气短懒言，心悸少寐，小腹空坠，腰膝酸软。曾经西医诊治，拟诊：有排卵型功能失调性子宫出血（黄体功能不全）。经用黄体酮治疗后周期能延长至25、26日一至，但停药复发。舌质淡边有齿印，苔薄白，脉虚弱。证属脾肾阳虚，治拟健脾益肾，方用双补汤去茯苓加升麻炭、杜仲。

党参15g，山药10g，莲子肉20g，芡实10g，补骨脂5g，肉苁蓉10g，山萸肉10g，五味子5g，菟丝子10g，巴戟天10g，升麻炭10g，杜仲10g。5剂。

二诊：1998年7月12日。

月经干净1天，经量明显减少，现感头晕心悸，倦怠乏力，带下量多，质稀无味，绵绵不断。证属脾肾阳虚，水湿内停，下注胞宫，当以健脾益肾，敛阴固冲。处方：双补汤去肉苁蓉、菟丝子、巴戟天、补骨脂加炒苍白术各10g，炙黄芪12g，炒枣仁10，炒芥穗10g，10剂。

三诊：1998年8月1日。

药后带下减少，体力渐复，睡眠已安。月经今日来潮，周期25天，已趋正常。量中，色淡红，质稀稠适中，稍感头晕无力，舌质淡红，苔薄白，脉虚弱。数载之恙，已获初效，继原法。处方：双补汤加炙黄芪10g，5剂。

如此调治三个月，月经周期恢复正常$\left(\frac{3\sim5}{25\sim27}\text{天}\right)$，自测基础体温呈典型双相。停药观察半年未复发。

例二：张某，女，30岁，干部，已婚。初诊日期：1996年10月23日。

化疗后经期提前三个月，常常二旬一至，末次月经10月12日～10月18日，量少，色淡暗，质稀薄。头晕耳鸣，腰膝酸软，倦怠乏力，纳谷不香。半年前因侵蚀性葡萄胎三次刮宫并行化疗三个疗程。近因稍劳，自觉诸症加重。血HCG（-），舌质淡嫩，苔薄白，脉沉细无力，证属肾虚脾弱，失去封藏所致。治拟益肾健脾，填精固冲。方用双补汤去芡实、五味子、覆盆子加炙黄芪、杜仲、砂仁。

党参10g，山药10g，茯苓10g，莲子肉10g，补骨脂10g，肉苁蓉10g，山萸肉10g，菟丝子10g，巴戟天10g，炙黄芪12g，杜仲10g，砂仁5g（后下）。7剂。

二诊：1998年11月4日。

月经今日来潮，周期23天，量少，色淡暗，质稀薄，夹小血块，行而欠爽。感腰酸乏力，纳少运迟，倦怠乏力，寐少多梦。舌脉同前。冲任不固，胞脉虚滞。处方：双补汤去五味子、芡实、覆盆子加鸡血藤10g，川牛膝10g，炒枣仁10g，炒谷芽30g，3剂。

三诊：1998年11月8日。

药后经量稍增，色转淡红，无血块。今日已净，诸证悉减。带下清稀，量稍偏多。舌质淡红，苔薄白，脉细弱无力。继拟调补脾肾为旨。处方：双补汤加黄芪10g，炒枣仁

10g，10 剂。

如此调补三个月，月经正常，周期$\frac{3\sim5}{26\sim29}$天，量中，色红，体力渐复，后随访半年未再复发。

例三：季某，女，51 岁，干部，已婚。初诊日期：1994 年 7 月 18 日。

月经紊乱 8 个月，先期而至，量偏多，色淡暗，质稀薄，腰酸耳鸣，倦怠嗜睡。西医诊断：更年期功能失调性子宫出血（无排卵型）。现经早 18 天一潮，行已 8 天未净。量偏多不止，腰膝酸冷，小腹空坠，面目虚浮，倦怠不已。舌质淡胖，边有齿印，苔白滑，脉沉细无力。证属肾气虚弱，中州不健，统血无力。治拟益肾健脾，固冲调经。方用双补汤去茯苓加川断肉 10g，鹿角胶 10g（烊）。

党参 10g，山药 10g，鹿角胶 10g（烊），川断肉 10g，莲子肉 10g，芡实 10g，补骨脂 10g，肉苁蓉 10g，山萸肉 10g，五味子 10g，菟丝子 10g，覆盆子 10g，巴戟天 10g。5 剂。

二诊：1994 年 7 月 23 日。

药进经止，腰酸腹坠已愈。唯感疲惫，带下量多，色白质稀，绵绵不断。舌脉同前。原法拟方，双补汤去肉苁蓉、巴戟天加炒白术、炒芥穗：党参 15g，山药 20g，茯苓 10g，莲子肉 12g，芡实 10g，补骨脂 10g，山萸肉 10g，五味子 10g，菟丝子 10g，覆盆子 10g，炒苍白术各 10g，炒芥穗 10g。7 剂。

三诊：1994 年 8 月 7 日。

昨日月经来潮，周期已后延至 26 天，属正常。经量中，色淡红，质适中。小腹隐隐作坠，头晕乏力心悸。继拟脾肾双调。处方：双补汤加炒枣仁 10g，10 剂。药后嘱服肾气丸、归脾丸善后。

一年后见其询及经事，喜曰药后经事复常三潮后断绝，至今已 10 月余，身心无恙。

【按】“经水出诸肾”，“调经之本在肾”。肾精内藏，脾土健旺，化谷布津，化赤为血，下行于胞中，则经水按时满盈。今肾精不实，肾气不守，脾失其煦，中气虚衰，生化统摄无权，经水先期。徐老辨治此症，得在综观月经，症状及舌脉而定之。其要点是：经色淡，或淡暗，经质稀薄，甚则稀薄如水；舌质淡胖苔薄白，脉细弱无力。治疗重在敛阴为主，温阳、益气寓于其中，忌用升举，温燥之属。选药喜用甘淡酸涩之类。如山药、莲子、芡实三药联用，双补脾肾，被视为要药。经期、经后均相适宜，补骨脂、菟丝子、巴戟天温补肝、脾、肾，亦为徐老所常用。且临诊常详审病机，投药有所侧重。如例一偏于脾阳虚弱，故方中重用党参、莲子。例二脾肾两虚，故加用杜仲、黄芪以双调。例三偏于肾气虚惫，故加用鹿角胶、川断肉以温摄固经，此类患者平时多有带下清稀不断，徐老双补汤稍事进减投以止带，使湿浊去，脾精实，肾阴充，三阴调畅，经水自调。

【小结】

月经先期，先贤论述颇多，不外因虚、因热、因瘀。徐老临诊 50 余载，屡效此症，认为多为虚热，气虚所致。前者多发中年，每因孕、产、乳、病，后者多发于青春期、更年期，每因思虑、失养、禀赋不足。此症尚属经期改变，多未累及经量，尚属月经不调的始发症状。治疗重在平时。轻症者可于经前 7 ～ 10 天开始，症重者则于经净开始调补，常获效满意。

（梁文珍）

2. 月经后期

月经周期错后 7 天以上，甚至错后 3 ～ 5 个月一行，经期正常者，称为月经后期。也称经期错后，经迟。本病相当于西医学的月经稀发，可见于黄体功能不健、多囊卵巢综合征、无排卵型功血等。月经后期如伴经量减少，常可发展为闭经，故应及早调治。

徐老认为本病有虚实两端，虚者精血不足，实者邪气阻滞，血海不能按时满溢，随至月经后期。临床可见实寒、虚寒、血虚、气滞、痰湿五种证型。其代表方剂有艾附暖宫丸、琥珀散、过期饮、芎归苍附六君汤、养血八珍汤。

阳虚内寒呈经迟　扶阳抑阴先暖宫

艾附暖宫丸

组成：炒艾叶 3g　香附 10g　当归 10g　白芍 10g　熟地 15g　川芎 5g　黄芪 10g　吴茱萸 3g　肉桂 3g　川断 10g

功用：扶阳祛寒调经。

主治：阳虚里寒所致月经延后，量少色淡，质稀无块。

方解：本方用于阳气不足，阴寒内盛，气血生化不足，运行无力，经行后期。方中艾叶、香附辛香气雄，擅长温血海而暖胞宫；四物汤养血活血，补益冲任；黄芪补气助运；吴萸、官桂温阳祛寒；川断补肾通经。全方补气温阳与滋阴养营相须为用，具阳生阴长，互生互化之义，尤以艾附为君，辛通香窜，领诸药煦育胞宫，使阳振阴消，氤氲不息，则虚冷之疴自可消弥。本方意在扶阳抑阴，温宫养血。其药力较温经汤为缓，补力温和，宜于久服。若经血量少者，加用鸡血藤、红花养血活血调经，子宫发育欠佳者，加用紫河车、巴戟天、茺蔚子。益肾填精，促进子宫发育。

案例：

例一：王某，女，29岁，工人，未婚。初诊日期：1992年5月9日。

经期延后两年。月经史$\frac{4\sim6}{40\sim50}$天。末次月经1992年3月30日。经量偏少，色淡质稀，无血块，小腹隐痛，得热则舒，伴腰酸无力。尿HCG（−），舌淡，苔白，脉细弱。证属阳虚里寒，生化不足。治拟扶阳散寒，养血调经。处方：艾附暖宫丸加鸡血藤、党参。

炒艾叶3g，香附10g，当归10g，白芍10g，熟地15g，川芎5g，黄芪10g，吴茱萸3g，肉桂3g，川断10g，鸡血藤15g，党参10g。5剂。

复诊：1992年5月14日。

上方服用5剂后，月经来潮，量较前增多，色淡红，无腹痛，舌脉如前。予调经八珍汤（丹皮10g，丹参10g，香附10g，茺蔚子10g，党参10g，白术10g，茯苓10g，甘草5g，当归10g，白芍10g，川芎5g，熟地10g）5剂。经后再服艾附暖宫丸15剂。治疗两月后随访，月经周期恢复正常。

例二：张某，女，32岁，干部，已婚。初诊日期：1994年8月6日。

经期推后半年。患者1994年3月人工流产后，月经40～45天一次。曾服用当归养血膏无显效。腰痛欲折，头晕乏力，末次月经；7 月 2 日。妇检无异常。舌淡，苔薄白，脉沉迟无力。人流手术直损冲任，肾阳虚损，寒从中生，生化失期。投以温肾养冲调经。处方用艾附暖宫丸加补骨脂、狗脊。

炒艾叶 3g，香附 10g，当归 10g，白芍 10g，熟地 15g，川芎 5g，黄芪 10g，吴茱萸 3g，肉桂 3g，川断 10g，补骨脂 10g，狗脊 10g。7 剂。

复诊：1994 年 8 月 15 日。

服药后月经来潮，量中等，色黯淡，轻微腹痛。刻下月经将净，舌脉如前。原方继进 14 剂。一月后随访，月经周期正常，诸症均消。

例三：刘某，女，19 岁，学生，未婚。初诊日期：1993 年 7 月 10 日。

月经延后两年。月经 16 岁初潮，$\frac{2\sim3}{60\sim70}$天，有时需肌注黄体酮。末次月经：1993 年 5 月 20 日，经来量少，色淡质稀。妇科检查发现，子宫发育欠佳。舌淡，苔薄，脉细弱。此为先天不足，肾气虚衰、胞脉虚寒，经迟而下。治宜温肾扶阳调经。处方用艾附暖宫丸加仙灵脾、茺蔚子、紫河车。

炒艾叶 3g，香附 10g，当归 10g，白芍 10g，熟地 15g，川芎 5g，黄芪 10g，吴茱萸 3g，肉桂 3g，川断 10g，仙灵脾 10g，茺蔚子 10g，紫河车 10g。7 剂。

二诊：1993 年 7 月 18 日。

服药后，月经来潮，量中，色转红，质中，舌淡红，脉细弦。原方加鸡血藤 10g，5 剂。经后继进艾附暖宫丸。

三诊：1993 年 2 月 30 日。

宗原法治疗二月，月经周期 30 ～ 32 天，量色正常。

【按】虚寒型月经后期为阳气不足，阴寒内胜，脏腑虚寒，气血生化不足，气虚血少，冲任不能按时通盛，血海满溢延迟所致。徐老采用古人治疗宫寒不孕的艾附暖宫丸治疗月经后期，取其扶阳抑阴，暖宫养血之意，用于：（1）月经后期，量少，色淡；（2）经期小腹隐痛，得热则舒，伴腰酸乏力；（3）舌淡苔白，脉沉尺或细弱；（4）流产，服避孕药后，月经过少，无剧烈腹痛；（5）月经过少伴不孕，子宫发育不良等。徐老治疗月经病，注重周期用药，对于此证平时用艾附暖宫丸，扶阳抑阴，经期更用调经八珍汤加鸡血藤、红花养血调经。若为肾气未充，子宫发育不良，可选用二丹四物汤和补肾养冲汤加减。经后服用补肾八珍，调补三阴，子宫发育不良者，用补肾养冲汤加茺蔚子，徐老认为茺蔚子有补益肝肾，活血调经，促进子宫发育的作用。

经行后期因实寒　通经方选琥珀散

琥珀散

组成：当归 10g　熟地 15g　白芍 10g　肉桂 3g　丹皮 10g　三棱 10g　莪术 10g　玄胡 10g　乌药 10g　刘寄奴 10g

功用：温经散寒调经。

主治：实寒所致经期延后，量少有块，小腹冷痛。

方解：所用琥珀散由《本事方》琥珀散去菊花、蒲黄，加元胡、乌药而成。徐老认为本证虽属寒凝血瘀，但由于气血互根互用的关系，瘀血内阻必致气行不畅，气机阻滞又加重血瘀，故在温经散寒的同时，不忘调理气机，加用元胡、乌药，不仅能调气行血，且能行气止痛。方中肉桂温经散寒，通脉调经；当归、熟地、白芍养血活血调经；莪术、三棱、丹皮、刘寄奴活血祛瘀。全方重在温通，共奏温经散寒，活血调经之功。若腹痛剧烈者，加制乳没行瘀止痛；寒瘀明显，后期量少者，加桃仁、红花，化瘀调经；经量多者，加川断补肾固冲止血；腰骶酸痛者，加怀牛膝补肾强腰。

案例：

例一：钱某，女，18岁，学生，未婚。初诊日期：1990年2月1日。

经期错后半年。初潮月经规则，因经期饮冷，近半年月经$\frac{4\sim5}{50}$天。末次月经：1990年1月25日，量少，经色紫暗，有血块，小腹冷痛拒按。舌暗，苔白，脉沉紧。证属寒客冲任，血凝不畅。治拟温经散寒，活血调经。处方：琥珀散加红花、蒲黄、五灵脂。

当归10g，熟地15g，白芍10g，肉桂3g，丹皮10g，三棱10g，莪术10g，玄胡10g，乌药10g，刘寄奴10g，蒲黄10g，五灵脂10g，红花10g。20剂。

复诊：1990年2月30日。

月经34天来潮，经量较前增多，色红，有小血块，无明显腹痛，舌脉如前。经期改用二丹四物汤（丹参12g，丹皮10g，当归10g，白芍10g，川芎5g，生地12g，玫瑰花6g，月季花6g，茺蔚子10g，元胡10g，怀牛膝10g，郁金10g，香附10g）5剂。经后继进琥珀散。如法治疗两月，月经恢复正常。随访半年未见复发。

例二：程某，女，29岁，个体户，已婚。初诊日期：1989年10月9日。

经期延后年余。1988年7月中孕引产后，月经期推后，38～40天一行，量如常，色暗有块，小腹疼痛，块下痛减，畏寒肢冷，腰痛如折。舌暗，脉沉紧。末次月经：1989年10月1日。西医诊为子宫内膜异位症，中医辨为寒凝胞脉，血行迟滞之实寒证。治宜温经散寒，活血调经。处方：琥珀散加怀牛膝、桃仁、川芎。

当归10g，熟地15g，白芍10g，肉桂3g，丹皮10g，三棱10g，莪术10g，玄胡10g，乌药10g，刘寄奴10g，怀牛膝10g，桃仁10g。连服20剂。

复诊：1989年11月3日。

服上方后，月经按期来潮，量色正常，腹痛明显减轻，畏寒消失，舌如前，脉弦滑。嘱继续治疗一月以巩固疗效。

例三：王某，女，32岁，农民，已婚。初诊日期：1991年5月9日。

经期延后三年。既往月经13$\frac{6}{32}$天，近三年，月经50～60日一次，量少，色暗，小腹冷痛，结婚两年未孕，末次月经：1991年4月10日。西医诊为原发性不孕，月经稀发。此为寒客胞中，血为寒凝，运行涩滞，冲任欠通，血海不能如期满溢。治宜温经散寒，活血调经。处方：琥珀散加鸡血藤、丹参、制香附。

当归10g，熟地15g，白芍10g，肉桂3g，丹皮10g，三棱10g，莪术10g，玄胡10g，乌药10g，刘寄奴10g，鸡血藤20g，丹参10g，制香附10g。7剂。

二诊：1991年5月18日。

服7剂后，今日月经来潮，量较以往增多，色暗红，小腹仍有冷感。原方去熟地加艾叶10g，吴萸10g。继进5剂。

经后予调经八珍：丹参10g，丹皮10g，香附10g，茺蔚子10g，党参10g，白术10g，茯苓10g，甘草5g，当归10g，白芍10g，川芎5g，熟地10g。7剂。益气养血，活血调经。

三诊：1991年9月26日。

近几月月经周期正常，末次月经：8月10日，查尿HCG（+），改服寿胎丸。

【按】本方用于实寒型月经后期。寒邪客于冲任，血为寒凝，运行不畅，血海不能按时满溢，故见月经后期。徐老根据“寒者温之，瘀者散之”的原则治疗本证重在温通，温可散寒，通可祛瘀，寒散瘀去则经自调。临床应用要点：（1）月经后期，量少色紫暗有块；（2）经行腹痛；（3）子宫内膜异位症伴月经后期；（4）舌暗苔白，脉沉紧或沉迟。徐老认为内异症之离经之血即为瘀血，痛经也是血瘀的主要表现，若伴有后期量少，即可用本方加减治疗。徐老使用本方多加川芎，认为川芎为血中之气药，“上至巅顶，下至血海”，活血止痛，与方中化瘀之品配合，可有效缓解经期腹痛。对方中三棱、莪术的运用，徐老也有独到之处，他认为这两味药正如张锡纯所说的为化瘀之要药，无论有形之实或无形之滞，均能迎刃而解，其药性比香附还要平和，用于妇科尤佳。

血瘀经迟宜通经　方宜化瘀过期饮

过期饮

组成：当归10g　白芍10g　川芎5g　生地15g　红花10g　桃仁10g　香附10g　肉桂3g　莪术10g　丹参

10g　益母草 10g。

功用：活血化瘀理气调经。

主治：瘀血阻滞所致月经后期，量少，色紫红有块，小腹胀痛。

方解：本方为桃红四物汤加味而成。经期延后，量少色紫，小腹胀痛，多为瘀滞。主以活血化瘀为治，徐老用桃红四物为活血调经的基本方，加用莪术、丹参、益母草加强其活血化瘀的功效。瘀滞而成，多为气滞寒凝，故方中用香附理气行滞，使气行血行；肉桂温经散寒通脉，使寒瘀得化，冲任气血调畅，经来有时。肉桂温经，寒象不明显可除去；后期量少，加用鸡血藤，养血活血通络；若以气滞为主，小腹胀痛以胀为主，或兼胸胁胀满，可加用台乌药、枳壳；若痛胜于胀，以寒凝为主，可加用吴萸、炒小茴；痛经明显加制乳没。

案例：

例一：吴某，女，35 岁，干部，已婚。初诊日期：1993 年 5 月 8 日。

经期延后半年。患者因家事情志抑郁，日久不展。月经逐渐推后，两月一行，量少色暗有块，小腹胀痛，经前两乳胀痛，末次月经：1993 年 4 月 25 日。舌紫暗，脉涩。证属气滞血瘀，治宜理气活血，化瘀调经。方用过期饮加枳壳、木贼草、绿萼梅。

当归 10g，白芍 10g，川芎 5g，生地 15g，红花 10g，桃仁 10g，香附 10g，肉桂 3g，莪术 10g，丹参 10g，益母草 10g，枳壳 10g，木贼草 10g，绿萼梅 10g。14 剂。

复诊：1993 年 5 月 28 日。

服药后月经 33 天来潮，经前乳胀消失，经量偏少，色红有块，小腹微胀，舌暗红，脉弦滑。原方去木贼草、绿萼梅加乌药 10g，鸡血藤 20g，继进 20 剂。两月后随诊，未见反复。

例二：张某，女，28 岁，农民，已婚。初诊日期：1990 年 3 月 22 日。

行经期延后 8 月。既往月经正常，近 8 月来月经$\frac{4\sim6}{40\sim50}$天，末次月经：1990 年 3 月 13 日。精神抑郁，胸闷不舒，刻下小腹微胀，舌苔正常，脉涩。诊为气滞血瘀。治宜理气行滞，活血化瘀调经。方用过期饮加元胡、川楝子、绿萼梅。

当归 10g，白芍 10g，川芎 5g，生地 15g，红花 10g，桃仁 10g，香附 10g，肉桂 3g，莪术 10g，丹参 10g，益母草 10g，元胡 10g，川楝子 10g，绿萼梅 10g。20 剂。

复诊：1990 年 4 月 16 日。

服药后，月经 32 天来潮，经行通畅，无明显腹痛，脉滑利。经后投以调经八珍善后。

例三：胡某，女，35 岁，工人，已婚。初诊日期：1993 年 6 月 6 日。

经期延后 4 年。近 4 年月经错后，40 ～ 45 天一行，量少色暗有块，小腹冷痛，舌淡苔薄白，脉迟缓。末次月经：5 月 20 日。证属血寒气滞，瘀血内阻，治宜温经活血，理气消瘀。方用过期饮加鸡血藤。

当归 10g，白芍 10g，川芎 5g，生地 15g，红花 10g，桃仁 10g，香附 10g，肉桂 3g，莪术 10g，丹参 10g，益母草 10g，鸡血藤 10g。14 剂。

二诊：1993 年 6 月 25 日。

药后经行，量增多，仍有黑色血块，小腹隐痛，原方加刘寄奴 10g，乌药 10g。继进 5 剂。

三诊：1993 年 9 月 2 日。

过期饮加减服用 3 个月，月经周期正常，量中，血色渐红，轻微腹痛，余无不适，乃属气血已调，瘀结已去。

【按】血瘀所致月经后期临床较为常见，气血失调，瘀阻胞脉，血海不能按时满溢，以致月经后期。徐老根据寒者温之，热者清之，虚者补之，瘀者消之的原则，使用过期饮活血化瘀，理气调经，使气血调畅，经至如期。其辨证要点：（1）经行延后，色紫暗有块；（2）经行腹痛；（3）舌有瘀斑或瘀点，脉沉涩或弦。徐老认为瘀滞越重，痛经越明显。舌见瘀斑、瘀点，多为久瘀，朱砂样红点往往表明有新瘀，可供辨证参考。徐老以为妇女以血为本，凡经带胎产诸病，不论寒热虚实，最后均导致气血瘀结，故瘀血阻滞为妇科最常见的发病机理。对于采用补虚之法难以奏效、病情长久者，可是用本方治疗，瘀滞严重者，可适当加用土鳖虫、穿山甲、苏木。

痰湿经迟脾湿理　芎归苍附六君期

芎归苍附六君汤

组成：川芎 5g　当归 10g　炒苍术 10g　香附 10g　党参 10g　白术 10g　茯苓 10g　制半夏 10g　陈皮 5g　甘草 5g

功用：燥湿化痰，活血调经。

主治：痰湿壅滞所致经期延后，量少色淡，质黏稠，形盛多痰。

方解：脾主运化水湿，脾虚失运，水湿内停，聚而成痰，故有“脾为生痰之源”之说。方中党参、白术、茯苓、炙甘草补脾益气；陈皮行脾和中；半夏燥湿化痰；苍术燥湿健脾。痰湿内盛，滞于冲任，气血运行不畅，导致月经后期，故用香附疏肝理气；当归、川芎养血和血，诸药配合能健脾益气，燥湿化痰，养血调经。中气健运，痰湿无以滋生，气血归于正化，则冲任通盛，月经依时而下。白带多者，加樗白皮，清热燥湿，固涩止带；经量减少者，加鸡血藤、丹参养血活血通经；纳差脘闷者，加山楂、砂仁；浮肿者，去甘草加鹿角胶；多囊卵巢者，选加皂刺、三棱、莪术。

案例：

例一：王某，女，34岁，会计，已婚。初诊日期：1993年6月7日。

月经错后6月。既往月经规则，自1993年始月经逐渐延后，人渐肥胖，$\frac{5\sim6}{38\sim45}$天，末次月经：1993年6月1日。经来量少，色淡，质黏稠，脘闷纳呆，舌淡胖，苔白腻，脉滑。证属痰湿内盛，经脉阻滞。治宜燥湿化痰，养血调经。方用芎归苍附六君汤加砂仁、山楂。

川芎5g，当归10g，炒苍术10g，香附10g，党参10g，白术10g，茯苓10g，制半夏10g，陈皮5g，炙甘草5g，砂仁3g，山楂30g。7剂。

二诊：1993年6月15日。

服药后脾运渐佳，饮食增加，饭后无饱胀，原方继进10剂。

三诊：1993年9月3日。

于7月3日月经来潮，量少，色淡红，质中。芎归苍附六君汤加泽兰 10g，红花 10g。每月服用 14 剂，2 月后月经期、量、色均正常。

例二：郑某，女，32 岁，工人，已婚。初诊日期：1991 年 4 月 8 日。

经期延后一年。近一年月经推后$\frac{7}{50\sim60}$天。末次月经：3 月 25 日。经色淡红，质地黏稠。平素白带量多，质黏腻，体倦乏力。舌淡边有齿印，苔白腻，脉滑。诊为脾虚湿困，胞脉阻滞。治拟健脾燥湿，活血调经。方用芎归苍附六君汤加淮山药、苡仁、樗白皮。

川芎 5g，当归 10g，炒苍术 10g，香附 10g，党参 10g，白术 10g，茯苓 10g，制半夏 10g，陈皮 5g，炙甘草 5g，淮山药 10g，苡仁 30g，樗白皮 10g。7 剂。

二诊：1991 年 4 月 16 日。

服药后带下量明显减少，腻苔渐退，仍觉腰酸乏力。原方加炙黄芪 15g，杜仲 10g，10 剂。

三诊：1991 年 4 月 27 日。

今日月经来潮，经色正常，质中无黏稠，无腰酸，舌淡红，苔薄白，脉滑。宗原法治疗 1 月以巩固疗效。

例三：严某，女，33 岁，干部，已婚。初诊日期：1994 年 7 月 15 日。

经期延后十余年。患者自月经初潮起，月经$\frac{5}{40\sim60}$天，量逐渐减少，色淡。末次月经：1994 年 6 月 27 日。结婚多年未孕，形体肥胖，多毛，“B”超提示：双侧卵巢均增大。西医诊为多囊卵巢综合征。中医辨证为痰湿内阻，血运不畅。治宜燥湿化痰，活血调经。方用芎归苍附六君汤加皂刺、莪术。

川芎 5g，当归 10g，炒苍术 10g，香附 10g，党参 10g，白术 10g，茯苓 10g，制半夏 10g，陈皮 5g，炙甘草 5g，皂刺 10g，莪术 10g。10 剂。

二诊：1994 年 8 月 2 日。

服上方后，月经 37 天来潮，量略增加，色淡质稀，更用二丹四物汤加益母草 20g。5 剂。经后继服原方 10 剂。

三诊：1994 年 10 月 7 日。

宗上法治疗三月，月经恢复正常。

【按】芎归苍附六君汤是徐老的经验方，其方补虚去实，标本同治，融健脾化痰，调气活血为一体，用于痰湿型月经后期。徐老认为痰湿内盛，滞于冲任，气血运行不畅，血海不能按时满溢，导致经期延后。其辨证要点：（1）经期延后，经血时常混杂黏液；（2）平素带下量多；（3）形体肥胖；（4）舌淡胖，苔白腻，脉滑利。此证型可见于肥胖伴不孕、内分泌失调、多囊卵巢综合征等。

血虚经迟重养血　养血八珍汤方杰

养血八珍汤

组成：黄芪 10g　山药 10g　枸杞子 10g　何首乌 10g　当归 10g　甘草 5g　白芍 10g　川芎 5g　熟地 10g　白术 10g　茯苓 10g　党参 10g

功效：补血养营，益气调经。

主治：血虚所致月经错后，量少，色淡质稀，小腹空痛，面色萎黄。

方解：徐老根据“气为血帅，血为气母”的理论，用补气养血的代表方八珍汤加味治疗血虚经迟。方中四君子加黄芪、山药以资生化之源，使气生血长，且能推动血之运行；四物补营养血，加枸杞子、何首乌，滋养肝肾，填精益血，取精血相生，肝肾同源之法。使血海充盈，经血如期而下。若心悸失眠者，加何首乌、柏子仁，养血安神；脾虚血少者，加鸡内金、砂仁；经量少者，加鸡血藤、红花。

案例：

例一：王某，女，18岁，学生，未婚。初诊日期：1990年7月24日。

月经延后二年。$16\frac{2\sim3}{50\sim65}$天。末次月经：6月30日。自幼挑食，初潮始，月经后期，量少，色淡质稀如水，经时小腹隐痛，按之则舒，面色萎黄，头晕乏力，食欲欠佳。舌淡，脉细。证属营血不足，冲任亏虚。治宜补血养营，益气调经。方用养血八珍汤加制香附。

黄芪10g，山药10g，枸杞子10g，制首乌10g，当归10g，甘草5g，白芍10g，川芎5g，熟地10g，白术10g，茯苓10g，党参10g，制香附10g。7剂。

二诊：1994年8月2日。

药后，自诉诸症减轻，面色转润，舌脉如前。原方继进10剂。

三诊：1994年8月12日。

服药10剂后，月经42天来潮，量中色淡红，轻微小腹疼痛，舌脉如前。更用调经八珍（丹参10g，丹皮10g，香附10g，茺蔚子10g，党参10g，白术10g，茯苓10g，甘草5g，当归10g，白芍10g，川芎5g，熟地10g）加鸡血藤

10g，红花 10g，5 剂。经后继予养血八珍汤调治。两月后随访，月经恢复正常。

例二：陈某，女，29 岁，护士，已婚。初诊日期：1989 年 7 月 2 日。

人流后月经延后 4 月。1989 年 3 月 2 日，因孕 40 天，行人工流产术，术后月经推后，40 ～ 45 日一潮。伴腰酸乏力，末次月经：1989 年 5 月 30 日。舌淡，脉细弱。人流术后，气血未复，血海不能按时满盈，以致月经后期。治宜益气养血调经。方用养血八珍汤加怀牛膝、桑寄生。

黄芪 10g，山药 10g，枸杞子 10g，何首乌 10g，当归 10g，甘草 5g，白芍 10g，川芎 5g，熟地 10g，白术 10g，茯苓 10g，党参 10g，怀牛膝 10g，桑寄生 10g。5 剂。

二诊：1989 年 7 月 7 日。

服药后月经来潮，量偏少，无明显腰酸，舌淡红，脉细弦。更用二丹四物汤加鸡血藤 20g，红花 10g。5 剂。经后继服养血八珍汤 5 剂调治。

三诊：1989 年 10 月 3 日。

按上法调治两月，月经周期 30 ～ 32 天，量色正常，悉症皆除。

例三：杨某，女，40 岁，农民，已婚。初诊日期：1992 年 3 月 7 日。

月经延后两年。既往月经正常 $\frac{5\sim6}{30}$ 天，近两年月经 40 ～ 50 天一次，量少色淡，面色少华，头晕心悸，失眠。末次月经：1992 年 3 月 1 日。舌淡红，脉细弱。证属冲任气血不足，经血不能按时满溢。治宜益气养血，活血调经。方用养血八珍汤加鸡血藤、柏子仁。

黄芪10g，山药10g，枸杞子10g，制首乌20g，当归10g，甘草5g，白芍10g，川芎5g，熟地10g，白术10g，茯苓10g，党参10g，鸡血藤10g，柏子仁10g。20剂。

二诊：1992年4月15日。

服药后月经1992年4月6日来潮，量稍增，色淡红，睡眠好转，头晕心悸消失。舌淡红，脉弦细。原方继进20剂。

三诊：1992年5月14日。

治疗两月后，月经周期恢复正常，随访半年未见复发。

【按】徐老认为妇女以血为本，经血为血所化。各种原因导致的营血不足，冲任血少，均可使血海不能按时满溢，造成月经后期。血之与气相互资生，相互为用，相辅而行，血是产生气的物质基础，气是推动血行的动力，补气可以生血，补血可以益气，故古籍有血之与气异名而同类之说，所以治疗血虚经迟重在养血，气血双补。本方适用于：(1)月经错后，量少色淡质稀；(2)体质虚弱，或有慢性病史；(3)面色萎黄，心悸少寐；(4)舌淡，脉细弱。血虚气虚，气虚则血滞，故月经后期量少时，徐老常加用鸡血藤、红花养血活血调经。徐老认为鸡血藤色赤入血，补血行血通络，红花养血活血，两药补而不滞，行中有养，可有效增加血量。

【小结】

月经后期是临床常见的月经病。徐老认为诸多证型中，以气滞血瘀型最为多见。因此，活血化瘀理气调经之法最为常用，过期饮为其代表方剂。治疗主张通中有养，养中有调，周期用药，使化源充盛，气血调和，经期如候。另外芎归苍附六君汤、养血八珍汤临床也较常用。

（李伟莉）

3. 月经先后无定期

月经周期或先或后 1 ～ 2 周者，称为月经先后无定期。又称经水先后无定期、月经愆期、经乱。本病相当于西医功能失调性子宫出血。月经先后无定期若伴有月经量增多及经期紊乱，常可发展为崩漏。徐老认为其主要病机是冲任气血不调，血海蓄溢失常。根据不同证型，常用益母胜金丹、补肾八珍汤、调经八珍汤、二丹四物汤进行调治，多获良效。

气乱血乱理肝脾　益母胜金丹相宜

益母胜金丹加柴胡

组成：益母草 10g　白术 10g　香附 10g　丹参 10g　当归 10g　白芍 10g　川芎 5g　生地 15g　柴胡 5g

功效：舒肝解郁，和血调经。

主治：肝郁血乱所致经行或先或后，经量或多或少，色暗有块，少腹胀痛。

方解：方中柴胡疏肝解郁；四物养血调经，白术和中健脾以防肝旺克犯脾土，既有见肝之病当先实脾之义，又有疏肝健脾之功；香附助柴胡疏达之力，合四物理气养血调经；肝郁气滞，瘀血内停，见经血色暗有块，小腹胀痛，故用益母草、丹参活血祛瘀调经。徐老组方意在疏肝理脾，和血调经，肝气得舒，气血调和，经至如期。肝肾为子母之脏，肝为肾之子，肝郁则肾也郁矣，临床若见腰膝酸软，经量减少者，可加枸杞子、补骨脂、关沙苑、狗脊补肾益精血；经前乳胀明显者，加木贼草、绿萼梅疏肝经之郁；经量多者，加炒地榆、乌贼骨或乌梅固冲止血；经量少者，加红花、益母草养血活血调经；肝郁化热，症见口苦咽干，心烦易怒，加丹皮、栀子清肝泻热。

案例：

例一：孟某，女，30岁，干部，已婚。初诊日期：1976年3月20日。

经期先后无定期5年。月经18 $\frac{3\sim5}{20\sim45}$天，末次月经：1976年2月25日，量少色紫红有块，下腹痛，腰酸楚，经前心烦易激动，经后逐渐消失。舌质淡红，苔薄白，脉弦。证属肝郁气血阻滞。治宜疏肝解郁，和血调经。方用益母胜金丹加柴胡。

益母草10g，白术10g，香附10g，丹参10g，当归10g，白芍10g，川芎5g，生地15g，柴胡5g。7剂。

二诊：1976年4月1日。

服药后情绪改善，小腹微微胀痛，舌脉如前。为月经将至。原方加泽兰10g，元胡10g，5剂。

三诊：1976年4月11日。

4月9日月经来潮，量较以往增多，腹痛稍减，经后继服益母胜金丹加柴胡。按上法治疗两月，月经$\frac{3\sim5}{30\sim35}$天，量色质基本正常。

例二：李某，女，23岁，干部，未婚。初诊日期：1978年5月8日。

经行先后无定期6个月。既往月经正常，近半年，经期或先或后。$\frac{3\sim5}{22\sim50}$天。末次月经：1978年4月26日。量中，色紫有血块，经前乳房胀痛，脘闷食少。苔薄白，脉弦。证属肝郁脾虚，气血失调。治宜疏肝解郁，和血调经。方用益母胜金丹加柴胡、云苓、绿萼梅。

益母草10g，白术10g，香附10g，丹参10g，当归10g，白芍10g，川芎5g，生地15g，柴胡5g，云苓10g，绿萼梅10g。7剂。

二诊：1978年5月16日。

服药后食量增加，脘闷消失。效不更方，原方继进7剂。

三诊：1978年5月25日。

行经5天，周期24天，经色转红，有小血块，经前乳房胀痛明显减轻。后每月服用益母胜金丹加柴胡10剂，3月后月经恢复正常，悉症俱除。

例三：吴某，女，30岁，干部，已婚。初诊日期：1989年6月3日。

经行先后不定两年。月经14$\frac{3\sim5}{20\sim40}$天。末次月经：1989年5月15日，量偏多色红夹块。口苦咽干，心烦易怒，两胁胀痛。舌红，脉弦数。证属肝郁化热，气血失和。治宜疏肝清热，和血调经。方用益母胜金丹加柴胡、炒山栀。

益母草10g，白术10g，香附10g，丹参10g，当归10g，白芍10g，川芎5g，生地15g，柴胡5g，炒山栀10g。14剂。

二诊：1978年6月19日。

服药后月经来潮，量仍偏多，无心烦胁痛。舌淡红，脉弦滑。原方加炒地榆10g，炒蒲黄10g，5剂。经后继服益母胜金丹加柴胡10剂。

三诊：1978年9月5日。

宗原法治疗，两月后随访月经周期，经量、经色恢复正常。

【按】徐老认为肝郁气结，气机逆乱，气乱血乱，冲任失司，血海蓄溢失常，而致经期先后无定，故根据“木郁达之”的原则，采用疏肝解郁，活血调经为主，兼补营血而健脾土，以达到抑肝补脾调经的目的，因此，本方可用于气郁血乱或肝郁脾虚之证。使用本方的辨证要点：（1）有七情内伤史；（2）经行或先或后，经量或多或少，色黯红有块；（3）胸胁、乳房少腹疼痛，或疲乏食少；（4）舌质正常或有瘀点，脉弦。经前期紧张综合征、乳房小叶增生或不明原因的不孕症均可按本型辨治。对于经前乳胀明显者，徐老喜用绿萼梅、木贼草舒肝解郁，效果良好。

三阴不足经愆期　补肾八珍法可依

补肾八珍汤

组成：关沙苑10g　山药10g　菟丝子10g　枸杞子10g　党参10g　白术10g　茯苓10g　当归10g　白芍10g　川芎5g　熟地15g　甘草5g

功用：补肾益气，养血调经。

主治：肾虚所致月经先后无定期，量少色淡，质清稀，腰骶酸痛。

方解：本方徐老以八珍汤加味组成，意在肝脾肾同补，而非纯补肾中阴阳。方中四君子加淮山药，健脾益气，以资化源；四物加关沙苑、菟丝子、枸杞子补益肝肾，填精益血，气充血足，则经期如候。若经血量少者，加红花、益母草；经量多者，加乌贼骨、炒地榆；腰痛如折，小便频数者，加补骨脂、狗脊、益智仁；肾虚肝郁，经前乳胀者，加木贼草、绿萼梅。

案例：

例一：刘某，女，35岁，营业员，已婚。初诊日期：1987年9月17日。

经期先后不定十余年。月经15 $\frac{5\sim7}{20\sim45}$天。末次月经：1987年8月25日，量少，色淡暗，质清稀，伴腰骶酸痛。结婚十年同居未孕。舌淡少苔，脉细尺弱。经期诊刮，病理报告为分泌期宫内膜，部分腺体分泌欠佳。证属肾气虚弱冲任失调。治宜补肾养血，益气调经。方用补肾八珍汤。

关沙苑10g，山药10g，菟丝子10g，枸杞子10g，党参10g，白术10g，茯苓10g，当归10g，白芍10g，川芎5g，熟地15g，甘草5g。7剂。

复诊：1987年9月28日。

服药后9月27日月经来潮，量偏少，色红，腰酸好转。舌淡红，脉细滑。二丹四物汤加鸡血藤10g，5剂，经期服。经后继服补肾八珍汤7剂。

治疗三月后，月经30～35天一行，量色正常。半年后妊娠。

例二：孙某，女，19岁，学生，未婚。初诊日期：1987年10月7日。

经期先后不定两年。月经17岁初潮，$\frac{7}{15\sim50}$天。末次月经：1987年9月30日。量少色淡，无腹痛。舌淡苔薄，脉细弱。肛检：子宫小于正常。西医诊为子宫发育欠佳。中医诊为月经先后无定期，属肾虚型。治宜补肾益气，养血调经。方用补肾八珍汤加紫河车、巴戟天、茺蔚子。

关沙苑 10g，山药 10g，菟丝子 10g，枸杞子 10g，党参 10g，白术 10g，茯苓 10g，当归 10g，白芍 10g，川芎 5g，熟地 15g，甘草 5g，紫河车 10g，巴戟天 10g，茺蔚子 10g。7 剂。

二诊：1987 年 10 月 20 日。

服药后，白带量增多，脉象有力。原方继进 10 剂。

三诊：1987 年 11 月 3 日。

月经来潮，量较前增多，色淡红，舌脉如前。改服二丹四物汤加红花 10g，5 剂。经后继服补肾八珍汤。按上法服药两月后，月经期量色基本正常。

例三：王某，女，34 岁，农民，已婚。初诊日期：1989 年 2 月 4 日。

经期或先或后年余。患者 1988 年元月孕 8 月引产后，月经周期紊乱，20 ～ 60 天一次，量多，伴腰膝酸软，头晕乏力，舌淡边有齿印，脉沉弱。末次月经：1 月 24 日。证属气血亏虚冲任失调。治宜补肾益气，养血调经。方用补肾八珍汤。

关沙苑 10g，山药 10g，菟丝子 10g，枸杞子 10g，党参 10g，白术 10g，茯苓 10g，当归 10g，白芍 10g，川芎 5g，熟地 15g，甘草 5g。10 剂。

二诊：1989 年 2 月 25 日。

月经 30 天来潮，量偏多，色红无块，舌淡红，脉细滑。补肾八珍汤去当归加艾叶炭 10g，乌贼骨 10g。5 剂。

经后继予补肾八珍汤调补，治疗 3 个月，月经正常，悉症俱除。

【按】本方用于肾虚型月经先后无定期。经水出诸肾，肾虚藏泄失司，冲任失调，血海蓄溢失常，经期先后无定。

徐老认为月经按时来潮，有赖于血海充盈，气血调畅。脏腑是气血生化之源，五脏之中肾藏精，肝藏血，脾生血，肝肾同源，精血互生，肾藏先天之精，脾生后天之血，相互资生，同时肾司闭藏，肝主疏泄，脾主统摄，三脏协调，维持月经的藏泻，因此，对于此型肾虚血亏月经先后无定期，徐老主张肝、脾、肾同治。其辨证要点：（1）月经或先或后，量少，色暗淡，质清稀；（2）腰骶酸痛；（3）初潮迟，子宫发育欠佳；（4）舌淡苔少，脉细弱。青春期、更年期月经先后无定期，黄体功能不健，卵巢功能障碍性不孕症伴有月经愆期者可按本型辨治。本方调补三阴，补益气血，常可用于虚症月经失调及不明原因的不孕症的经后调补。

生化失期调统摄　补脾益气调经血

定期调经八珍汤

组成：丹参 10g　丹皮 10g　香附 10g　茺蔚子 10g　党参 10g　白术 10g　茯苓 10g　甘草 5g　当归 10g　白芍 10g　川芎 5g　熟地 10g

功用：补脾益气，养血调经。

主治：脾虚所致经行或先或后，量多，色淡质稀，神疲乏力。

方解：月经先后无定期，色淡质稀，为脾虚失统，化源不足，气血俱虚，治宜气血双补。方中四君子健脾益气，固摄冲任；四物养血和血调经；徐老认为调经莫先于养血，养血莫先于理气，因此在八珍的基础上，加用香附理气行滞；丹参、丹皮、茺蔚子活血调经。全方补气培脾，养血调经，补中兼行，使脾气旺，化源足，统摄有权则周期自调。若纳少运迟者，加砂仁；便溏者，加肉豆蔻；经量多者，加乌贼骨、陈棕炭。

案例：

例一：杨某，女，32岁，个体户，已婚。初诊日期：1987年5月6日。

经行或先或后半年。既往月经正常，近半年月经20～45天一行，量多，色淡，末次月经：1987年4月25日。面色皖白，神疲乏力，纳呆食少，舌淡苔薄，脉缓。证属脾虚统摄无权，冲任气血失调。治宜补脾益气，养血调经。方用调经八珍汤加砂仁、炙黄芪。

丹参10g，丹皮10g，香附10g，茺蔚子10g，党参10g，白术10g，茯苓10g，甘草5g，当归10g，白芍10g，川芎5g，熟地10g，砂仁3g，炙黄芪10g。每月10剂。

复诊：1987年8月19日。

宗上方加减治疗三个月，月经周期正常，量中色红，面色红润，体重增加，舌淡红。随访半年无复发。

例二：胡某，女，20岁，营业员，未婚。初诊日期：1988年3月7日。

经行先后不定4年。$16\frac{5}{20\sim45}$天，色淡质稀，面色皖白，带下量多，伴腰酸，舌淡，脉细弱。末次月经：2月28日。证属于脾肾亏虚，冲任气血失调。治宜健脾益肾，养血调经。方用调经八珍汤加枸杞子、川断、樗白皮。

丹参10g，丹皮10g，香附10g，茺蔚子10g，党参10g，白术10g，茯苓10g，甘草5g，当归10g，白芍10g，川芎5g，熟地10g，枸杞子10g，川断10g，樗白皮10g。14剂。

复诊：1988 年 4 月 15 日。

服药后，带下量减少，月经 35 天来潮，色红质中，现将净。舌淡红，脉细滑。继服调经八珍汤加减，每月 14 剂。治疗两周期后月经周期渐趋正常。

例三：黄某，女，32 岁，干部，已婚。初诊日期：1989 年 4 月 9 日。

月经或先或后年余。自 1988 年 2 月人流后，月经先后无定期，15 ～ 35 天一次量偏多，末次月经：1989 年 3 月 1 日。经前两乳胀痛，舌淡暗脉弦。证属脾虚肝郁，气血失调。治宜健脾益气，和血调经。方用调经八珍汤加柴胡、月季花、木贼草。

丹参 10g，丹皮 10g，香附 10g，茺蔚子 10g，党参 10g，白术 10g，茯苓 10g，甘草 5g，当归 10g，白芍 10g，川芎 5g，熟地 10g，柴胡 10g，月季花 10g，木贼草 10g。5 剂。

复诊：1989 年 4 月 15 日。

4 月 12 日月经来潮，量偏多，色质正常，经前乳胀明显减轻。舌淡红，脉弦滑。原方加炙黄芪 10g，乌贼骨 10g。

经后继予调经八珍汤口服。治疗 3 个月后月经恢复正常。

【按】本方用于脾虚月经先后无定期，徐老认为脾主生化统摄，脾虚化源不足，统摄无权，冲任气血失调，血海蓄溢失常，故见月经或先或后。其辨证要点：（1）经行或先或后，色淡质稀；（2）神疲乏力，纳呆食少；（3）舌淡边有齿印，苔薄，脉缓弱无力。徐老治疗月经失调善用调理气血之品，常用的药物有丹参、丹皮、香附、茺蔚子、月季花、玫瑰花等。这些药物可用于各种证型的月经失调。调经效果良好。本方药性平和，补中有调，是徐老治疗月经失调的常用方，经期、经前、经后均可使用。

经乱责在血瘀滞　重调冲任血和气

二丹四物汤

组成：丹参12g　丹皮10g　当归10g　白芍10g　川芎5g　生地12g　玫瑰花6g　月季花6g　茺蔚子10g　元胡10g　怀牛膝10g　郁金10g　香附10g

功用：理气和血，调经安冲。

主治：血瘀气滞所致月经先后无定期，量少色紫红有块，经前头痛目眩，情绪改变，脉弦。

方解：本方是徐老调经的常用方，重在调理冲任气血。徐老认为妇女气血调畅则五脏安和，冲任通盛，经孕如常。方中四物汤为调经养血通用方剂，地黄滋阴补血；当归补血和血；芍药和营理血；川芎行气活血，相互配伍，可使补而不滞，达到调和营血的作用；丹参功胜四物，祛瘀生新，为调经要药，疗心悸少寐，经闭癥瘕；丹皮凉血散瘀，疏肝养气，和通血脉，退骨蒸郁热；玫瑰花、月季花色赤入血，芳香理气，疏气滞解肝郁，行瘀和血，调中开胃；月季花又名月月红，逐月开放，善于调整月经周期；香附、郁金、元胡理气活血，行滞止痛；川牛膝补肝肾，强腰膝，行血达下，治疗癥瘕积聚，带浊尿血；茺蔚子调经活血，祛瘀生新，养肝肾，安冲任，旺目养精，有增强子宫发育的作用。诸药合用具有理气和血调经之功效。

案例：

例一：王某，女，32岁，工人，已婚。初诊日期：1974年3月5日。

经期先后无定十余年。月经周期：$17\frac{3\sim5}{20\sim40}$，末次月经：1974 年 3 月 4 日，量少色紫红有块，下腹胀痛，腰骶酸楚。经期反应较重，头晕痛，目眩，疲乏嗜卧，周身关节游走性酸痛，经后缓解。曾用雌激素加孕激素人工周期治疗三个月，病情好转。但停药后又复发，且消化道反应重。舌质淡红苔薄白，脉象弦缓。证属气血瘀滞，冲任失调。治宜理气和血，调经安冲。方用二丹四物汤。

丹参 12g，丹皮 10g，当归 10g，白芍 10g，川芎 5g，生地 12g，玫瑰花 6g，月季花 6g，茺蔚子 10g，元胡 10g，怀牛膝 10g，郁金 10g，香附 10g。5 剂。经期连服 3 个月为 1 疗程。

复诊：1974 年 6 月 8 日。

服药后病情好转，经期反应减轻，月经周期：$\frac{3\sim5}{25\sim35}$天，渐趋正常。仍宗原法，处方：①二丹四物汤，5 剂，经期服，以和血调经；②补肾养冲汤，5 剂，经后服，以温肾壮阳。

随访一年后，怀孕足月分娩一男婴。

例二：闫某，女，41 岁，干部，已婚。初诊日期：1977 年 5 月 13 日。

月经周期先后不定 3 年。患者自 1974 年 5 月人流加扎管绝育后，月经周期：$\frac{4\sim6}{23\sim45}$天。末次月经：1977 年 5 月 1 日，经前 7 天始，头晕痛，心烦，呕哕，胃脘不适，疲乏无力有时晕厥。月经来潮后逐渐缓解。曾用谷维素等治疗无效。妇检（－）。舌质淡红苔白，脉弦数，证属血郁气滞，冲任失调。治法：和血调经安冲任。方用二丹四物汤。

丹参 12g，丹皮 10g，当归 10g，白芍 10g，川芎 5g，生

地 12g，玫瑰花 6g，月季花 6g，茺蔚子 10g，元胡 10g，怀牛膝 10g，郁金 10g，香附 10g。5 剂，经期服。乌鸡白凤丸，1 粒，每日 2 次，平时服。

复诊：1974 年 8 月 15 日。

上述方药连用 3 月，病情显著好转。月经周期：$\frac{3\sim5}{30\sim38}$天。行经期反应基本消失。停药观察年余，未见复发。

例三：孙某，女，32 岁，工人，已婚。初诊日期：1973 年 1 月 5 日。

月经周期或前或后 6 年。月经周期：$\frac{3\sim4}{25\sim45}$天，末次月经：1972 年 12 月 1 日。量少，色紫红有块，下腹痛，腰酸楚，经前头晕痛，心悸，周身关节游走性酸痛，腰骶部沉重感，疲乏不适。诊脉弦数，舌质淡红，苔白，为冲任失调，气血郁滞。治法：调经和血养冲任。方用二丹四物汤：丹参 12g，丹皮 10g，当归 10g，白芍 10g，川芎 5g，生地 12g，玫瑰花 6g，月季花 6g，茺蔚子 10g，元胡 10g，怀牛膝 10g，郁金 10g，香附 10g。5 剂，经期服。定坤丹 5 粒，经后服。

复诊：1973 年 4 月 10 日。

经治疗 3 月，月经周期正常，行经期反应基本消失。嘱停药。

随访半年。后妊娠足月分娩一男婴。

【按】二丹四物汤是徐老的家传秘方，药性平和，为调经通用方。用于血瘀气滞冲任失调的月经先后无定期，其辨证要点：（1）月经周期先后不定；（2）经量少，色紫红有块；（3）精神抑郁，经前乳胀；（4）脉弦。此外也是月经失调的经期通用方。还可用于经前期紧张综合征、无器质性疾病的不孕症。徐老认为，月经前期冲任脉盛，气充而血旺，若冲任气血失调，易导致经脉壅滞，气血郁结，而出现月经失调、经前期紧张综合征、不孕症等诸症。故采用理气和血，调经养冲的二丹四物汤治疗，往往可以达到预期的效果。

徐老认为在月经先后无定期中以肝气郁结型最为常见。治疗中擅长调理冲任气血，常用丹参、丹皮、香附、茺蔚子、玫瑰花、月季花等调经之品，二丹四物汤为其代表方剂。补肾八珍、调经八珍也是徐老临床常用方剂，用之对证，效如桴鼓。

（李伟莉）

4. 月经过多

月经过多，主要表现为经量明显增多，甚至多于常量一倍以上。大多以经期第 2、第 3 日量多明显，严重者量多如崩，夹大血块。行经期及月经周期多为正常。徐老认为，此症虽然缘起多因，但主要病因为气虚、血热所致。并以自拟“圣愈胶艾汤”及“固经汤”取效于临床。

脾虚气陷经量多　圣愈胶艾冲任固

圣愈胶艾汤

组成：炙黄芪 12g　党参 10g　白芍 10g　生地 10g　当

归 10g　阿胶 10g　炒艾叶 3g　升麻炭 5g　炮姜炭 3g　炒荆芥 5g　炙甘草 3g

功用：益气养血，固摄冲任。

主治：因气虚所致月经量多，色淡红，质稀薄。

方解：本方由《医宗金鉴》之胶艾四物汤合圣愈汤去川芎加味而成。胶艾四物旨在养血止血，圣愈汤旨在双补气血。均为治疗气虚月经过多之剂。然徐老认为，经来量多色淡红质稀薄，虽由气虚不摄所致，但究之病机亦有血虚不归经之由，故治宜佐以升提摄血。方中加升麻气轻味薄升提固摄，炒炭止血，配以炒芥穗、炮姜炭，则温经止血药专力强。且全方益气摄血以治标，养血载气以求本，标本兼施，两相兼顾，乃徐老用药之全虑矣。如量多不止加煅龙牡；心慌心悸加炒枣仁；小腹隐痛加蒲黄炭。

案例：

例一：汪某，女，43 岁，工人，已婚。初诊日期：1976 年 4 月 19 日。

经来量多 4 年余，周期$\frac{5\sim7}{32\sim36}$天，末次月经 4 月 17 日。量多，色淡、质稀无块。西医拟诊：子宫肥大症。经用丙酸睾丸酮、安络血、乳酸钙等治疗不效。现量多不止，头晕乏力，小腹空坠，面黄肢浮。生育史 1–0–3–1（末次人流 + 输卵管结扎已 8 年）。舌质淡边齿印，苔薄白，脉濡细。证属气虚失摄，血失所统，治以益气摄血，养血固冲。处方拟用圣愈胶艾汤去甘草加煅龙牡。

炙黄芪 20g，党参 15g，白芍 10g，当归炭 10g，生地炭 10g，阿胶珠 15g，煅龙牡各 30g（先煎），炒艾叶 3g，升麻炭 3g，炮姜炭 3g，炒荆芥 5g。5 剂。

二诊：1976 年 4 月 23 日。

服药后 2 天，经量明显减少，今晨经净。感头晕心慌，少寐多梦，倦怠乏力，纳食正常，二便自调，舌脉同前。经后血海空虚，治当气血双补。处方：八珍汤加炙黄芪 10g，炒枣仁 10g，制首乌 10g，制香附 10g，生姜三片。10 剂。并嘱每晚服食莲红汤一盏（莲子、红枣、桂圆、赤豆等量煨汤，红糖少许），连服一月。

三诊：1976 年 5 月 26 日。

本次月经 5 月 20 日来潮，周期 33 天，自取原方 5 剂服用，经量减少已趋正常，5 天净。现经净 1 天，精神爽和，眠安纳香。投以补中益气丸、归脾丸，早晚分服而收功。

例二：周某，女，18 岁，学生，未婚。初诊日期：1979 年 10 月 5 日。

月经趋前，经量渐多 1 年，近因迎接高考复习紧张，症状加重，甚则多于经量 1 倍以上。末次月经 10 月 3 日，色淡，质稀薄，量多不止。面色皖白，唇甲无华，肢软无力，心慌气短。西医拟诊有排卵型月经过多。舌质淡胖边齿印，苔白润，脉细弱无力，尺脉尤甚。证属脾气虚弱，肾气未充，冲任不固，血行无度。治拟健脾益肾，固摄止血。处方拟用圣愈胶艾汤去甘草、荆芥加鹿角霜、山茱萸。

炙黄芪 20g，党参 10g，鹿角霜 20g（先煎），白芍 10g，当归炭 10g，阿胶 10g（烊），炒艾叶 3g，升麻炭 3g，炮姜炭 10g，生地炭 10g，山茱萸 10g。5 剂。

二诊：1979 年 10 月 11 日。

服药 3 剂后经量明显减少，服 5 剂后血止。现经净第 2 天，头晕心悸乏力，甚则午后五心烦热，舌质淡红，苔薄白，脉细弱。经后气血两伤，营阴不足，拟予补血养阴益气。处方八珍汤加首乌 10g，黄精 10g，炒枣仁 10g，地骨皮 10g，10 剂。嘱经期继服圣愈胶艾汤 5 剂。

三诊：1979 年 11 月 8 日。

本次月经 11 月 1 日～11 月 6 日。周期经量均趋正常。经后仍感乏力，余症均减。舌脉同前，嘱服八珍调经丸而善后。

例三：王某，女，35 岁，农民，已婚。初诊日期：1982 年 5 月 20 日。

经行量多，甚则量多不止 1 年。患者一年前经妇科检查系因双子宫行左侧小子宫切除术，平常以嗣继为念，纳少眠差易惊，虚浮倦怠，心悸怔忡，腰膝酸软。现经行第 3 日，量多未减，色淡质稀，小腹空坠。舌质淡胖，边有齿印，苔薄白，脉虚细无力，左手尤甚。证属气虚不摄，冲任不固，累及心肝肾。现值经期，当以固冲为先。调补肝肾，以后图之。治拟益气固冲摄血。处方拟用圣愈胶艾汤去荆芥、甘草，加炒白术、山萸肉、炒枣仁。

炙黄芪 20g，党参 10g，白芍 12g，炒白术 15g，炒枣仁 20g，山萸肉 10g，当归 10g，生地 15g，阿胶 10g，炒艾叶 3g，炮姜炭 15g。3 剂。

二诊：1982 年 5 月 24 日。

药后血净。现经净第 1 日，诸症减轻，带下清稀。舌质淡胖苔薄白，脉虚细无力。治拟调补三阴。处方：圣愈汤加菟丝子 10g，枸杞子 10g，炒枣仁 10g，制首乌 10g，陈皮 10g，10 剂。

三诊：1982 年 6 月 15 日。

月经今日来潮，量明显减少，色淡、质稀稠适中，小腹隐隐作坠，动则心慌腰酸，舌脉同前。圣愈胶艾汤加炒枣仁 15g，山萸肉 12g，5 剂。

四诊：1982 年 6 月 20 日。

本次月经 5 天净。嘱其平时服用归脾丸、乌鸡白凤丸，经期服用圣愈胶艾汤。调理 3 个月经周期后痊愈。

【按】本型月经过多，多由体弱、劳倦、久思或禀赋不足所致。徐老治此，分期论治。即经期止血，平时调补。止血重在益气固摄，少佐温经升提止血。经常用药为：炙黄芪、党参益气健脾为必用，白芍、生地柔肝养阴为常用，意在阴生阳长。升麻炭、炮姜炭，亦为出血多时所必用。且临诊明辨脏腑，审慎用药。如例一偏重脾虚，故重用参、芪，并加煅龙牡以固摄止血；例二偏于脾肾两虚，故重用黄芪加用鹿角胶、山萸肉以益气温肾固摄；例三累及心肝肾，故加用山萸肉、炒枣仁，且加大白芍、炮姜用量，以心肝脾肾同治。本型虽经量多，甚则量多如冲，但多虚无滞，故临床疗效较为理想。

气火偏旺经行妄　清热凉血固经汤

固经汤

组成：炒地榆 10g　旱莲草 10g　仙鹤草 10g　紫珠草 10g　拳参 10g　大小蓟各 10g　丹皮 10g　红茜草 10g　炒蒲黄 10g　生地 10g　白芍 10g　当归 10g

功用：清热凉血止血。

主治：血热所致月经量多，色深红，质黏稠夹小血块。

方解：经来量多，色深红，质黏稠，夹小血块，当为血热内盛营血未亏。徐氏治此，以止血而不固涩，清热而不苦泄为组方原则。方中地榆味苦微寒，能清血热，性沉入下焦善止血，炒之意在去其苦燥，而强其止血之力，旱莲草酸寒入肝，凉血止血，甘寒汁黑，能益肾阴，两药合用，清热凉血止血，而无泄火伤阴之弊，是为徐老所必用为君，仙鹤草寒凉清营止血，槐花苦凉炒之善治血崩，紫珠草、拳参、大小蓟苦甘寒凉，清热凉血止血，此五味可谓清热力专，直遏其势。丹皮活血行瘀止血，性寒，“所通者血脉中热结”（《本经疏证》）。红茜草苦寒，凉血止血行血；蒲黄甘平行血，消瘀止血。三药合用，以防苦寒药滞流之弊。上药合用，其力凉血止血，且降中有止，止中有行，寓行于止，各司其守，共助君药以为臣。本症起因于血热，血去阴伤，热泄伤津，终致阴血受损。故方中用生地养血生津，凉血止血；白芍苦酸微寒，柔肝敛阴以为佐；当归性温，调经止血，润燥滑肠，与白芍、生地共伍，可补血养血而除烦，与蒲公英、丹皮同用，可理气行滞，和血止痛。且在大队寒凉药中，一味当归为使，性温能散，味甘能缓，体润能补，“皆令阴气流通，不使元阳致害”，“为血家必用之药”（《本草经百种录》）。“专入肝以助血海”（《药品化义》），引诸药以入冲任，可谓惟妙惟肖，以奏全方共达清热凉血，调经止血之效。大便秘结加大黄，心烦加山栀，量多不止加三七粉。

案例：

例一：李某，女，33岁，农民，已婚。初诊日期：1995年12月16日。

近半年经量明显增多，每以月经第2～4天量多如崩，夹小血块，伴右下腹疼痛。3年前因化脓性阑尾炎手术后，经量渐趋增多。西医妇科检查：右侧附件增厚，质韧，压痛（+），左侧卵巢略大，压痛（+）；西医诊断：慢性附件炎。现经行第二天，量多，色鲜红，质黏稠，每天换卫生巾8～10次，常因量多污染内裤。已在他院肌内注射止血敏，口服断血流片未见明显减少，烦热口渴，大便干结。“B”超示：子宫大小正常，右侧输卵管增粗。生育史：1–1–3–1（末次人流+上环5年）。舌质红，边瘀点，苔薄黄，脉滑数，证属实热内扰，冲任不宁。治以清热凉血，止血调经。处方拟用固经汤加大黄。

炒地榆 10g，旱莲草 10g，仙鹤草 10g，紫珠草 10g，拳参 10g，大小蓟各 10g，丹皮 10g，红茜草 10g，炒蒲黄 10g，生地 10g，白芍 10g，当归 10g，大黄 10g（后下），5 剂。

嘱其前2日服3剂，每日服药3次，后2日每日1剂2服，停用西药。

二诊：1995 年 12 月 21 日。

服药2天后，经量明显减少，又2日血净。现烦热已平，大便自调，头晕乏力，小腹隐痛。舌质淡红边瘀点，苔薄黄脉滑微弦。血热渐清，气血伤耗，宿瘀内停。当以气血双补，理气行滞。处方拟用八珍汤加减：北沙参 10g，生地 10g，赤白芍各 10g，当归 10g，炒白术 10g，茯苓 10g，制首乌 10g，三棱 10g，莪术 10g，制香附 10g，炙甘草 6g。10 剂。

嘱下次经期服宫血宁糖浆（系固经汤制成院内制剂），每次 50ml，每日 3 次，连服 5 日。如此调理两个月经周期而愈。

例二：方某，女，42 岁，干部，已婚。初诊日期：1984 年 11 月 28 日。

近半年经量增多，周期$\frac{5\sim7}{24\sim28}$天，每需用止血药方能略减。自测基础体温典型双相。上月于月经来潮 4 小时内行诊断性刮宫，刮出较厚子宫内膜约 15g，送病理检查，报告为“分泌期子宫内膜”。诊断：有排卵型月经过多。昨日月经来潮，今日量多如冲，色深红，质黏稠，夹血条。已自服止血药无效。口干咽燥，心烦寐少。生育史 1–0–1–1（末次人流 + 输卵管结扎已 12 年）。舌质红，苔薄黄，脉滑数。证属热伏冲任，迫血妄行。治拟清热凉血止血。处方拟用固经汤加炒山栀。

炒地榆 10g，旱莲草 10g，仙鹤草 10g，紫珠草 10g，拳参 10g，大小蓟各 10g，炒丹皮 10g，红茜草 10g，炒蒲黄 10g，生地 10g，白芍 10g，当归 10g，炒山栀 10g。5 剂。服法同例一。

二诊：1984 年 12 月 5 日。

月经已净 4 天。诉本次经量较之以往减少 1/3 以上。现感口苦口干，动则心烦乏力。舌质淡红苔薄黄，脉滑微数。热随血泄，阴随血伤，余热未净，气血两虚，治以益气养血，少佐清凉。方用八珍汤加减：沙参 10g，麦冬 10g，生熟地各 10g，白芍 10g，当归 10g，炒白术 10g，炒枣仁 10g，制首乌 10g，天花粉 10g，炙黄芪 10g，丹参 10g，山楂 10g。10 剂。

三诊：1984 年 12 月 26 日。

月经今日来潮，量明显减少，色鲜红，感口干，舌质淡红，苔薄白根微黄，脉滑微数。宫血宁糖浆 2 瓶，每次 50ml，每日 3 次。嘱经净服用人参八珍丸。调理三个月经周期后，随访半年未见复发。

例三：沈某，女，27 岁，教师，已婚。初诊日期：1997 年 12 月 21 日。

近一年月经量多，周期趋短。经色鲜红，质黏稠，夹血块，自测基础体温呈双相，但高温相波动不稳，持续 8 ～ 9 天即下降。婚后服用避孕药 3 年避孕。近一年停药未孕。妇科检查无异常。西医诊断：有排卵型功血（黄体功能不全）。今日月经来潮，量多夹块，口苦咽干，心慌怔忡，难眠多梦，腰膝酸软。舌质红，苔黄，脉滑微数。血热内盛，冲任不固，治拟清热凉血固冲止血。处方用固经汤加生龙牡。

炒地榆 10g，旱莲草 10g，仙鹤草 10g，紫珠草 10g，拳参 10g，大小蓟各 10g，炒丹皮 10g，红茜草 10g，炒蒲黄 10g，生地 10g，白芍 10g，当归 10g，生龙牡各 20g（先煎）。5 剂。

二诊：1997 年 12 月 27 日。

药后经量减少，今日已净。心慌寐少，腰酸乏力。舌质淡红苔薄黄，脉细滑。心血不足，肝肾受累，治拟调补三阴。处方：生熟地各 10g，白芍 10g，山药 10g，山萸肉 10g，菟丝子 10g，杜仲 10g，炒枣仁 10g，沙参 12g，当归 10g，炒白术 10g，茯苓 10g，黄柏 6g。7 剂。

三诊：1998 年元月 14 日。

今日月经来潮，周期 25 日。量较前减少，色鲜红，无血块，舌质淡红，苔薄白，脉滑。效不更方，原法拟方。固经汤 3 剂。嘱经后服用丸药调理。上午服用左归丸，下午服用归脾丸。如此调理二个月经周期后，月经正常，基础体温典型双相。停药半年后妊娠。

【按】徐老治疗此型月经过多，主要掌握两点：①经量多，色鲜红。②或舌质红，或舌苔黄。并认为，经血过多，多与火邪有关，即使有虚，也为血去过多所致。崇尚唐容川“是血病，即火疾矣……治火即是治血”的论点。且经行之际，当急先止血以治标，以防血去阴伤，虚热内生反助火势。故常于经量多时嘱患者日药 3 次，以强其效，且临诊时，即使兼有他因，也多于经净议之。如例一兼有瘀滞，例二兼有心血不足，例三兼有肝肾受损，也均经后调治。徐老常曰：“止血为首务，他疾当后议。”固经汤药专效捷，并已制成院内制剂宫血宁糖浆，用于血热月经过多、崩漏等，屡获良效。

【小结】月经过多，即月经周期及行经期基本正常，经量明显增多，且有相对固定的月经周期者。临床多为有排卵型月经。其可发生于各个年龄段妇女，其中发于青春期、更年期者，常多为卵巢功能障碍所致，气虚型多见之。发于生育期者，多兼有生殖器炎症或肿瘤，如附件炎、腺肌症、子宫肌瘤等。常表现为血热型或瘀热夹杂型。徐老认为，此症以经血过多为主症，经血如候，一缘阴阳平衡协调，二缘中气提摄维系，今经来量多不止，应首虑血热、气虚为要，尤以血热者常为病因之首，气虚者多为反复失血后而致，血瘀者在本症中又当多为兼证。本症贵在准，即辨证准确，止血迅速，调理要有效。徐老辨证，着重经血量、色、质及舌质舌苔，认为脉象常受多种因素干扰，不可拘泥不变。止血善投重剂，组药纯而不杂，如固经汤、圣愈胶艾汤之属。经后调补首重气血，善用八珍汤。徐老认为，妇人以血为本，以血为用，凡血证调解，可以八珍汤一方以概之，不同兼证，只需灵活加减。“气血调和，百病自除”。此乃徐老治月经病又一特色。

（梁文珍）

5. 月经过少

营血亏少血海虚　养血八珍调冲治

养血八珍汤

组成：黄芪 10g　山药 10g　枸杞子 10g　何首乌 10g　当归 10g　白芍 10g　川芎 5g　熟地 10g　白术 10g

茯苓 10g　党参 10g　甘草 5g

功用：益气养血，补肾调经。

主治：因营血亏少所致月经过少，舌淡红，脉细者。

方解：本方以八珍汤加黄芪、山药、枸杞、何首乌而成，方中的四君子汤益气健脾和胃，增生化之功，使血随气以生；四物汤养血调血，滋阴益精，与四君子补气生血，相得益彰，达到气血双补之效；配黄芪同用则益气补虚，健脾生血；山药补而不滞，不热不燥，增补脾胃；枸杞、何首乌均入肝肾经，补肾益精、养血，何首乌制用为佳。全方合用益气健脾以资生化之源，补肾益精以使精血化生。

案例：

例一：张某，女，30岁，教师，未婚。初诊日期：1986年10月3日。

月经量少2年。患者2年前外伤一次，失血较多，其后月经周期后延，月经量亦明显减少，仅一天净，伴头晕眼花，纳谷不香，心烦少寝，神疲乏力，末次月经10月2日。舌质淡红，脉细。证属营血不足，血海亏虚，治宜益气补血调经，处方拟用养血八珍汤。

黄芪10g，山药10g，枸杞10g，制首乌10g，当归10g，白芍10g，川芎5g，熟地10g，白术10g，茯苓10g，党参10g，甘草5g。15剂。

二诊：1986年11月5日。

服药后月经于11月2日按时来潮。经量不多，血色转红，然夜寐仍差，嘱原方加合欢皮10g，夜交藤10g，15剂。

三诊：1986年12月8日。

月经于12月2日再潮，量较前增多，3天净，胃纳可，夜眠佳，嘱再服15剂。随访半年基本正常。

例二：宋某，女，23岁，工人，未婚。1978年6月30日。

月经量少4年。患者月经16岁初潮，开始量期尚正常，因体胖而自行减肥，常不吃饭，其后月经量逐渐减少，月经周期35～50天一行，末次月经：6月29日。平时头晕乏力，心慌气短，面色萎黄，小腹空坠。舌淡、苔薄、脉沉细。证属气血两虚，血海不充，治宜益气养血调经。处方拟用养血八珍汤。

黄芪10g，山药10g，枸杞10g，制首乌10g，当归10g，白芍10g，川芎5g，熟地10g，白术10g，茯苓10g，党参10g，甘草5g，砂仁6g。10剂。并嘱注意定时定量饮食。

二诊：1978年7月10日。

服上方后，胃纳少，在家长督促下，饮食渐正常，头晕乏力减轻，动则心慌气短，嘱加强体育锻炼，本方再服10剂。

三诊：1978年8月20日。

经加强营养及锻炼，饮食正常，面色转红，无心慌气短，末次月经8月2日，月经量略增多，2～3天净，经后继服本方10剂，巩固疗效。

【按】徐老认为化源不足或精血衰少，均可使血海亏虚而致月经过少，根据虚则补之的原则，采用益气养血为主，兼顾补肾益精养血，选用养血八珍汤，使用本方辨证要点：①月经量少、色淡、质清；②小腹无胀痛，无经血紫黑有块；③经量渐减少伴头晕眼花等气血不足之象；④舌淡红、脉细。

冲为血海，任主胞胎，冲任充盛则月事如常，对于本型，徐老认为均有失血或饮食不当等因素，故在服药时要加强营养和锻炼，使气血充足，血海按时满盈则月经恢复正常，故中药以经潮时服或经净后服为主。

肾气不充月经少　四二五方益经潮

四二五合方

组成：当归 10g　白芍 10g　川芎 5g　熟地 15g　仙茅 5g　仙灵脾 5g　枸杞子 10g　菟丝子 10g　五味子 5g　覆盆子 10g　车前子 10g　怀牛膝 10g

功用：养血益阴，补肾生精。

主治：因肾虚所致月经过少伴腰酸膝软，头晕耳鸣，脉沉迟者。

方解：本方用五子衍宗丸补肾气，其中菟丝子苦平补肾，益精髓；覆盆子甘酸微温，固肾涩精；枸杞子酸甘化阴，能补肾阴；五味子入五脏大补五脏之气，因其入肾故补肾之力更强；车前子性寒有下降利窍之功，能泄肾浊补肾阴而生精液；配合仙茅、仙灵脾补肾壮阳；五子和二仙合用的目的是既补肾阳又补肾阴，与四物汤合方以加强养血益阴之效，再加牛膝能补肾通经。本方的功能不在于通而在于补，肾气通，肾精足，经水有源，则月经自复。

案例：

例一：刘某，女，42 岁，工人，已婚。初诊时间：1983 年 5 月 10 日。

月经过少 5 年。

患者既往月经规则，4/30 天，量中，病起于 5 年前人工流产，其后月经周期尚规则，月经量明显减少，甚至一天即净，色黯红，伴腰膝酸软，头晕耳鸣，夜尿频多，妇检：无阳性发现。舌淡，脉沉迟，证属肾气不足，精血不充，治宜补肾养血调经，处方拟用四二五合方。

当归 10g，白芍 10g，川芎 5g，熟地 10g，仙茅 5g，仙灵脾 5g，枸杞子 10g，菟丝子 10g，五味子 5g，覆盆子 10g，车前子 10g，怀牛膝 10g。10 剂。

二诊：1983 年 6 月 30 日。

末次月经 6 月 8 日。服上方后，腰酸减轻，偶有耳鸣，夜尿不多，现正值经前，原方再服 10 剂。

三诊：1983 年 7 月 15 日。

月经如期来潮，量较前增多，约 3 天净，诸症均减，再服 10 剂，经后再服六味地黄丸调理巩固。

例二：李某，女，30 岁，会计，已婚，初诊时间：1976 年 3 月 2 日。

月经不调 6 年，量少 2 年。

患者原月经不调，周期或先或后，量偏少，末次月经：2 月 25 日。伴小腹发冷，结婚 2 年，同居未孕，婚后，月经量明显减少，甚至点滴即净，平时易头晕耳鸣，腰酸膝软，少寐多梦，男方精液检查正常，自测 BBT 呈双相，但不明显，且高温相仅 9 ~ 10 天，舌淡红、苔薄，脉沉细。此属肾虚不充、血海不盈，无血可下，治宜补肾生精，养血调经。处方拟用四二五合方。

当归 10g，白芍 10g，川芎 5g，熟地 10g，仙茅 5g，仙灵脾 5g，枸杞子 10g，五味子 10g，覆盆子 10g，车前子 10g，怀牛膝 10g。5 剂。

经后服补肾养冲汤：熟地 10g，山药 10g，菟丝子 10g，枸杞子 10g，关沙苑 10g，覆盆子 10g，补骨脂 10g，仙茅 5g，仙灵脾 10g，肉苁蓉 5g，锁阳 10g，巴戟天 10g。5 剂。

二诊：1976 年 3 月 30 日。

服上方后，头晕耳鸣好转，腰酸减轻，仍夜寐不安，末次月经3月28日量不多，色转红，处方：四二五合方加夜交藤15g，合欢花6g，继服5剂。经后服补肾养冲丸调理。

三诊：1976年4月29日。

夜眠转佳，无头晕耳鸣，唯经期腰酸，平时无明显腰酸，月经量较前增多，2～3天净，测基础体温双相较前明显，按二诊方继服一疗程，效不更方。

四诊：1976年5月30日。

药后诸症悉解，嘱下次经前服四二五合方3剂，经后服补肾养冲汤3剂。如此调理2个月，月经正常，半年后怀孕。

【按】本方为刘奉五先生经验方，原治血虚肾亏所引起的闭经，或产后大出血引起的席汉氏综合征。徐老先生临床应用后，颇有良效，且对因肾气不充所致月经过少，疗效明显。使用本方辨证要点：①月经少色淡红或黯红；②经量渐少或伴腰酸膝软、头晕耳鸣等；③舌淡、脉沉弱或沉迟。因肾藏精，主生长、发育、生殖机能，若肾气亏虚，精血不足，则血海不盈因而经量过少，故治疗用五子衍宗丸补肾气，配合二仙温肾壮阳，既补肾阴又补肾阳，补肾阳能鼓动肾气，补肾阴能增加精液，肾气充足，肾精丰满，则月经正常。例一因人流损伤肾气，导致本病，仅服本方即愈，例二因婚后不育，故经后予补肾养冲汤调理，月事如常，妊娠生子。

气滞血瘀经阻滞　通经汤方中的矢

通经汤

组成：当归10g　白芍10g　川芎5g　丹参10g　红

花 10g　桃仁 10g　川牛膝 10g　香附 10g　郁金 10g　三棱 10g　莪术 10g　泽兰 10g　刘寄奴 10g　益母草 10g

功用：活血化瘀，理气调经。

主治：因血瘀所致月经过少伴小腹胀痛拒按，舌紫黯，或有小瘀点，脉细涩。

方解：本方以桃红四物汤加减而成，方中桃仁、红花活血祛瘀，养血通经，二者同用，有协同作用；配当归、川芎可养血调经；白芍养血敛阴、补血；加香附、郁金以行气解郁，祛瘀调经，香附为“血中气药”引补血药至气分以生血；丹参、泽兰、刘寄奴专走血分，可破血通经，调经止痛，三棱苦平破血力量大于破气，莪术辛温，破气力量大于破血，两药合用，可破又一切血瘀气结，使瘀祛脉通，月经转常；益母草专入血分，行瘀血而新血不伤，养新血而瘀血不滞；川牛膝补肝肾散瘀血，引血下行，也引为直达病所，全方共呈活血化瘀，理气通经之效。如小腹冷痛得热痛减，为寒凝血瘀，可加肉桂以温通血脉。

案例：

例一：刘某，女，28 岁，工人，已婚。初诊时间：1987 年 3 月 12 日。

月经过少 3 月。

既往月经规则，4/30 天，量中等，末次月经 2 月 20 日，3 月前因情志抑郁，生气而致月经过少，颜色紫黑，夹有血块，少腹作胀，疼痛拒按。血块下，腹痛减，舌紫黯、苔薄，脉弦涩，证属气滞血瘀，阻滞血海。经期将至，治法：理气活血，化瘀调经。处方拟用通经汤：当归 10g，白芍 10g，川芎 5g，丹参 10g，红花 10g，桃仁 10g，川牛膝 10g，香附 10g，郁金 10g，三棱 10g，莪术 10g，泽兰 10g，刘寄奴 10g，益母草 10g。5 剂。

二诊：1987 年 3 月 30 日。

药后月经如期来潮，经量增多，初系紫黑血块，后转鲜红，腹痛减轻，经行 3 天而止，嘱下次经前再服上方 5 剂。

三诊：1987 年 4 月 28 日。

服上方后，月经量已正常，约 4 天净，经色红，无血块，舌脉如常，嘱注意情志调节。随访半年，月经正常 3/30 天。

例二：束某，女，30 岁，营业员，已婚，初诊时间：1978 年 8 月 10 日。

月经量少 2 年。

近 2 年月经涩少，色黯红，周期$\frac{3}{28 \sim 30}$天，伴小腹胀痛拒按，经前乳房胀痛。平时喜太息，心烦。妇检：子宫后位正常大小，附件：左侧增厚，压痛（–）。末次月经：7 月 16 日。生育史 1–0–1–1（末次人流 + 上环 1974 年 6 月）。舌质淡，苔薄白，脉弦。证属气滞血瘀，胞脉阻滞，治宜活血化瘀，理气行滞。处方拟用通经散。

当归 10g，白芍 10g，川芎 5g，丹参 10g，红花 10g，桃仁 10g，川牛膝 10g，香附 10g，郁金 10g，三棱 10g，莪术 10g，泽兰 10g，刘寄奴 10g，益母草 10g。5 剂。

二诊：1978 年 9 月 15 日。

药后月经 8 月 14 日来潮，量不多，血色转红，小腹疼痛减轻，经前仍乳胀，男方精液常规正常，嘱下次经前服疏肝散 3 剂，经期服通经汤 3 剂。

三诊：1978 年 10 月 20 日。

月经 10 月 12 日按期来潮，量已增多，经前乳胀明显减轻，经行小腹不痛，随访半年正常。

【按】徐老认为情志不畅，或摄生不慎，邪与血结，均可致瘀阻冲任，气血运行不畅，月经过少。根据《内经》“血实宜决之”的原则，采用活血化瘀为主，自拟通经汤。使用本方辨证要点：①经行涩少，色紫黑有血块；②小腹胀痛或刺痛，块下痛减；③伴胸胁胀痛；④舌紫黯或有瘀斑、瘀点、脉涩。

本型为实证，病程短、体质佳、用之对证，效如桴鼓。

（陆　耘）

6. 经期延长

月经周期正常，行经期超过7天以上，甚或2周方净者，称之“经期延长”，又称“经事延长”。徐老治以活血化瘀或清热化瘀为主，创拟桃红二丹四物汤及二丹解毒四物汤郊验于临床。

桃红二丹四物汤　善治血瘀经延长

桃红二丹四物汤

组成：桃仁6g　红花6g　丹皮6g　丹参9g　当归9g　赤芍9g　川芎5g　生地12g　炒蒲黄9g（另包）　益母草9g　血余炭9g

功用：活血化瘀止血。

主治：行经期延长，量少色紫暗、质黏稠。

方解：本方以桃红四物汤加味而成。四物汤为调经和血之祖方，加之桃红功以活血化瘀。月经乃妇人之生理，经血乃离经之血，离经之血俱为瘀血。今量少紫暗、黏稠，更当断为瘀滞无疑，如纯以温化，恐有温助血行或助瘀化热之弊，或纯以固涩，又必有留滞助邪之虑，徐氏治以活血化瘀，拟药寒温并行，丹皮、益母草凉血祛瘀，丹参降而行血，蒲黄、血余化瘀调经、炒炭后祛瘀止血。全方意在通瘀，瘀去新生，气血流畅，出血自止。如下腹痛加元胡索；腰酸痛加川牛膝；淋漓不止加红蚤休。

案例：

例一：纪某，女，30岁，教师，已婚。初诊日期：1995年6月7日。

经行延期不净二年。周期$\frac{14\sim17}{25\sim28}$天。经量先多后少，色紫红有血块，末次月经5月23日，周期27天。现经行15天淋漓不绝。伴腰膝酸楚，下腹隐痛。舌质淡红，苔薄白，脉沉弦。足月分娩一胎，现已5岁。为胞脉瘀阻，血不归经。治法：活血化瘀止血。方用桃红二丹四物汤加川牛膝。

桃仁10g，红花10g，炒丹皮6g，丹参9g，当归10g，赤芍10g，川芎5g，生地12g，炒蒲黄9g（另包），益母草9g，川牛膝9g，元胡6g。3剂。

复诊：1995年6月11日。

服药后月经干净。刻下白带偏多，质稀无异味。妇科检查：右侧附件条索状增粗，压痛（±）。舌、苔同前，脉沉细。给予八珍汤加山药12g，枸杞子9g，关沙苑9g，菟丝子9g，以调补三阴（太、少、厥）。嘱下次月经期再服桃红二丹四物汤以巩固疗效。观察3个月，行经期7天，已属正常。

例二：张某，女，40岁，工人，已婚。初诊日期：1993年7月16日。

经行12天未净。末次月经7月4日。开始5天量多，后量少淋漓，时有时无，色紫暗。质黏稠，有时夹小血块。尿HGG（-）。曾在他院肌内注射丙酸睾丸酮，口服乳酸钙及维生素E，同时口服中药胶艾四物汤等止血未效。头晕心悸，腰酸小腹隐痛。舌质淡红，尖有瘀点，脉沉涩。为瘀血阻滞，新血不守。治法：活血化瘀止血。处方用桃红二丹四物汤加减。

桃仁10g，红花10g，炒丹皮6g，丹参9g，当归10g，赤芍10g，川芎5g，生地12g，炒蒲黄9g（另包），益母草9g，川牛膝9g，元胡6g。3剂。

复诊：1993年7月21日。

上方服二剂血止。现带下不多，倦息乏力，舌质红，脉沉细。治以调补三阴。处方：八珍汤加炒枣仁10g，制首乌10g，枸杞子10g，山药12g，5剂。

例三：王某，女，35岁，干部，已婚。初诊日期：1996年12月3日。

经潮淋漓不净近半年，周期$\frac{8\sim13}{28\sim30}$天，末次月经1996年11月24日，至今9天未净。量时多时少，色紫暗。曾用四环素、氟哌酸、益母草膏等无效。头晕目眩，心悸乏力，腰酸腹坠。生育史：1-0-2-1（末次自然流产后清宫＋上环6个月）。舌质淡红，脉浮缓。此因胎元自堕，复加刀圭所伤，冲任受损。环为异物，置于胞宫，胞脉阻滞，虚实夹杂。然瘀滞不去，血不循经，外溢而血愈虚，瘀愈甚。故当活血化瘀以除标急。方用桃红二丹四物汤加川断肉。

桃仁10g，红花10g，炒丹皮6g，丹参9g，当归6g，赤芍9g，川芎5g，生地12g，炒蒲黄9g（另包），益母草9g，血余炭9g，川断肉9g。5剂。

二诊：1996年12月5日。

诉服药2剂后，流血量增加，色紫暗夹小血块，头晕心悸眠少多梦。此乃瘀滞已通，瘀随血去。佐以乌梅肉9g，炮姜炭3g加入剩余3剂中以温经固摄。

三诊：1996年12月9日。

继服3剂后，阴道流血止。舌质淡，苔薄白，头晕心悸乏力，眠差纳少，大便干燥。治法调补三阴。处方：八珍汤加山药12g，枸杞子9g，菟丝子9g，无花果9g，5剂。佐服归脾丸。

【按】此类月经病在妇科门诊较为常见。因瘀滞阻络而致行经期延长，治当活血化瘀为主，止血调经为辅。徐老持桃红二丹四物汤化裁，避开见血止血常规，不施权宜之计。亦即《内经》“通因通用”之法。如瘀血不去，阻于脉中，出血难止。新出之血复成瘀血，如此因果互干，必将导致病程迁远，阴伤邪留，变生他症或病趋加重。徐老施用此方要点有三：①经期延长，量时多时少或淋漓不净，色紫暗。②宫内放置节育环或经期浴淋、房事不洁而致经期延长，量中或少。③小腹隐痛，舌质紫暗或有瘀点。并常在本方基础上，加用乌梅肉、红蚤休。徐老认为，经期延长无论何因所致，均致气血伤耗，阴分不足，乌梅止血生津收敛，红蚤休凉血止血收敛，两药合用为辅，使主方化瘀而不伤正，温化而不助热，故常收桴鼓之效。

从徐老治疗经验中可以看出，投予桃红二丹四物汤后，病虽趋愈，然有形之血已去，营阴已虚，倘若不予还旧，多致化源匮乏，阴血亦虚。所以徐老以八珍汤加味，调理善后，首重健脾养胃，以裕生化之源。化源丰盛，则营阴自能充盈，气血调和，冲任调达而月经正常。

（任　何　梁文珍）

经期延长因湿热　二丹解毒四物设

二丹解毒四物汤

组成：炒丹皮 10g　丹参 10g　黄芩炭 10g　盐炒黄柏 10g　黄连 5g　当归炭 10g　炒白芍 10g　炒生地 10g　川芎 5g

功用：清热解毒燥湿，化瘀止血。

主治：湿热所致经期延长，量多或少，色红或暗红，质黏腻。

方解：徐老认为，经行迟滞不净，多为瘀滞。其因或热、或瘀、或湿。今量或多或少，色红或暗红，质黏腻者，当为热与湿互结，蕴结于内，致使经血瘀滞不畅，至期不净。治当清热燥湿，化瘀止血。方用二丹解毒四物汤。其中芩连四物汤清热和血，黄柏盐炒入肾，清热燥湿而能坚阴，山栀清热除烦，丹皮、丹参凉血化瘀通络，热清、瘀通、血调则经自如候。徐老临诊辨治，如量多色红者，当为热重于湿，方中条芩、丹皮、当归炒之应用，意在去其辛燥，取其止血。如量少、色暗红，质黏腻，苔黄腻者，当为湿重于热，方中生地、白芍炒之应用，去其滋腻，取其养阴和血之功。如淋漓不净，去川芎加大小蓟各 10g，小腹疼痛加炒蒲黄 10g。

案例：

例一：丁某，女，32 岁，教师，已婚。初诊日期：1980

年5月30日。

近两年来，月经紊乱，周期趋前，经期延长。周期 $\frac{12\sim14}{24}$ 天，末次月经5月18日，现经行12天未净。量先多后少，色红质黏腻。口苦口腻，胸闷烦躁、骨节酸痛，小腹隐痛。小便短赤，大便滞下。生育史：1-0-2-1（末次人流＋上环1978年）。舌质暗红，苔黄腻，脉濡滑数。证属湿热内蕴，血不循经，治以清热燥湿，化瘀止血。方用二丹解毒四物汤加大小蓟。

炒丹皮10g，丹参10g，黄连5g，黄芩炭10g，炒黄柏15g，炒山栀10g，当归10g，炒赤芍10g，炒生地15g，川芎5g，大小蓟各10g。3剂。

二诊：1980年6月3日。

服药两剂血止。现经净2天，带下黄腻秽腥，小腹隐痛，不思饮食。溲黄，便溏。妇科检查：左侧附件增厚，右侧附件增粗、质韧，压痛（+）。拟诊：慢性附件炎。舌质暗红，苔黄微腻，脉滑数。治拟清热利湿止带。方用止带方（《世补斋·不谢方》）加苡米：猪茯苓各10g，丹皮10g，山枝10g，泽泻10g，赤芍10g，牛膝10g，车前子10g，茵陈10g，黄柏10g，苡米20g。10剂。并嘱下次经前3天开始再服二丹解毒四物汤5剂。

三诊：1980年7月2日。

本次月经6月26日来潮，周期27天，遵嘱服用二丹解毒四物汤5剂，经行爽畅，6天干净，诸证均减，仍觉小腹隐痛，带下色黄，继拟原法调治3个月经周期而愈。

例二：纪某，女，30岁，教师，已婚。初诊时间：1980年6月13日。

经行淋漓不畅1年，月经周期$\frac{7\sim13}{28\sim30}$天，每于经前，经后经行不畅，量少色紫红，质黏腻。状如赤白带下。经行中期3～4天量多，色红夹小血块。末次月经6月5日，现经行第8日未净，量少色淡暗如咖啡，黏腻如赤带，腹痛隐隐，腰骶酸楚，倦怠乏力，脘闷烦躁。素有慢性盆腔炎病史，长期服用抗生素不效。生育史：1–0–3–1（末次人工流产+输卵管结扎术已3年），舌质淡暗，苔黄腻，根少津，脉弦滑。证属湿热蕴结，血海受扰，经水不宁。治拟清热利湿，化瘀止血。方用二丹解毒四物汤加苡米。

炒丹皮10g，丹参10g，黄连5g，黄芩10g，山栀10g，盐炒黄柏10g，当归10g，炒白芍10g，炒生地10g，川芎5g，苡米20g。3剂。

二诊：1980年6月16日。

经水已净。腹痛消失，现黄色带下，质黏稠，但较以往明显减少，腰骶酸楚，舌质淡红，苔白根微黄腻，脉滑。湿热渐化，当继拟清利以巩固之。处方：止带方去川芎加苡米20g，寄生10g，10剂。

三诊：1980年7月4日。

月经今日来潮，量中、色红、质适中，诸证悉减。微感小腹隐痛。舌质淡红，苔薄黄，微腻，再守原方进减。处方：二丹解毒四物汤去黄连、山栀，加苡米20g，炒蒲黄10g，5剂。嘱经净服用知柏地黄丸，经行服用二丹解毒四物汤，缓图其功。4个月后告知经行正常、带下已愈，精神体力转佳，腰骶酸楚悉愈。

例三：杜某，女，14岁，学生，未婚。初诊日期：1978年11月23日。

近半年经期渐趋延长$\frac{7\sim12}{26\sim28}$天，每于经行4～5天后，量少、色暗红淋漓不净。伴右下腹隐痛，口苦烦热，自测基础体温呈高温相下降缓慢。初潮12岁，月事尚准。一年前因急性阑尾炎保守治疗后，遗留右下腹疼痛，时轻时重，西医拟诊：（1）有排卵型功血（黄体萎缩不全）；（2）慢性阑尾炎。末次月经1978年11月14日。现经行9天未净。量少，色紫红，质黏腻。舌质紫红，苔腻微黄，脉濡滑微数。证属湿热瘀阻。治当清热利湿，化瘀调经。方用二丹解毒四物汤去川芎、生地加大小蓟、炒蒲黄。

炒丹皮10g，炒山栀10g，黄芩炭12g，炒白芍10g，当归10g，盐炒黄柏10g，丹参10g，大小蓟各10g，炒蒲黄10g（包），黄连3g。5剂。

二诊：1978年11月28日。

经已净1天，口苦烦热好转，腹痛减轻。带下不多，时感口腻口苦，腹痛隐隐。舌质淡红带紫，苔薄黄微腻，脉濡滑微数，嘱其每于经前5～7天进服二丹解毒四物汤7～10剂，连续服药4个月经周期后，经事正常，周期$\frac{5\sim7}{28\sim30}$天，自测基础体温呈典型双相。

【按】湿热内蕴而致经期延长者临床常见，且多为生育年龄，或人流不洁，或郁闷伤脾，或宫内上环，刀圭所伤等。致使任带损伤，湿浊内聚，郁而化热，热血互结，湿瘀内阻，经行不爽。徐老认为，此症特点必有舌苔黄腻，小腹隐痛，平时带下黏腻。大便滞下亦属常见兼症。治疗必予清热利湿，化瘀调经，然不可久服，因本症属于耗血之疾，如久服则易伤阴损及肝肾，使之虚实杂夹，反致用药困于图圊。故而本方多于经前投用，平时则予健脾利湿，清利化瘀之品，脾健湿去，瘀热自解，上3例治之有别，可谓统观病机，理法有序，而收“上工治病”之效。

【小结】

徐老论治经期延长，认为实多虚少。即使有虚，也为本虚标实，治当以去标为务。标急不去，本虚难愈。临诊以血瘀、湿热两型居多，表现为经前淋漓，或经后淋漓，或经行四五日后间隔二三日复行不断者。本病经量多偏少，黏稠，行而不爽。现代医学的慢性生殖器炎症常表现如此，中药清热利湿，活血化瘀多能取效。徐老组方常不离二丹四物，用药常选黄柏、山栀、蒲黄、茜草、益母草、苡仁等，且见血炒用，血止生用，一止一行，分期论用。至于经血质稀或清暗者，只要淋漓10日以上，也多从瘀滞治之。《千金要方》云：“瘀滞占据血室，而致血不归经。”《血证论》：“离经之血，俱为瘀血。”徐老崇尚此论，并屡效于临床，是为其学术特色之一。

（梁文珍）

7. 痛经

痛经为妇科常见病，凡在月经前后，或在月经期中，出现下腹及腰骶部疼痛，并伴随月经周期性发作者，称为痛经。严重时伴有恶心呕哕，甚至昏厥，影响日常生活和工作。

痛经分原发性和继发性两种，原发性痛经多见于青年妇女，盆腔多无明显的器质性病变。继发性痛经多由盆腔生殖器官器质性病变所引起，常为慢性盆腔炎、子宫内膜异位症、子宫腺肌症等病的首要主诉。

徐老认为，引起痛经的原因主要是气血阻滞，运行不畅，所谓“不通则痛”，或“不荣则痛”可归纳为以下几个方面：（1）气滞血瘀：由于郁怒伤肝，气滞则血瘀，阻滞气机；（2）瘀热互结：瘀久化热或湿热搏结，阻滞气机不得通畅；（3）寒湿凝滞：经期感寒或过食生冷，寒湿客于胞中，凝滞不行；（4）虚寒不荣：因阳虚内寒致胞脉失养，气血虚滞不畅。各型证治各有特点，分述如下：

气滞血瘀经行痛　亦通亦行痛经散

痛经散

组成：当归 10g　白芍 10g　丹皮 10g　香附 10g　郁金 10g　乌药 10g　川芎 5g　莪术 10g　元胡 10g　红花 10g　川楝子 10g

功用：理气活血，逐瘀止痛。

主治：气滞血瘀所致经行腹痛，拒按，胸胁乳房胀痛，块下痛减，舌紫黯，脉弦。

方解：方中当归、川芎调经活血，开郁行气；丹皮、红花活血通经，祛瘀血积滞以止腹痛；玄胡、乌药均性温，善于行气止痛，乌药偏入肾经，元胡主入血分，为血中气药；香附、郁金行气解郁，活血止痛，香附其性宣畅，能主一切气，现代研究，香附能抑制子宫肌肉收缩，并对肌紧张有弛缓作用；白芍养血柔肝，缓急止痛；莪术辛温破气中之血，主入肝经，以行气破血为主；川楝子味苦性寒，既能舒肝理气，又能反佐玄胡、乌药之温，共奏理气活血，化瘀止痛之效。本方适用于气滞血瘀型，可治膜样痛经，如痛剧难忍加制乳、没各 5g 以祛瘀止痛，一偏于气，一偏于血，两药采用相得益彰。

案例：

例一：黄某，女，21 岁，工人，未婚。初诊：1979 年 9 月 15 日。

经行腹痛 5 年。既往月经规则，$\frac{5\sim6}{32}$天，经量中等，色紫红，有血块，下腹剧痛，持续 2 天，块下痛减，有时排出膜样组织，伴恶心呕哕，甚至昏厥，末次月经：1979 年 9 月 15 日。月经刚潮，心烦易怒，舌尖有瘀点，脉沉弦，为气滞血瘀，胞脉瘀阻。治法：理气活血，逐瘀止痛。处方拟用痛经散加制没药。

当归 10g，白芍 10g，丹皮 10g，香附 10g，郁金 10g，乌药 10g，川芎 5g，莪术 10g，元胡 10g，红花 10g，川楝子 10g，制没药 5g。5 剂，经期服。

二诊：1979 年 9 月 30 日。

服药后，本月痛经不甚，血量略多，嘱调情志，下次经前一天开始再服本方 3 剂。

三诊：1979 年 12 月 20 日。

观察 3 个月，痛经消失。

例二：王某，女，28 岁，干部，已婚。初诊：1982 年 12 月 1 日。

经行腹痛 5 年余。

平时月经规则，量略少，色紫黯有血块，经期下腹持续性胀痛，伴呕吐肢厥，血块下后坠痛缓解，伴经前乳胀，胸胁胀满。西医妇检：宫颈：光；宫体：后位，略小于正常；附件（－）。末次月经：11 月 3 日。现正值经前，舌质黯红，苔薄白，脉沉弦，为气血阻滞，运行不畅。治法：疏肝理气，活血逐瘀。处方用痛经散。

当归 10g，白芍 10g，丹皮 10g，香附 10g，郁金 10g，乌药 10g，川芎 5g，莪术 10g，元胡 10g，红花 10g，川楝子 10g。5 剂。

复诊：1982 年 12 月 8 日。

末次月经 12 月 2 日来潮，服药后痛经明显缓解，仍胸胁胀满，乳胀不舒，嘱下次经前 5 天开始服疏肝散。处方：柴胡 10g，白芍 10g，佛手 10g，香橼皮 10g，玫瑰花 15g，绿萼梅 5g，刺蒺藜 10g，无花果 10g，青皮 10g，木贼草 10g，木蝴蝶 3g，甘草 5g。5 剂。

经期服痛经散 5 剂，连用 3 个月。

三诊：1983 年 3 月 10 日。

痛经已消失。

例三：张某，女，29 岁，教师，已婚。初诊时间：1979 年 3 月 15 日。

经行腹痛 10 年，结婚 2 年余未孕。

患者近 10 年经期下腹坠胀痛，伴恶心呕吐，面色苍白，四肢厥冷，腰腹酸楚，持续 2 天后缓解，服去痛片效果不显。月经周期$\frac{4\sim5}{30\sim32}$天。经量少，色暗红，质黏稠，末次月经 3 月 14 日。西医妇检：宫颈轻糜；宫体后位，正常大小，质中；附件（-）。舌质暗红，苔薄白，脉弦紧，为气滞血瘀，冲任虚损。治法：理气活血，化瘀调冲。处方拟用痛经散加甘草。

当归 15g，丹皮 15g，白芍 5g，乌药 10g，香附 10g，郁金 10g，元胡 10g，川楝子 10g，甘草 5g，川芎 5g，莪术

10g，红花 10g。5 剂。

复诊：1979 年 3 月 20 日。

服上方后，痛经较前减轻，无呕吐恶心、四肢厥冷，唯腰酸如故，四肢欠温，给补肾养冲汤（熟地、山药、菟丝子、枸杞子、关沙苑、覆盆子、补骨脂、仙茅、仙灵脾、肉苁蓉、锁阳、巴戟天）5 剂，以滋补冲任。下次经潮再服痛经散 5 剂，经后服补肾养冲汤 5 剂，调理元气。

三诊：1979 年 6 月 30 日。

上法调理 3 月，痛经消失，腰酸亦除，后怀孕生子。

【按】气滞血瘀型痛经常因郁怒伤肝、情志不遂，气滞则血运不畅，“不通则痛”。《景岳全书·妇人规》指出：“行经腹痛，证有虚实。实者，或因寒滞、或因血滞、或因气滞，或因热滞……然实痛者，多痛于未行之前，经通而痛自减。”徐老总结前人经验，结合多年临床体会，认为痛经的虚实之分，重点应从痛的程度来衡量，轻度痛属虚，重度痛属实，气滞血瘀型痛经，往往表现为须卧床休息，痛剧难耐而就诊，为实证，故治疗本病，采用其经验方痛经散化裁。使用本方辨证要点：①多痛于经前以胀痛为主；②疼痛剧烈，块下痛减；③伴肝郁气滞症状；④舌暗有瘀点，脉弦。方中以理气化瘀为主，使气血通畅，“通则不痛”。乌药、玄胡止痛效果显著，现代文献报道，用电刺激小鼠尾巴法证明，灌服元胡粉有镇痛作用，其效价为阿片 1/10，作用持续 2 小时。与乌药合而用之，疗效明显，如例三虽有腰酸等虚象，但痛剧伴恶心呕吐，根据其痛的程度，辨为标实证为主，急从治标而行滞化瘀，从实论治颇有效，经后再补肾养冲调理善后。

宣郁通经合金铃 瘀热痛经契之应

宣郁通经汤合金铃子散

组成：当归 10g 丹皮 10g 白芍 10g 柴胡 10g 黄芩 10g 香附 10g 郁金 10g 白芥子 10g 山栀子 10g 玄胡 10g 川楝子 10g 甘草 5g

功用：清热凉血，行气通经。

主治：因瘀热互结所致经水未来腹先痛。

方解：方中当归、白芍养血和血，调经止痛，当归入肝能动肝阳，白芍入肝能敛肝阳，二药合用，可互纠其偏、互助其用；香附行气之中兼能理血，郁金破血之中兼能理气，共主行气解郁与柴胡合用，疏肝解郁之力尤强；丹皮、山栀、黄芩味苦性寒，能清热凉血；活血散瘀，理气止痛；川楝子性寒，善解下焦热瘀之痛；白芥子辛散温通而利气，可逐各处痰结反佐川楝子之寒性，甘草配白芍加强缓急止痛之功，综观全方，共奏清热凉血，理气通经之效，痛剧者加莪术 10g 破血祛瘀，消积止痛，配白芥子可加强搜剔之力，或加制乳没各 5g，以行滞化瘀止痛。

案例：

例一：许某，女，30 岁，工人，已婚。初诊日期：1973 年 11 月 30 日。

经行腹痛 6 年。

既往月经规则，$\frac{7}{23\sim25}$天，经量多，色紫红，有血块，末次月经：1973 年 11 月 6 日。痛经较前加剧，经期下腹绞痛，每从经前开始，持续 2 ～ 3 天，痛剧时面色苍白，四肢不温，经用中西药治疗（具体不详）效果不显。经前低烧，乳房胀痛，心中烦热，经后腰酸纳差乏力。西医妇检：宫颈轻糜；宫体后位，较正常稍大，质硬，活动受限；附件：左侧条索状增粗，压痛（+），右（-）。一年前曾做诊断性刮宫，病检为月经期宫内膜，部分腺体分泌欠佳。诊脉弦细，舌质暗红，苔薄黄，为瘀热内阻，肝郁肾亏。治法：清热解郁，逐瘀通滞。处方：宣郁通经汤加金铃子散。

当归 15g，丹皮 15g，白芍 15g，柴胡 10g，黄芩 10g，香附 10g，郁金 10g，白芥子 10g，山栀子 10g，元胡 10g，川楝子 10g，甘草 5g。5 剂，经期服用。

复诊：1973 年 12 月 10 日。

末次月经 12 月 1 日，经前 1 天开始服本方，月经量较前减少，6 天净，腹痛显著减轻，持续一天即消失，未服其他药物。经后改用八珍汤加山药、枸杞、菟丝子、关沙苑调补足三阴，3 剂。嘱下次月经来潮前再服宣郁通经汤加金铃子散 5 剂。

三诊：1974 年 4 月 8 日。

上述方药调治 4 月，痛经完全消失，无腰酸，唯经前乳房胀痛，嘱经前服疏经散 5 剂。

四诊：1974 年 5 月 30 日。

经前低热、乳胀均消失，月经规则，$\frac{5}{26\sim28}$天。现停经 40 天，查尿 HCG（+），嘱禁房事，免劳累。

例二：王某，女，20 岁，学生，未婚。初诊日期：1982 年 3 月 18 日。

经行腹痛 4 年，伴心中烦热。平时月经周期超前，23 ～ 25 天一潮，经前一天腹痛剧烈，持续 2 天，量多，色紫，有血块，末次月经：2 月 26 日，伴心中烦热，大便干结，小便短赤，前服清热化瘀之品，虽有小效，但始终未能根除，正值经前，舌质紫红，苔薄黄，脉弦涩，为瘀热阻滞胞宫，经行不畅，治当活血化瘀，清热通络。处方用宣郁通经汤合金铃子散。

当归 10g，丹皮 15g，白芍 15g，柴胡 10g，黄芩 10g，香附 10g，郁金 10g，白芥子 10g，山栀子 10g，元胡 10g，川楝子 10g，甘草 5g。5 剂。

复诊：1982 年 3 月 25 日。

服上方后腹痛显著减轻，血块亦减少，唯便干仍存，口干不欲饮，嘱下次经前 2 天再给上方加生大黄（后下）5g，清热化瘀通滞。

三诊：1982 年 4 月 22 日。

末次月经：1982 年 4 月 15 日，腹痛基本消失，大便通畅，心中烦热已除。

四诊：1982 年 5 月 22 日。

按上方再调治 1 个月，痛经消失，月经 28 天一行。

例三：汤某，女，31 岁，干部，已婚。初诊日期：1976 年 3 月 4 日。

经行腹痛 3 年，同居未孕。

患者月经尚规则，$\frac{7}{25}$天，病起于 3 年前自然流产后行清宫术，术后摄生不慎，其后出现经行腹痛，平时带下量多色黄、质稠，且腥臭，伴腰酸，经前乳房胀痛，伴低热，心烦易怒，便干。末次月经：2 月 15 日，月经量多，色紫有块，经人介绍来诊。西医妇检：宫颈轻糜；宫体后位，正常大小；附件左侧片状增厚，压痛（±），右（-）。Bus 检查：左卵巢 4cm × 3cm × 2cm 大小。其爱人精液常规检查正常，诊脉弦细，舌尖红，苔薄黄。证属瘀热内阻，肝郁肾亏。治法：分阶段治疗，经期清热逐瘀，经前疏肝解郁，经后补肾养冲。

经前处方：柴胡10g，白芍10g，佛手10g，香橼皮10g，玫瑰花15g，绿萼梅5g，刺蒺藜10g，无花果10g，青皮10g，木贼草10g，木蝴蝶3g，甘草5g。5剂。

经期处方：当归16g，丹皮15g，白芍15g，柴胡10g，黄芩10g，香附10g，郁金10g，白芥子10g，山栀子10g，元胡10g，川楝子10g，甘草5g。5剂。

经后处方：熟地10g，山药10g，菟丝子10g，枸杞10g，关沙苑10g，覆盆子10g，补骨脂10g，何首乌10g，玉竹10g，阿胶10g，女贞子10g，旱莲草10g。5剂。

复诊：1976年6月2日。

上述方药共服3月，经量减少，痛经症状明显减轻，月经周期正常，$\frac{5}{26\sim28}$天，带下量少，乳房胀痛、低热消失，仍按原方再服3个月以巩固疗效。

三诊：1976年8月1日。

仅服2月，痛经消失，无不适主诉，测基础体温双相明显，指导排卵期同房，观察3月即妊娠，嘱注意休息，禁房事，寿胎丸加味治疗1月，后足月分娩。

【按】宣郁通经汤出自《傅青主女科》，其功能：补肝之血，而解肝之郁，利肝之气而降肝之火。主治经水未来腹先痛。

徐老崇尚傅青主“清热凉血以通经止痛”的观点，选用宣郁通经汤，认为：历代医家治痛经多用理气行滞、散寒之剂，但临床因瘀热内阻所致痛经颇常见，宣郁通经汤用之于临床，只要辨证准确，每获良效。其辨证要点：①多痛在经前，以灼痛、刺痛为主；②疼痛较剧，经色紫黯或有血块；

③伴带下黄稠臭秽或心中烦热，小便黄赤；④舌红、苔黄腻、脉弦数。经过多年临床总结，徐老认为单纯选用宣郁通经汤，止痛效果欠佳，故加用川楝子、玄胡以活血散瘀，理气止痛，现代研究表明元胡单味有镇痛作用，取其“急则治标”之意，选用古方时切不可拘泥，病情复杂，如例三，也可分阶段治疗，临床有些“子宫内膜异位症”患者，主证以瘀热内阻为主者，也可用本方调治。

寒湿凝滞宜温通　温胞饮后痛经除

温胞饮

组成：当归 10g　赤芍 10g　川芎 6g　生蒲黄（包）10g　玄胡 10g　莪术 10g　炒苍白术各 10g　肉桂 3g　白芥子 10g　制香附 10g　干姜 6g　云苓 10g

功用：温经散寒，化瘀利湿。

主治：因寒湿凝滞所致经行腹痛，得热痛减、畏寒、苔白腻、脉沉紧者。

方解：方中当归、川芎、赤芍养血活血，散瘀除痛，赤芍性散而泻，善治血瘀疼痛；炒苍、白术均健脾燥湿，苍术芳香苦温兼升阳散郁；茯苓味甘益脾，能助脾运化水湿，而达到健脾利湿作用；蒲黄生用性滑有活血化瘀，凉血利尿之用；玄胡配香附均行气活血，香附主入气分，但行气之中兼行气中血滞，为气中血药，元胡主入血分，但行血之中兼行血中气滞，为血中气药，镇痛有良效；莪术行气破血，化瘀止痛，配白芥子辛散温通，更助莪术搜剔积滞之力，使瘀滞得消，通则不痛；肉桂、干姜均温中逐寒，宣通血脉；干姜偏入脾经气分，回阳通脉，兼通心阳，肉桂偏入肾经血分，抑肝扶脾，兼交心肾。全方共奏温经散寒，化瘀止痛之效，如腰酸加川断以补肾强腰。

案例：

例一：王某，女，26岁，职员，未婚。初诊时间：1975年1月10日。

经行腹痛10年伴畏寒。

患者月经周期规则15 $\frac{5}{28\sim30}$天，量偏少，色黯有块，末次月经：1月10日晨。每次经行第一天腹痛剧烈，呈冷痛，得热痛减，平时畏寒肢冷，诊脉沉紧，舌淡，苔白腻。证属寒湿凝滞，不通则痛，治宜温经散寒、利湿行滞。处方用温胞饮。

当归10g，赤芍10g，川芎6g，生蒲黄（包）10g，元胡10g，莪术10g，炒苍白术各10g，肉桂3g，白芥子10g，制香附10g，干姜6g，云苓10g。7剂。

复诊：1975年2月7日。

患者服上方后，痛经减轻。仍冷痛伴畏寒肢冷、胃脘发凉，正值冬季、寒气较甚，嘱本次经前原方加重肉桂至6g，吴茱萸10g，以加重温经散寒之功，连服2个疗程共10剂。

三诊：1975年4月6日。

上方连服2月后，经行腹痛消失，无畏寒肢冷。过食生冷后，小腹轻痛，嘱注意饮食调节。

随访一年，未再复发。

例二：周某，女，18岁，学生，未婚。初诊日期：1978年元月15日。

经行腹冷痛2年。

患者月经15岁初潮，开始月经周期不准，无痛经，一年后冒雨涉水，出现经行腹痛，月经周期尚规则$\frac{4\sim6}{26\sim30}$天，量中等，色黯有血块，末次月经：1978年元月15日凌晨，昨晚腹冷痛，今日痛剧难忍，自饮红糖生姜水未缓解，伴面色苍白、恶心欲吐、四肢不温，急来就诊，舌黯红，苔薄白，脉沉紧，证属寒湿凝滞，气血不畅。治宜温经散寒，祛瘀止痛。处方拟用温胞饮加姜半夏。

当归10g，赤芍10g，川芎6g，生蒲黄（包）10g，元胡10g，莪术10g，肉桂3g，炒苍白术各10g，白芥子10g，制香附10g，干姜6g，云苓10g，姜半夏10g。5剂。

复诊：1978年元月25日。

患者因过食生冷，寒湿凝滞更甚，故上月经行腹痛加剧，自服姜汤无效，原方加半夏降逆止呕，使胃气顺，呕恶止，腹痛明显缓解。嘱每次经前服5剂，连治三月。

三诊：1978年4月18日。

观察3月（三疗程）痛经基本消除。

【按】徐老认为寒湿凝滞型痛经多因寒湿之邪重浊凝滞，客于冲任、胞中，与经血相搏结，而致经血运行不畅，不通则痛。根据“实则决之，寒则温之”原则，采用温经散寒，活血化瘀之法治疗，选用温胞饮。使用本方辨证要点：①经前或经期小腹冷痛，得热痛减；②疼痛较剧烈，按之不舒；③伴畏寒肢冷等阳气不足表现；④舌黯、苔白、脉沉紧。

《内经》曰：“先寒而后生它病者，治其本。”徐老验方温胞饮可标本兼治，对于本型，徐老善用莪术与白芥子相配伍，认为病程久者，瘀血积滞一时难以消除，而白芥子善搜顽痰、积瘀，配合使用，该方活血化瘀，搜剔之力更强。

虚寒痛经多温养　可用温经八珍汤

温经八珍汤

组成：党参10g　白术10g　茯苓10g　甘草5g　当归10g　川芎5g　熟地10g　白芍10g　仙茅5g　仙灵脾5g　补骨脂10g　肉桂3g

功用：温经养血，调经止痛。

主治：由阳虚内寒所致经行小腹冷痛，喜温喜按，苔白润、脉沉。

方解：本方以八珍汤加仙茅、仙灵脾、补骨脂、肉桂而成，方中八珍汤益气养血，其中参、草益气。苓、术以和之，使补而不壅；地、芍养血，归、芎以行之，使滋而不腻；仙茅、仙灵脾均归肾经，温补肾阳，仙茅补肾阳并能助脾胃运化，仙灵脾补肾阳并能祛风强骨；补骨脂性大温，补肾阳暖脾胃，使脾胃健运，气血充足，肾阳得充，胞脉得荣；肉桂辛甘大热，有温补肾阳，温中逐寒，宣导血脉之功，其性浑厚凝降，偏暖下焦，引火归元，在调气理血中加入肉桂，相得益彰，温补以助养血，温通以助经行，使气血充，内寒除，血脉通，痛经除。全方共奏温经养血，调经止痛之效。徐老善用八珍汤化裁，根据病情或用补肾八珍，或用养血八珍，变化多端，颇有良效。

案例：

例一：陆某，女，28岁，教师，未婚。初诊时间：1976年11月2日。

经行腹冷痛3年。

患者月经周期惯后，$\frac{6}{32\sim35}$天，经量偏少，色黯淡，因经期受寒出现腹冷痛，末次月经：10月1日。月经第2天小腹冷痛，喜温喜按，腰酸膝软，夜尿频多，面色少华，舌苔薄白，脉沉细，证属阳虚内寒，冲任失煦。治宜温经暖宫，散寒止痛，处方拟温经八珍汤。

党参10g，白术10g，茯苓10g，甘草5g，当归10g，川芎5g，熟地10g，白芍10g，仙茅5g，仙灵脾5g，补骨脂10g，肉桂3g，5剂。

二诊：1976年12月4日。

上次月经11月4日，经前开始服上方后，经末腹痛已减，今日月经来潮，血量略增，无血块，经来亦爽，腹痛不显乃守前方加香附5剂。

三诊：1976年元月4日。

服二诊方后，小腹已温暖，腰酸明显减轻，末次月经元月3日来潮，自服上方后，腹痛已基本消失，病已大好，原方再调理2月而愈。

例二：张某，女，26岁，工人，已婚。初诊时间：1977年12月20日。

经行腹痛2年。

平时月经错后，经行小腹坠痛，牵连腰背，服去痛片虽有小效，停药则发，末次月经：12月18日，现值经期，量多色淡，有小血块，腹痛阵作，喜得温按，心慌气短，头昏乏力，夜寐不安，舌淡，苔薄脉沉缓，证属冲任虚寒，不荣而痛，治宜温经养血，调经止痛。拟温经八珍汤加合欢。

党参10g，白术10g，茯苓10g，甘草5g，当归10g，川芎5g，熟地10g，白芍10g，仙茅5g，仙灵脾5g，补骨脂

10g，肉桂 3g，合欢 10g，5 帖。经期服。

二诊：1977 年 1 月 25 日。

服上方后，痛经略减，仍心悸气短，夜寐不安，末次月经1月24日来潮，再服温经八珍汤5剂，经后服归脾丸15天。

三诊：1977 年 2 月 22 日。

今日月经如期而至，为 29 天一行，色淡，量中，微感乏力，腹痛未作，但觉坠胀，脉较前有力，舌苔薄白，仍宗原方 5 剂，经后服归脾丸 5 天，调理 2 月而愈。

例三：陈某，女，30 岁，干部，已婚。初诊时间：1970 年 2 月 6 日。

患者四年来，每逢经行则小腹冷痛，热水袋外敷稍减，经量少，色黯红，伴血块，曾服活血化瘀中药，效果不显。平时手足欠温，经期腰酸，舌苔白，脉沉紧，证属虚寒内生，不荣而痛，治拟温经散寒，养血止痛。处方用温经八珍汤。

党参 10g，白术 10g，茯苓 10g，甘草 5g，当归 10g，川芎 5g，熟地 10g，白芍 10g，仙茅 5g，仙灵脾 5g，补骨脂 10g，肉桂 3g，5 剂。

二诊：1970 年 2 月 16 日。

服药后小腹冷痛稍减，仍四肢不温，嘱下次经行第一天服原方，将仙茅、仙灵脾改为 10g，继服两个月。

三诊：1970 年 4 月 25 日。

随访痛经缓解，基本不痛，因结婚 2 年，同居未孕，故嘱服孕育丹。

【按】徐老认为：寒凝胞中，多因经期冒雨涉水；或过食生冷；或久居湿地；或阳虚内寒，致使经水运行凝滞不畅，临证有虚有实，以实证为多。本型为虚证，因肾阳虚弱、虚寒内生，冲任胞宫失煦，故经行小腹冷痛，经量少，色黯淡。因肾阳不足，往往伴腰腿酸软，治疗选用温经八珍汤，使用本方辨证要点：①多痛在经期或经后，以冷痛为主，得热痛减；②疼痛绵绵，喜按；③伴有腰腿酸软，小便清长；④苔白润，脉沉。温经八珍汤中，八珍汤益气养血，使气血运行如常，对于阳虚内寒之痛经，徐老喜在八珍汤中加肉桂，温补以助养血，温通以助经行，二药配合使用，更助温阳之力，使寒除脉通，痛经自消。例二夜寐不安明显，加用合欢养心安神，治疗经行不寐，有良效。

内异方治内异症　专病专方气血行

子宫内膜异位症方

组成：当归 15g　丹皮 15g　白芍 15g　黄芩 10g　山栀子 10g　白芥子 10g　香附 10g　郁金 10g　红花 10g　莪术 10g　三棱 10g　玄胡 10g　川楝子 10g　制没药 10g　八月札 10g　徐长卿 10g

功用：理气行滞，化瘀消癥。

主治：子宫内膜异位症引起的痛经，进行性加重。

方解：方中当归、白芍养血和血，缓急止痛；丹皮、山栀、黄芩清热凉血，化瘀止痛；香附理气解郁，调经止痛与归芍合用助补血，与三棱、莪术相配则消磨积块，与郁金同用更助理气破血之效；玄胡、八月札、川楝子均归肝经，理气止痛之力较强，玄胡可除癥瘕，生用活血效力大；红花、制没药活血散瘀，通滞定痛；三棱、莪术合用，可散一切血瘀气结，莪术行气破血，散瘀消积之功优于三棱，三棱软坚散结，消除老块坚积之力优于莪术，须用于实证，对有异位结节者有良效；

白芥子通络止痛，反佐川楝子之寒性；徐长卿祛风止痛，与当归相配可祛血瘀，与香附相配，可行气滞。全方合用，共呈理气行滞，化瘀消癥之功。痛甚加生蒲黄，经量多加红蚤休。

案例：

例一：孙某，女，39岁，干部，已婚。初诊时间：1978年6月10日。

痛经2年，进行性加重。

患者月经周期规则，6年前出现经行腹痛，渐加剧，经行第1～2天痛剧难忍，于3年前在上海某医院诊断为“子宫内膜异位症”，经手术治疗后，痛经本已缓解。但近2年来经汛前一天即开始剧烈腹痛，经前半月觉乳房胀痛，烦躁易怒。经来量多色紫，夹有血块，既往曾服中药（具体不详）效果不显，面色潮红，口干便结。末次月经：5月20日。脉弦数，舌质暗红，苔薄。辨证为气血阻滞，不通则痛。治当理气行滞，活血消癥，处方拟用异位方加桃仁。

当归10g，丹皮10g，白芍15g，黄芩10g，山栀子10g，白芥子10g，香附10g，郁金10g，红花10g，莪术10g，三棱10g，玄胡10g，川楝子10g，制没药10g，八月札10g，徐长卿10g，桃仁10g。15剂，嘱经前一周开始服，连服15剂。

二诊：1978年7月2日。

服上方后，末次月经6月19日，诸症明显好转，上方改为经前3天开始服，每次服10剂，共治3个月经周期。

三诊：1978年10月28日。

痛经基本消失，经量正常，后随访半年，未见复发。

例二：黄某，女，35岁，教师，已婚。初诊时间：1975年7月1日。

经行腹痛3年余，渐加重。

患者3年前自然流产+清宫术，术后继发痛经，进行性加重，至今未孕。2月前在外院做腹腔镜诊断子为宫内膜异位症，月经量中，有紫血块，经期下腹剧痛，伴恶心欲吐，痛有定处，持续5～6天，逐渐缓解，每月经前二天即开始腹痛，至月经将净方消失，严重影响生活。末次月经：6月20日。西医妇检：宫颈轻糜；宫体后位，子宫后壁峡部有数个黄豆大结节，触痛；附件右侧片状增厚、压痛（±），左（-）。脉沉弦，舌暗有瘀点，苔薄，为气滞血瘀，阻滞胞脉。治法：理气活血，化瘀止痛。处方用异位方。

当归15g，丹皮15g，白芍15g，黄芩10g，山栀子10g，白芥子10g，香附10g，郁金10g，红花10g，莪术10g，三棱10g，玄胡10g，川楝子10g，制没药10g，八月札10g，徐长卿10g。15剂，经前一周服。

复诊：1975年7月23日。

服上方后，末次月经7月18日，痛经有所减轻，持续3天缓解，效不更方，嘱下次经前即服本方。

三诊：1975年12月28日。

上药每次经前三天即服7剂，连治半年（共服42剂），痛经基本消失，经量中等，血块少。

四诊：1976年3月1日。

观察两个月未见复发。因未孕，嘱经后再服补肾养冲汤调理数月（熟地10g，山药10g，菟丝子10g，枸杞子10g，关沙苑10g，覆盆子10g，补骨脂10g，仙茅5g，仙灵脾5g，肉苁蓉5g，锁阳10g，巴戟天10g），于1977年2月妊娠。

例三：宋某，女，30岁，工人，已婚。初诊时间：1987年5月25日。

经行腹痛4年，进行性加重。

月经史：$\frac{5\sim6}{26\sim30}$天，末次月经：5 月 12 日，量中色黑有块，经前一天小腹绞痛拒按，伴呕吐，结婚 2 年余，配偶体健，精液化验正常，同居未孕，舌质紫黯有瘀点，苔少脉沉，西医妇检：子宫略增大，活动受限，子宫骶骨韧带增厚，后穹隆触及一米粒大痛性结节，诊断性刮宫及输卵管通液检查，未见异常，验子宫内膜异位抗体（+）。辨证属气血阻滞，运行不畅，不通则痛，治宜理气活血，逐瘀行滞，处方用异位专方。

当归 15g，丹皮 15g，白芍 15g，黄芩 10g，山栀子 10g，白芥子 10g，香附 10g，郁金 10g，红花 10g，莪术 10g，三棱 10g，玄胡 10g，川楝子 10g，制没药 10g，八月札 10g，徐长卿 10g。10 剂。经前一天开始服。

复诊：1987 年 6 月 20 日。

服上方后月经于 6 月 10 日来潮，痛经减轻，舌质瘀点渐化，嘱按上法再服 2 月观察。

三诊 1987 年 9 月 24 日。

因停经 44 天，恶心不适来诊，诉经行腹痛基本消失，查尿 HCG（+）。嘱禁房事，免劳累。

【按】子宫内膜异位症是妇科常见病，其主要症状是痛经，进行性加重。一般辨证痛在经前属实，痛在经后属虚，经前痛因经血排出不畅，不通则痛；经血排出后，瘀滞得消，痛势应缓，但子宫内膜异位症多不能按此规律辨证，因宿瘀内停，经血虽行，仍疼痛不减，且子宫内膜异位症出现的痛经，一般程度较甚，剧痛难忍，故徐老认为本病辨证以痛的程度为主，痛甚为实，虚证少见，临床从实论治，用异位专方治疗效果明显。使用本方辨证要点：①多痛在经前、经期，以刺痛绞痛为主；②疼痛剧烈难忍，按之不舒；③经血紫黯，有血块；④伴乳胀、易怒，多痛有定处；⑤舌黯红，有瘀点、苔薄、脉弦。方中选用大量行气之品，因行气药多偏温，故配合丹皮、云苓、山栀清热凉血，方中三棱、莪术消癥止痛，可使异位结节消散。据现代研究香附、玄胡均有确切镇痛作用。本方止痛效果明显，使患者有信心坚持治疗。但有些患者临床症状以瘀热内阻为特征，也应辨证清楚，可用宣郁通经汤加减治疗。

【小结】

痛经为妇科常见病，分原发性和继发性两种，主要病因为各种因素导致气血阻滞，运行不畅。本病虽分多种证型，但临证以气滞血瘀及瘀热内阻两型多见。前者常选用痛经散，后者可选宣郁通经汤合金铃子散。

在辨证方面，徐老认为痛经的辨证要点主要从痛的程度来衡量，一般疼痛不甚，虽影响工作和学习，但也能坚持的属轻型；不能坚持工作和学习，须卧床休息，甚至呕哕晕厥的属重度。轻度属虚证，重度属实证，故痛的程度是辨虚实的关键。徐老还认为传统的“喜按属虚，拒按属实”的辨证方法，不能适用于痛经的辨证，绝大多数的痛经都喜温喜按，但痛经多属于实证。用通调气血为主治疗，收到良好效果。从痛的程度辨虚实，是符合临床实际的。

在治疗方面，不仅重视辨证的分型，掌握医治时机也很重要，大多数痛经患者都在月经来潮的 1 ～ 3 小时开始下腹剧痛，因此给药时间应该在疼痛之前，“以迎而夺之”，否则影响疗效，故主张在月经潮前一天开始服药，每日 1 剂，每次经期服药 3 ～ 7 剂，一般本月服药，隔月有效，但连服 1 疗程（3 个月）应庶能巩固疗效。

（陆　耘）

8. 闭经

女子年逾 18 周岁月经尚未初潮，或月经来潮后又中断达 6 个月以上者，称为闭经。闭经是妇科临床常见病、多发病之一，轻者影响健康，重者影响生育。徐老对本病甚为重视，其诊断治疗经验颇具特色。根据他多年的临床实践，将本病分为阴虚内热、气血虚弱、痰湿互郁、肾气不盛及气滞血瘀等五个主要类型，代表方分别为清经散、十全大补汤、桃红四物二陈汤、补肾养冲汤及通经散。

阴虚内热血海涸　滋阴清热清经著

清经散（方见月经先期）

案例：

例一：叶某，女，30 岁，已婚，教师。初诊日期：1973 年 8 月 24 日。

闭经 8 个月。既往月经：$16\frac{3\sim5}{38}$天，量中，色紫红。近 3 年来月经周期退后，2 ～ 3 月一潮，经量亦逐渐减少，现有 8 个月未行。一年前曾在某医院诊刮病检及输卵管碘油造影确诊为结核性盆腔炎，经用雷米封等抗痨药物和宫腔注射链霉素治疗，效果不显。诊时症见：下腹及腰骶部疼痛、胀坠，头晕心悸，潮热盗汗，颧红，手足心热，疲倦乏力，纳少眠差，舌红少苔，脉细数。此为肝肾阴虚，水亏火炽。治法：滋阴清热。方用清经散加减。

当归 10g，白芍 10g，丹皮 10g，青蒿 10g，沙参 10g，麦冬 10g，女贞子 10g，旱莲草 10g，玉竹 10g，黄精 10g，生地 10g，甘草 5g，冬虫夏草 10g。5 剂。

复诊：1973 年 9 月 10 日。

服药后月经于 1973 年 9 月 5 日来潮，量少，色紫红无块，2 天净。舌脉同前，药既应病，守方续进。

三诊：1973 年 10 月 28 日。

月经于 10 月 10 日来潮，量仍少，2 天净，继以清经散加冬虫夏草随症化裁，又服 38 剂，月经基本正常，周期 40 天左右，经量偏少，行经 3 天净。停药后观察年余，未见复发。

例二：张某，女，21 岁，营业员，未婚。初诊日期：1981 年 11 月 23 日。

闭经 1 年余。月经 16 岁初潮，开始月经频至，常 15 ～ 20 天行经 1 次，经治疗后月经基本正常。近 2 年来月经紊乱，开始经期后退，40 天左右 1 行，后月经稀发，3 ～ 4 个月行经 1 次，经量亦渐减少。现停经 1 年多，伴有头晕目眩，腰酸，乏力，长期低热，手足心发热，心烦少寐。西医诊断为闭经（原因待查），用人工周期治疗，效果不显而要求用中药治疗。苔少舌红，脉细弦。此为阴虚内热。治法：滋阴清热，养血调经。方用清经散加减。

当归 10g，白芍 10g，生地 10g，丹皮 10g，地骨皮 10g，青蒿 10g，女贞子 10g，旱莲草 10g，炙鳖甲 15g，麦冬 10g，沙参 10g，玉竹 10g，黄精 10g，炙甘草 5g。

复诊：1982 年 12 月 6 日。

药后低热、手足心发热已退，心烦、少寐、头晕等症好转，月经仍未来潮，脉细。再以前法滋阴养血补肾，用清经散加阿胶 12g。嘱连服 30 剂。

三诊：1982 年 1 月 23 日。

守方服 35 剂时月经来潮，经量偏少，色鲜红，行经 3 天净，经期仅有腰酸，头眩。嘱上方与杞菊地黄丸交替使用，以资巩固。1 年后随访，月经恢复正常。

【按】阴虚内热型闭经原因常为失血，或久患宿疾耗血伤阴所致。阴血不足，冲任精血无源，不能化生月经，轻则月经稀发，甚则闭经，津虚血少，阴不守阳。故临床除有闭经症状外，尚有潮热心烦，口干咽燥，心悸失眠，头晕腰酸，舌红少苔等症。徐老治疗本症，多采用其经验方清经散化裁，滋阴养血、增液生津以养无本之源。例一西医诊断为结核性盆腔炎，故方中加冬虫夏草，现代药理研究表明，冬虫夏草对结核杆菌有抑制作用。例二长期低热，阴虚明显，因而方中加炙鳖甲育阴潜阳，配合诸药，共奏滋阴养血、清热退蒸之效。

气血虚弱血海亏　加味十全用之宜

加味十全大补汤

组成：党参 10g　白术 10g　茯苓 10g　当归 10g　白芍 10g　川芎 5g　熟地 10g　甘草 5g　黄芪 10g　肉桂 3g　香附 10g　茺蔚子 10g

功用：气血双补。

主治：气血两亏，冲任失养以致形体消瘦，面色无华，月经量少，闭经等症。

方解：方由四君子汤和四物汤两方相结合加黄芪、肉桂、香附、茺蔚子组成。方中黄芪配四君子汤益气健脾；四物汤养血；肉桂温阳和营；香附、茺蔚子理气和血。全方补气生血养营，以益生发之气，精充血足，任通冲盛，则经行如常。

案例：

例一：周某，女，24岁，工人，已婚。初诊日期：1983年10月8日。

既往经期常向后推迟，经量偏少，色淡。半年前药物流产1胎后，月经至今未潮。刻下症见：面色萎黄，头晕心悸，神倦乏力，食欲不振，大便不实，白带多。舌淡，苔白薄，脉细软。此为气血亏虚，血海空竭。治法：益气健脾，养血调经。方用加味十全大补汤加减。

党参10g，焦白术10g，茯苓10g，山药10g，当归10g，白芍10g，川芎5g，黄芪10g，肉桂3g，鸡内金10g，粉草5g。14剂。

复诊：1983年11月25日。

前方连服14剂，食欲增进，大便正常，少腹时有隐痛坠胀感，治守前法，佐以活血通经。处方：党参10g，焦白术10g，茯苓10g，当归10g，白芍10g，川芎5g，熟地10g，肉桂3g，山楂15g，香附10g，茺蔚子10g。7剂。

三诊：1983年12月19日。

服药7剂时，月经来潮，经量中等，色红，行经5天净，腹无痛感嘱继续服用前方，调治三个月后月经基本按月来潮。

例二：徐某，女，29岁，农民，已婚。初诊日期：1990年6月27日。

闭经2年。15岁月经初潮，周期$\frac{4\sim5}{30}$天，经量中等。自述2年前到浙江打工，月经突然闭而不行至今，用黄体酮催经月经亦不来潮，曾用西药周期疗法，停药后复发如故，就诊时症见：面色萎黄，头晕乏力，怕冷，纳少，夜寐梦多，白带少，结婚3年，一直未孕。性激素检查：雌、孕激素偏低，“B”超提示：子宫偏小。苔薄白，舌淡，脉沉细。此为气血不足，脾肾两虚。治法：益气健脾、补肾调经。方用加味十全大补汤加减。

当归10g，白芍10g，川芎9g，熟地10g，党参10g，焦白术10g，茯苓10g，黄芪15g，肉桂3g，菟丝子10g，仙灵脾10g，茺蔚子10g，炙甘草5g。

复诊：1990年8月1日。

服药25剂时月经于7月20日来潮，经量中等，色淡红，舌淡红，脉弦。仍守原法，更进一筹。处方：当归10g，白芍10g，熟地10g，党参10g，黄芪10g，焦白术10g，茯苓10g，炙甘草5g，菟丝子10g，枸杞子10g，仙灵脾10g，仙茅10g，山楂15g。20剂。

三诊：1990年11月12日。

按上方服20剂后，月经按时来潮3次，头晕乏力、怕冷等症基本消失，嘱常服归脾丸，巩固疗效。

3个月后因停经40天再次就诊，查尿妊娠试验阳性，后足月分娩一男婴。

【按】气血虚弱型闭经，多因脾虚失运，化源不足；或久患慢性病，气血耗损；或因堕胎、多产等失血伤精，以致血海空虚，无血可下。《景岳全书》云：“经血为水谷之精气，调和于五脏，洒陈于六腑，乃能入于脉也，凡其源源而来，生化于脾，总统于心，藏于肝，宣布于肺，施泄于肾，以灌溉一身。”可见，无论何种原因导致气血不足，抓住调理脾胃这一法则是治疗的关键。盖脾胃为后天之本，气血生化之源。例一，闭经由流产引起，临证所见，显系脾虚失运，气血两亏，故用十全大补益气健脾，养血和营，加鸡内金醒脾健胃，因药证合拍，药后经水得转，获效显然。例二，证系气血不足，脾肾两虚，《傅青主女科》云：“脾为后天，肾为先天，脾非先天之气不能化，肾非后天之气不能生”。故用十全大补同时加菟丝子、枸杞子、仙灵脾、仙茅等温补肾阳而愈。

痰湿互郁阻冲任　桃红四物汤二陈

桃红四物二陈汤

组成：桃仁 10g　红花 10g　当归 10g　白芍 10g　川芎 5g　生地 10g　制半夏 10g　茯苓 10g　陈皮 10g　甘草 5g

功用：活血调经，燥湿化痰。

主治：痰湿瘀阻胞宫而引起的闭经、不孕等症。

方解：方以四物汤合二陈汤加桃仁、红花而成。肥胖妇女，躯脂满溢，脂痰相结，壅塞胞宫，占住血海，冲任阻塞不通，故徐老以二陈汤健脾燥湿化痰；桃红四物汤养血活血通经。若痰湿重者加苍术、南星；腹胀痛者加枳壳、香附、玄胡；白带多者加车前子、薏仁、樗白皮；肾虚者加菟丝子、川断。

案例：

例一：黄某，女，31 岁，干部，已婚。初诊日期：1988 年 4 月 25 日。

月经稀发，经量渐少，以至渐渐闭经 6 个月，形体肥胖，胸闷，少腹胀满，带下量多，色白质稠。苔白滑，脉沉弦。此为痰湿内阻，气血阻滞。治法：祛痰除湿，行气活血通经。方用桃红四物二陈汤加减。

法半夏10g，茯苓10g，陈皮10g，苍术10g，香附10g，枳壳10g，樗白皮10g，车前子10g，桃仁10g，红花10g，当归10g，赤芍10g，川芎5g，甘草5g。10剂。

复诊：1988年5月15日。

上方服后，胸闷好转，白带不多，但少腹仍感胀满，时有隐痛，腰酸，苔薄白，脉沉弦。原方去樗白皮、车前子、苍术；加泽兰10g，丹参10g，山楂15g。活血调经，因势利导。12剂。

三诊：1988年5月30日。

服药11剂时，月经来潮，量偏少，色红，经期感到神疲乏力，腰酸。脉沉弦。经后宜补，以益气健脾为主，养血调经为辅，佐以补肾。方用补肾八珍汤加减：党参10g，白术10g，苍术10g，茯苓10g，陈皮10g，法半夏10g，山药10g，菟丝子10g，当归10g，川芎5g，益母草12g，川断10g，仙灵脾10g。

上述诸药为基本方，调治3个月，月经基本恢复正常。

例二：宋某，女，21岁，护士，未婚。初诊日期：1982年5月26日。

14岁月经初潮，周期先后不定，经量偏多。两年前在一次行经时冒雨涉水，随即高烧3天，之后月经1年只来潮2次，量少，曾采用西药周期治疗，停药后即闭止。诊时症见：闭经已7个月，形体较胖，面肢浮肿，胸闷脘胀，纳食欠佳，腰酸膝软，大便时溏，白带多，质稀。苔白薄，舌胖嫩，脉沉细。此为脾肾两虚，痰湿内阻。治法：温肾健脾，化痰通经。方用桃红四物二陈汤去熟地、桃仁，加仙灵脾，制香附。

茯苓15g，法半夏10g，陈皮6g，香附10g，红花10g，当归10g，白芍10g，川芎6g，仙灵脾10g，甘草5g。20剂。

复诊：1982年6月20日。

药后纳食转旺，浮肿消退，大便正常，白带不多，仍感腰酸膝软，神疲乏力，脉细弦。仍守温肾健脾佐以和血调经：上方加益母草12g，桂枝5g，宣通冲任。20剂。

三诊：1982年7月20日。

守方服20剂，月经来潮，经期少腹胀痛，经量中等，色紫黯，5天净。继以补肾健脾为主，原方去桂枝、红花、益母草，加党参10g，15剂。

自此治疗后，月经已能正常来潮。

【按】痰不仅能引起内外科各种疾病，而且也能导致许多妇科病变，其中闭经与痰邪关系十分密切，如《万氏妇人科》指出“妇人女子，闭经不行，其候有三……一则躯肢迫寒，痰涎壅滞，而经不行者，法当行气导痰，使经得行”《女科切要》亦云：“肥人经闭必是湿痰与脂膜壅塞之故。”月经能正常来潮，最基本条件是血海满溢，冲任二脉通调。若痰多湿盛，痰湿聚于胞宫，冲任阻滞，则导致气血运行不畅而出现肥胖、胸闷脘胀、浮肿、带多、闭经等一组复杂症候群。徐老认为治疗本症应从祛痰健脾燥湿入手，但临床上纯属痰阻者较少，多与血瘀并见，亦有合并肾虚、气滞，故将二陈汤与桃红四物汤合用，以二陈汤健脾燥湿祛痰治其本，用桃红四物活血化瘀畅其流，务使任脉通畅。胞宫通畅后，旋以健脾补肾法调理，一般多能达到治愈目的。

虚寒闭经温为善　可用补肾养冲汤

补肾养冲汤

组成：熟地10g　山药10g　枸杞子10g　菟丝子

10g　覆盆子 10g　关沙苑 10g　仙茅 5g　仙灵脾 5g　补骨脂 5g　肉苁蓉 10g　巴戟天 10g　锁阳 10g　茺蔚子 10g

功用：温补肾阳。

主治：肾阳不足，子宫虚寒引起的闭经、不孕等症。

方解：本方专为胞宫虚寒而设，徐老将关沙苑、仙茅、仙灵脾、补骨脂、肉苁蓉、巴戟天、锁阳等诸多温肾壮阳药集于一方，补肾兴阳，力驱阴寒；以熟地、山药、枸杞子、菟丝子、覆盆子填补肾精，以资化育之源，即“扶阳以配阴”之意；茺蔚子意在静中求动，活血调经。若肾阳虚甚者加鹿角胶；兼有气虚者加黄芪、党参。

案例：

例一：方某，女，22 岁，农民，已婚。初诊日期：1981 年 3 月 10 日。

月经 16 岁初潮，以后每年只行 2 ～ 3 次，量少，色淡。妇科检查：子宫偏小，曾用西药作人工周期治疗 6 个月，效果不显，现月经 7 个月未潮，转求中医治疗。症见面色皖白，形体消瘦，神疲乏力，腰酸带频。苔薄白，脉沉细。此为先天不足，肾阳亏虚。治法：补肾填精。方用补肾养冲汤加减：

菟丝子 10g，熟地 10g，山药 10g，枸杞子 10g，关沙苑 10g，仙茅 10g，仙灵脾 10g，补骨脂 10g，肉苁蓉 10g，巴戟天 10g，黄芪 15g，白术 10g。20 剂。

复诊：1981 年 4 月 5 日。

按方连服 20 剂，自觉精神好转，纳食觉香，白带已不多。守原方加党参 10g 再进 30 剂。

三诊：1981 年 5 月 6 日。

服药 30 剂后，诸症明显好转，时有腰酸腹胀，脉沉细有力，似有行经之兆，前方加行气活血之品，以促月经来潮。处方：当归 10g，川芎 6g，仙茅 10g，仙灵脾 10g，关沙苑 10g，菟丝子 10g，肉苁蓉 10g，巴戟天 10g，黄芪 10g，香附 10g，泽兰 10g，茺蔚子 10g。8 剂。

四诊；1981 年 5 月 19 日。

药进 8 剂时月经来潮，量少，色紫红，3 天净。后按补肾养冲汤随证加减，调治 8 个月，诸症消失，经事如常。

例二：范某，女，28 岁，农民，已婚。初诊日期：1978 年 10 月 5 日。

2 年前足月分娩 1 胎，产时大出血休克，因农村医疗条件限制，未能输血，之后身体逐渐消瘦，头昏乏力，畏寒腰酸，性欲减退等。2 年来月经只来潮 1 次，量少，2 天净。妇科检查：外阴发育正常、子宫偏小，附件（-）。阴道细胞学检查：雌激素水平轻度低落。西医诊断：席汉综合征。建议用中药治疗。诊时舌质淡，脉沉细。此为肾阳不足，精血亏损。治法：温补肾阳，养血益精。方用补肾养冲汤加减。

熟地 10g，当归 10g，菟丝子 10g，枸杞子 10g，覆盆子 10g，关沙苑 10g，肉苁蓉 10g，巴戟天 10g，仙灵脾 10g，仙茅 10g，党参 15g，紫河车 15g。10 剂。

复诊：1978 年 10 月 17 日。

服药 10 剂，自觉精神好转，脉症同前，原方加鹿角胶 10g（另烊化冲服）。嘱连服一月。

三诊：1978 年 11 月 27 日。

上方服 3 剂时，体力增强，面露红色，阴道分泌物增加，脉沉细有力，药既建功，守方续进 30 剂。

四诊：1978 年 12 月 29 日。

再服上方 30 剂，纳食健旺，自觉症状明显好转，续用原方去覆盆子、关沙苑，加茺蔚子 10g，泽兰 10g。25 剂。

五诊：1979 年 2 月 6 日。

药进 23 剂时，月经来潮，行经 3 天净，色黯红。以后一直按原方随症加减治疗半年，月经渐至正常。

【按】《素问·上古天真论》云：女子“二七而天癸至，任脉通，太冲脉盛，月事以时下。”以上揭示，妇女天癸的发生，冲任的通盛，皆以肾气的盛衰为前题，肾气不足，天癸难至，地道也失于通调。徐老治疗肾阳不足，子宫虚寒型闭经亦以此为依据，且制方遣药力戒辛燥，以防补阳而耗阴精，对于肉桂、附片刚燥之属，用之恒慎，习用仙茅、仙灵脾、肉苁蓉、锁阳、巴戟天等药，这类药物温而不燥，配以菟丝子、枸杞子、关沙苑等辛润之品，既可助阳，又可益阴，诸药合用，阴阳俱顾，这是徐老补肾用药特点之一。对于肾阳不足这类患者，徐老指出，一般病程长，恢复慢，因此治疗时不能操之过急，只要辨证无误，应该坚持守法守方。如《景岳全书》谓：“但使雪消而春水自来，血盈则经脉自至，源泉混混，又孰有能阻之者奈何。”可见，只要通过治疗，肾气旺盛，精充血足，冲任得养，月经自然按时而下。临症应用补肾养冲汤时，若气虚明显者加黄芪、白术；兼有血虚者加当归、制首乌。服药过程中，如症状基本消失，或少腹出现隐隐坠胀痛感时，方中应加丹参、香附、桃仁、益母草行气活血通经药，以促经血下行。

子宫发育不良患者，临床多见肾阳虚证候，亦有临床毫无症状者，徐老皆以补肾养冲汤加丹参、红花等药治疗，活血药有加强血液循环，促进子宫发育作用，效果亦较为满意。

气滞血瘀通经散　逐瘀通经经闭痊

通经散

组成：当归 10g　赤芍 10g　川芎 5g　红花 10g　桃仁 10g　炮山甲 10g　乌药 10g　刘寄奴 10g　川牛膝 10g　肉桂 3g　三棱 10g　莪术 10g　丹参 12g

功用：理气活血，逐瘀通经。

主治：因气滞血瘀所致月经后期量少闭经等症。

方解：本方由桃红四物汤加减而成，专治气滞血瘀所致闭经，及瘀血积聚而成癥瘕等证，方中桃仁、红花、丹参、川芎、当归、赤芍活血通经；刘寄奴、三棱、莪术、穿山甲、川牛膝破血祛瘀消癥散结；乌药调气疏肝；肉桂温经散寒活血。以上诸药共呈活血祛瘀、调经的功效。有热象去肉桂加丹皮，久瘀加地鳖虫。

案例：

例一：陶某，30 岁，工人，已婚。初诊日期：1971 年 1 月 25 日。

一胎流产后，月经稀发渐闭而不行 8 个月，下腹隐痛，腰膝酸楚，胸肋满闷，口干不欲饮。舌质淡红尖有瘀点，脉象弦数。此为气滞血结，胞脉瘀阻，运行不畅。治法：活血化瘀，通经散结。方用通经散。

当归 10g，赤芍 10g，川芎 5g，红花 10g，桃仁 10g，炮山甲 10g，乌药 10g，刘寄奴 10g，川牛膝 10g，肉桂 3g，三棱 10g，莪术 10g，丹参 12g。5 剂。

复诊：1971 年 2 月 15 日。

药后症状减轻，刻下头晕心悸，腰酸，下腹隐痛。仍宗活血化瘀法。处方：原方去肉桂加丹皮 10g，樗白皮 10g。20 剂。

三诊：1971 年 3 月 15 日。

上方连服 20 剂，月经来潮，经量中等，色紫黯有块，下腹隐痛，腰膝酸楚，效不更方。

本例共服通经散方 45 剂，月经渐趋正常，停药半年怀孕，后足月分娩 1 男婴。

例二：耿某，20 岁，学生，未婚。初诊日期：1976 年 3 月 25 日。

月经 14 岁来潮，月经常后期，量少，现闭经 8 月余。曾注射黄体酮 5 支，并服归脾汤、人参养荣汤、六味地黄汤等方药 80 余剂，月经仍未来潮。诊时症见：头晕心悸，形体瘦长，面色萎黄有痤疮。舌质淡红有瘀点，脉沉缓。此为瘀血阻滞，新血不生。治法：活血化瘀，通经散结。方用通经散加减。

桃仁 10g，红花 10g，当归 10g，赤芍 10g，生地 10g，川芎 5g，丹参 10g，乌药 10g，柏子仁 10g，三棱 10g，莪术 10g，益母草 10g，肉桂 5g，山楂 15g。

复诊：1976 年 7 月 3 日。

患者母亲对活血通经药物有顾虑，不敢服用，改用西药人工周期疗法，因口服乙底酚胃肠道反应重而被迫停药，继服当归浸膏片、维生素 E 丸 3 个月余无效，复来求治。诊脉审证，仍属瘀血阻滞，给予通经散方，嘱每周服药 5 剂。

三诊：1976 年 8 月 18 日。

上方服 30 剂，纳食转旺，面部痤疮消失，全身症状亦有改善，体重增加 1.5kg。仍守原方继服。

患者共服通经散 60 剂，月经来潮，量少，色紫红，有块，5 天净。停药观察，随访 1 年，月经基本正常。

例三：徐某，35岁，工人，已婚。初诊日期：1976年8月13日。

人工流产后停经8个月。1975年12月人工流产，术后月经至今未潮。妇检：宫颈轻糜，宫体正常大小，质中等；附件（－）。曾用乙蔗酚加黄体酮人工周期治疗，因口服乙蔗酚反应重，因而求治于中医。诊时症见：头晕心悸，下腹隐痛，腰酸楚。舌质淡红，舌尖有紫点，脉弦数。此为瘀血内停，胞脉受阻。治法：活血化瘀通经。方用通经散加减。

桃仁10g，当归10g，赤芍10g，川芎5g，三棱10g，莪术10g，丹参10g，炮山甲10g，乌药10g，川牛膝12g，肉桂3g，益母草10g，香附10g，红花10g。15剂。

复诊：1976年9月8日。

上方连服15剂，月经于9月7日来潮，量少，色紫红有块，下腹胀痛。舌质淡红夹有紫点，脉象沉弦。仍宗原法。处方：上方去香附、益母草，加鸡血藤15g，5剂。

三诊：1976年9月14日。

经后无明显不适，脉象沉缓，舌质淡红，苔薄白。经后宜补，予以养血调经。处方：乌鸡白凤丸，每次1丸，每日2次。

随后采取经期服通经散5剂，平时用乌鸡白凤丸，调治2个月，月经渐趋正常。

【按】关于活血通经法在妇科临床上的应用，徐老的经验是：临证时凡见月经数月不行者，伴少腹胀痛，或脉象沉弦，或舌边尖有瘀点，多采用活血化瘀为主，佐以调气散塞。方用自拟通经散，疗效显著。该方治疗输卵管阻塞不孕症，也有一定疗效。徐老还认为，一般说来活血化瘀药物，没有副作用及绝对禁忌证。如有一例闭经不孕患者，在2个月内共服通经散60剂，其中三棱、莪术总量各达600g，未发现副作用，而且疗效较好。

【小结】

以上案例反映了徐老治疗闭经的经验。其特点可概括为两个方面：①历代医家大多认为闭经属虚多实少。徐老不拘古说，随着时代的变迁、环境的变异、生活习惯的改变，闭经的病因也发生变化，尤其计划生育工作广泛开展，妇女早产、多产率的降低，妇科手术增多，而带来的多种创伤，以及社会、心理等各种因素对月经的影响，从而导致失血机会减少，相反影响气血运行的因素却增多。故徐老临床十分重视活血化瘀法的应用，代表方如通经散。②闭经属慢性病，一般来说病情相对稳定，有的病人服药 1 ～ 2 个月病情还未见变化。徐老常说，有的老中医治疗慢性病，疗效较好，人们总以为他有什么奇方妙药，其实主要法宝就是守方，所谓水到渠成，治病也是一样。有的慢性病，药物就是要服到一定量的时候，才能使疾病产生质的变化，若求速心切，中途改弦易辙，势必半途而废，欲速则不达。因此徐老治疗闭经，不论实证还是虚证，都主张守方，即使用活血化瘀方药也不例外，有些患者连服通经散达数月之外，直至取效才停药，也从未见副作用。这些宝贵经验的确值得我们借鉴。

（赵荣胜）

9. 经行浮肿

每逢经行前后或正值经期，头面四肢浮脚者，称“经行浮肿”。《内经》云：“诸湿肿满，皆属于脾。”故徐老治疗本症以调经健脾利湿为主，常用经验方联珠饮。

经期浮肿因湿困　健脾调经联珠饮

联珠饮

组成：当归 10g　白芍 10g　熟地 10g　川芎 5g　白术 10g　茯苓 10g　泽泻 10g　桂枝 10g　黄芪 10g　猪苓 10g　甘草 5g

功用：调经健脾利湿。

主治：脾虚而引起的经期浮肿。

方解：本方由四物汤合苓桂术甘汤加黄芪、泽泻、猪苓而成。《济阴纲目》引《妇人大全良方》云："经水不通，而化为水，流走四肢，悉皆脚满，亦名血分，其证与水证相类，实非水也。"可见本症与经血不调有关。因而徐老用四物汤调经，取方中当归、熟地补血；白芍养血柔肝；川芎行血中之气；茯苓、猪苓、泽泻健脾渗湿；黄芪、白术、甘草培中健脾；桂枝温阳化气，共奏养血调经、健脾除湿之功效。若兼气滞血瘀，月经量少者加泽兰、益母草、川楝子；兼见肾阳不足者加仙灵脾、仙茅；湿重带下量多者加车前子、苡仁。

案例：

例一：张某，女，36 岁，工人，已婚。初诊日期：1975 年 6 月 15 日。

经行浮肿 1 年余。1 年多来，每次经前 1 周眼睑、下肢出现浮肿，经期加重，经净后肿自行消退，曾多次做尿常规及尿培养检查，均无异常发现。经期常向后推迟，经量偏少，色紫红。伴体困乏力，头晕纳差，腰膝酸楚，少腹胀坠。诊时正值经期第一天，苔薄白，舌淡，脉沉细弦。此为营血不足，脾肾阳虚。治法：养血调经，健脾补肾。方以联珠饮加减。

当归 10g，白芍 10g，川芎 5g，熟地 10g，黄芪 10g，白术 10g，猪苓 10g，陈皮 5g，茯苓皮 10g，大腹皮 10g，益母草 10g，仙灵脾 10g，桂枝 10g。3 剂。

复诊：1975 年 6 月 19 日。

服上方 3 剂，经量增加，经期浮肿诸症明显减轻，刻下月经将净，舌脉同前，经后宜补，重在健脾生血。方用联珠饮加减。

当归 10g，白芍 10g，熟地 10g，川芎 6g，黄芪 10g，白术 10g，茯苓 10g，桂枝 10g，陈皮 5g，苡仁 15g，砂仁 10g，甘草 5g。5 剂。

三诊：1975 年 7 月 15 日。

月经今日来潮，经前浮肿现象明显减轻，药证合拍，再按首诊方续进 10 剂。自此次治疗后，行经时已无浮肿现象。

例二：陈某，女，36 岁，教师，已婚。初诊日期：1978 年 4 月 13 日。

每次月经前面目及下肢浮肿，业已 2 年。月经周期：$\frac{3\sim5}{25\sim40}$天，经量中等，色紫红有块。经前及经期伴有乳胀心烦，脘腹胀痛，倦怠纳少，大便不实，小便短少，平时白带多。舌质淡，苔白腻，脉细弦。此为肝郁气滞，脾虚湿聚。治法：疏肝解郁，健脾利湿。方用联珠饮加减。

当归 10g，白芍 10g，川芎 5g，柴胡 10g，枳壳 10g，香附 10g，猪茯苓各 10g，炒白术 10g，泽泻 10g，山药 10g，炒车前子 10g，黄芪 10g，桂枝 10g，益母草 10g。15 剂。

复诊：1978 年 5 月 5 日。

上方服15剂，月经于4月29日来潮，来潮时只见轻微浮肿，乳胀、腹痛亦轻，唯感倦怠纳差，现经净1天，白带颇多，遂以完带汤出入，益气健脾除湿。处方：党参15g，山药15g，炒白术15g，焦苍术10g，陈皮10g，白芍10g，炒车前子10g，柴胡9g，炒荆芥10g，茯苓10g，陈皮10g，甘草5g。10剂。

三诊：1978年5月16日。

药进10剂，白带减少，食欲转旺，嘱原方再进5剂。之后月经正常，肿无反复。

【按】经行浮肿是伴随月经周期而发作的一种症候，从临床表现来看，肝脾不和是本病发生的主要原因，因肝藏血，主疏泄，月经能按时而下，有赖于肝的应时疏泄。肝郁气滞，导致月经失调；肝木乘脾，脾虚水湿不得运化，溢于肌腠之间，则见浮肿。故徐老采取抑木培土法，以四物汤养血调肝，苓桂术甘汤健脾除湿，肝调则经顺，脾健则肿消。例一兼有肾阳不足，因而基本方加仙灵脾。例二经前乳胀心烦，脘腹胀满等气郁症状明显，故用当归、川芎、柴胡、香附、枳壳、益母草行气活血，化瘀行水；黄芪、白术、茯苓、山药等健脾益气行水。全方调经为主，崇土制水为辅，两者相辅相成，遂使肿消经顺。

（赵荣胜）

10. 经行发热

每值经期或行经前后，出现以发热为主症者，称“经行发热”。一般而言，本症病机以阴虚内热为主，多因月经过多或大失血之后，阴血亏虚，虚阳浮越而发热，临证时徐老多以蒿芩地丹四物汤加减治疗，取效颇多。

经行发热多阴虚　蒿芩地丹共四物

蒿芩地丹四物汤

组成：青蒿 10g　黄芩 10g　地骨皮 10g　丹皮 10g　当归 10g　白芍 10g　川芎 10g　生地 10g

功用：养阴清热调经。

主治：阴虚血热而引起的经行发热。

方解：方以四物汤加青蒿、黄芩、地骨皮、丹皮而成。方中青蒿芳香，清热透络，合地骨皮、黄芩退虚热，热清则阴自充；四物汤养阴补血调经，阴不虚则火不旺。如此组合方药，更体现妇科用药特点，它与一般虚热治法是同中有异。若月经量多者去川芎，加仙鹤草、旱莲草；若阴虚内热较重者加鳖甲、知母。

案例：

例一：倪某，女，30岁，干部，已婚。初诊日期：1973年8月7日。

近2年来，每逢经临时开始发热，经净则退，伴有头晕目眩，心悸心烦，手足心热。月经$\frac{5\sim7}{24}$天，经量偏少，色红。舌红，脉细数。此为阴虚血热。治法：滋阴养血清热。方用蒿芩地丹四物汤加减。

当归 10g，白芍 10g，生地 15g，麦冬 10g，青蒿 10g，黄芩 10g，地骨皮 10g，丹皮 10g，玄参 10g，旱莲草 10g，

女贞子10g。12剂。

复诊：1973年8月28日。

服上方12剂，月经于8月20日来潮，来潮时未出现发热，经量中等，行经5天净，经后感到头晕乏力，腰酸膝软。虚热虽平，但肝肾亏损未复，予以原方配杞菊地黄丸合二至丸，交替服用月余，后热退经调而愈。

例二：甘某，女，28岁，工人，已婚。初诊日期：1982年3月6日。

1年前自然流产1胎，当时流血颇多，嗣后经期先后不准，经量少，色红，经汛前必发热，乳房以及胸胁胀痛，头晕耳鸣，唇红口干。诊时汛事将届，舌红苔黄，脉弦。此为血虚肝郁，阴虚内热。治法：养血疏肝，滋阴清热。方用蒿芩地丹四物汤加减。

青蒿10g，丹皮10g，地骨皮10g，柴胡10g，川楝子10g，当归10g，白芍10g，生地10g，麦冬10g，枸杞子10g，合欢皮10g。10剂。

复诊：1982年3月20日。

上方服5剂时月经来潮，只是行经第1天发热。乳胀、头晕、耳鸣、口干诸症亦减，经量增多，行经5天净，嘱平时服逍遥丸、杞菊地黄丸调治。

1年后患者因它病前来诊，经访得知，自上次治疗后经行发热症状未见发作。

【**按**】经行发热，以阴血不足者居多，例一患者平素月经提前，经量少，说明阴血常虚。经行之际，经血下注冲任，营血亏虚，虚阳浮越而发热，治以养血滋阴为主，兼清虚热，营血恢复，发热自愈。例二，患者症由流产而起，流产最易伤肾，损精耗血，水亏则肝旺，阴虚则内热生，故以当归、白芍、麦冬、枸杞子养血滋阴；若只滋阴而不降火，则虚火仍继续伤阴，故用青蒿、丹皮、地骨皮、子芩清透邪热；配柴胡、川楝子、玄胡、合欢皮疏肝解郁。通过上述诸药相互配合，滋其不足，泻其有余，因而收到相得益彰的效果。

（赵荣胜）

11. 经行乳胀

每于行经前或正值经期，出现乳房胀痛，经净后则自动消失，称“经行乳房胀痛”。徐老治疗本症重在疏肝理气，代表经验方为疏经散。

经行乳胀肝郁故　理气散结疏经散

疏经散

组成：佛手 6g　香橼皮 6g　柴胡 6g　白芍 10g　绿萼梅 5g　刺蒺藜 6g　木贼草 10g　木蝴蝶 3g　无花果 10g　玫瑰花 5g　甘草 6g　青皮 6g

功用：疏肝理气。

主治：肝郁气滞引起的经前乳房胀痛或胸胁胀满等症。

方解：柴胡、木贼草、白芍、甘草平肝和中；玫瑰花、绿萼梅、香橼皮、佛手疏气滞、解肝郁，畅中散逆；木蝴蝶、无花果疏肝和脾，养阴润燥；刺蒺藜平肝散风，行瘀破滞；青皮泄肝行气，破积消坚，全方具有疏肝解郁，理气行滞的功能。如乳房痛甚加娑罗子、路路通；乳中有结块去甘草加昆布、海藻。

案例：

例一：葛某，女，27岁，工人，已婚。初诊日期：1963年12月13日。

经前乳房末胀痛3年。近3年来，每于经前7天左右乳房开始胀痛，逐日加重，至经净后疼痛消失，痛甚时牵引两胁作胀，伴有头眩脘闷、呕恶、白带较多等症。月经周期先后无定，经量逐渐减少，色紫，偶有血块。结婚5年未孕。诊时经期将届，苔薄白，脉弦。此为肝郁气滞，脾失健运。治法：疏肝理气，解郁散结。处方：

柴胡6g，白芍10g，佛手6g，香橼皮6g，绿萼梅5g，刺蒺藜6g，木贼草10g，木蝴蝶3g，无花果10g，玫瑰花5g，甘草6g，青皮6g，丹参10g。3剂。

复诊：1963年12月16日。

服药后乳房胀痛明显减轻，胸胁觉舒，头眩呕逆症状消失，纳食亦畅。昨晨月经来潮，经色转红，经量仍少，少腹胀坠隐痛，宗前法，原方去刺蒺藜，加茺蔚子9g，活血化瘀，以利胞脉。3剂。

三诊：1964年1月15日。

行经5天净，月经量色尚可，无明显不适，予以道遥丸，嘱常服。

此后，经前及经期服疏经散，平时服逍遥丸，调整3个月，月经基本正常，经前乳房胀痛亦消失。

例二：李某，女，29岁，教师，已婚。初诊日期：1980年11月18日。

经前乳房胀痛4年。结婚4年，婚后月经$\frac{3\sim5}{35\sim45}$天，经量偏少，色紫红无块，末次月经10月15日。每次经前乳房胀痛，且有肿块，表面光滑，推之可移，西医诊断为“乳腺增生”。平时腰酸肢软，带下连绵，迄今亦未孕育。脉细弦。此为肾气不足，肝郁气滞。治法：疏肝解郁，佐以填补肾精。方用疏经散合五子衍宗丸加减。处方：

柴胡6g，白芍10g，绿萼梅5g，刺蒺藜6g，木蝴蝶3g，无花果10g，青皮6g，路路通6g，菟丝子10g，枸杞子10g，覆盆子10g，车前子10g。5剂。

复诊：1980年11月29日。

服上方5剂，月经来潮，行经5天净，量不多，色转红，乳胀减轻，脉细弦。经后宜补，兼疏肝理气。方用五子衍宗丸加味：菟丝子10g，枸杞子10g，覆盆子10g，五味子5g，车前子10g，仙灵脾10g，仙茅10g，鹿角片10g，路路通6g，青皮6g，芡实10g，山药10g。5剂。

按上法经前及经期以疏经散为主，经后以五子衍宗丸为主，随证加减，交替使用，治疗4个月，经行乳房胀痛及肿块消失，1981年11月怀孕。

例三：席某，女，32岁，工人，已婚。初诊日期：1981年10月5日。

经前7天左右乳房开始胀痛半年，痛甚时手不能触及，头晕目眩，心烦易怒，经净后症状消失。月经周期$\frac{7}{25}$天，经量中等，色紫有块。5年前流产1胎，至今不孕，妇检未发现明显异常。曾在某医院诊断为：①经前期紧张综合征；②继发性不孕。用黄体酮、谷维素等治疗3个月经周期无效。诊时苔薄白，舌红，脉弦数。此为气滞郁结，肝郁化火。治法：疏肝解郁，清热平肝。方用疏经散加减。

柴胡 6g，白芍 10g，佛手 6g，香橼皮 6g，绿萼梅 5g，刺蒺藜 6g，木贼草 10g，杭菊花 6g，山栀 10g，青皮 6g，木蝴蝶 3g，无花果 10g，玫瑰花 5g，甘草 5g。

按上方随症加减，经前 7 ～ 10 天开始服用，服至经净为止，每日 1 剂，治疗 3 个月，症状消失，后怀孕足月分娩 1 男婴。

【按】经前乳房胀痛，患者颇多，究其病因，《馤塘医话》谓：“妇人善怀而多郁……肝经一病，则月事不调。”乳头属足厥阴肝经，乳房属足阳明胃经。妇女若情绪不欢，肝气郁滞，横逆犯胃，于是肝胃不和，由经络上行反映于乳部，从而出现经前乳房胀痛，胸腹胀闷等症。

经前乳胀症的治疗，按照《内经》“木郁达之”的原则，以疏化郁结，行气导滞为主。然肝为刚脏，体阴用阳，且妇女经期，阴血下注冲脉，肝血常显不足。因此徐老治疗本症以舒肝解郁为法。根据月经的生理特点，用药力主轻灵，常以木蝴蝶、玫瑰花、绿萼梅、无花果、佛手等药组方，这类药药性和平，无副作用，而且绿萼梅、无花果性甘微酸，有理气敛阴双重作用。因此临床用药的目的，意在遂其曲直之性，以助肝脏升发之机，如此用药，正如《傅青主女科》指出：“解郁清淡而不泄，不损天然之气血，便是调经之大法。”

疏经散是徐老经验方，主要适应于肝郁而致的经行前后诸症，只要辨证准确，投之每有卓效。另外经行乳胀每与孕育有关，多数患者兼有不孕症，故本方治疗肝郁型不孕症，疗效亦颇佳。

（赵荣胜）

12. 经行吐衄

妇女在月经前后或行经期间，发生周期性吐血或衄血，称“经行吐衄”。《沈氏女科辑要笺正》认为，本病多因气血“有升无降，倒行逆施”所致，故徐老治疗本症主张以清热平肝为原则，常用经验方加减四物汤。

经行吐衄缘肝火　宜清宜降经自顺

加减四物汤

组成：当归 10g　白芍 10g　生地 10g　龙胆草 5g　黄芩 10g　丹皮 10g　山栀 10g　郁金 10g　川楝子 10g　大小蓟各 10g　贯众 10g　川牛膝 10g

功用：清热平肝，凉血止血。

主治：肝经火郁、冲气上逆引起的经行吐衄。

方解：方以龙胆泻肝汤合四物汤化裁而成。肝主藏血而司血海，冲为血海，又属肝经所主，肝经火郁，冲气逆上，故取龙胆泻肝汤中的主药龙胆草、黄芩、山栀清肝泻火，配合丹皮、生地清热凉血；当归、白芍养血柔肝；郁金、川楝子疏肝理气；大小蓟、贯众凉血止血；牛膝引血下行。全方泻中有补，疏中有养，具有苦燥泻火而不伤阴之特点。若行经不畅者加桃仁、益母草等活血化瘀。

案例：

例一：韩某，女，20 岁，营业员，未婚。初诊日期：

1981年10月23日。

行经衄血半年。近半年来，月经提前，经量渐少，色紫红，而每至经前2～3天则鼻衄，若遇情志影响时则衄血量增多，血色鲜红有血块。此次经期即将届临，头晕、胸闷、心烦易怒、小腹胀坠。舌红，脉弦数。此为肝经火郁，冲气上逆。治从“热者清之”“逆者平之”之旨，予以平肝清热，导血下行。方用加减四物汤加减。

当归10g，白芍10g，生地10g，龙胆草5g，黄芩10g，丹皮10g，山栀10g，郁金10g，川楝子10g，川牛膝10g，大小蓟各10g，桃仁10g。7剂。

复诊：1981年11月7日。

服药第5剂时月经来潮，经量中等，行经5天净，鼻衄量很少，仅一现即止。经后宜补，予以滋水涵木，养阴清热。方用四物汤合二至丸加减：当归10g，白芍10g，丹皮10g，生地15g，茯苓10g，山药10g，山萸肉10g，女贞子10g，旱莲草10g，丹参10g，枸杞子10g。7剂。

经此次治疗后，未再发生倒经现象。月经亦转正常。

例二：顾某，女，38岁，干部，已婚。初诊日期：1982年4月6日。

既往月经正常，1年前因伉俪失和，精神一直忧郁，以致月经$\frac{1\sim2}{22}$天，经量减少，色紫红有血块，经行时咯血。经前胸闷胁胀，口苦，性情烦躁，少腹胀痛。脉弦数。此为肝气郁结，久而化火，迫血上溢。治法：疏肝清热，引血归经。方用加减四物汤加减。

当归10g，白芍10g，生地15g，龙胆草5g，丹皮10g，山栀10g，黄芩10g，郁金10g，川楝子10g，柴胡10g，大小蓟各10g，丹参10g，桃仁10g，川牛膝10g。10剂。

复诊：1982年4月28日。

上方连服10剂时经转，经水畅行，未见咯血，经前胸闷烦躁等症明显减轻，刻已经净，症见头晕耳鸣，腰酸，白带多。治予养血柔肝，益肾健脾。方用四物汤合六味地黄汤化裁：当归10g，白芍10g，生地10g，丹皮10g，山萸肉10g，枸杞子10g，山药10g，茯苓15g，杜仲10g，菟丝子10g，苡仁20g，芡实15g。7剂。并嘱平时常服逍遥丸。

观察半年，月经周期准，经期咯血未作。

【按】经行吐衄是一种病势向上的病变。《素问·至真要大论》说："诸逆冲上，皆属于火。"可见本症多由血热气逆所致，其原因与肝经火郁有关，因肝藏血，主疏泄，有调节经血的功能。如情志不遂，肝郁气滞，郁久则化火。当月经来潮时或行经前，血为热迫而妄行，血随气逆而上溢，因而出现吐衄。因此，徐老治疗经行吐衄，主要抓住三点：一是清，这是关键，因为里热不清，血无宁日，焉能归经；二是降，平肝降逆，气降则血可下行；三是通，经行吐衄一症多伴有胞中瘀阻，用牛膝、桃仁等药化瘀通经，不仅使胞脉通畅，还可引血下行。另外，肝郁与肾虚关系也十分密切。《傅青主女科》云："殊不知子母关切，子病而母必有顾复之情，肝郁而肾不无缱绻之谊"，由此提出"水足而肝气益安，肝气安而逆气自顺"。故徐老临床常以滋补肝肾与平肝清热凉血法交替使用，经前及经期平肝清热，经后滋补肝肾。滋补肝肾多以四物汤与六味地黄丸合方化裁，其目的是务使肝体得养，气机条达，血脉流畅，如此方能防止复发。

（赵荣胜）

13. 经行头痛

每逢经期，或行经前后，出现以头痛为主症者，称为“经行头痛”。徐老认为，经行头痛主要是气血为病，不是瘀血内停，阻滞清窍，就是气郁化火，风阳上扰清窍所致。由此立论，从而创立了头痛逐瘀汤、清上选奇汤。两方验之临床，每取辄效。

因瘀头痛施活血　瘀化流畅痛方休

头痛逐瘀汤

组成：当归 10g　川芎 10g　白芍 10g　红花 10g　桃仁 10g　丹参 10g　炙没药 10g　僵蚕 10g　玄胡 10g　蔓荆子 10g　刺蒺藜 10g　菊花 10g

功用：活血化瘀，祛风止痛。

主治：瘀血阻滞所致的经行头痛、月经不调等症。

方解：方中桃仁、红花、丹参、炙没药、川芎、玄胡活血通经、祛瘀止痛，专为瘀血而设；当归、白芍养血和营；僵蚕祛风通络；刺蒺藜、蔓荆子、菊花平肝祛风，清利头目；又蔓荆子、菊花轻清上浮，可载桃仁、红花等活血药上行，直达病所。本方特点：重点突出，重在化瘀通络，意在达到通则不痛的目的。若头剧痛者加全蝎、炮山甲。

案例：

例一：赵某，女，38 岁，教师，已婚。初诊日期：1979

年9月5日。

经行头痛5年余。月经周期$\frac{3}{35\sim40}$天，末次月经9月2日，经量少，色紫红有块。经期头痛，头痛一般经前3天开始，逐渐加剧，痛如锥刺，按之痛甚，痛剧则呕吐晕厥，直至经净后才缓解。5年来迭经中西医治疗无效。舌黯紫，脉沉弦。此为瘀血内阻，经脉壅滞，清窍不利。治法：逐瘀通络，祛风止痛。方用头痛逐瘀汤加减。

当归10g，川芎10g，赤芍10g，红花10g，桃仁10g，丹参10g，僵蚕10g，玄胡10g，莪术10g，露蜂房10g，蔓荆子10g，刺蒺藜10g，川牛膝10g。5剂。

上方每月经期连服5剂，先后共进30剂，头痛基本消失，观察2年，未见复发。

例二：田某，女，40岁，干部，已婚。初诊日期：1988年6月8日。

经行头痛已10载。近10年来每于经临时头巅顶及前额疼痛，伴脘胁胀痛，痛甚则恶心，目眩，迭经中西药治疗，疗效不显。月经$\frac{7\sim8}{33}$天，经量少，色紫红有块。诊时正值经临第一天，患者面容痛苦，烦躁不安。舌质暗，脉细弦。此为肝郁血瘀。治法：化瘀通络，养血调肝。方用头痛逐瘀汤加减。

当归10g，赤白芍各10g，川芎10g，僵蚕10g，全蝎5g，玄胡10g，香附10g，蔓荆子10g，刺蒺藜10g。5剂。

复诊：1988年6月20日。

服上方后，头痛明显减轻，经量增多，色转红，行经6天净。嘱每逢月经将届临时开始服上方，每日1剂，连服5～7剂。共调治4个月经周期，经行头痛诸症消失。

【按】头痛逐瘀汤是徐老治疗瘀血所致经行头痛经验方，以上两例系久病入络，脉络受阻，以致头痛经久不愈。方中用桃仁、红花、丹参、僵蚕等大队化瘀通络之品治其本，化瘀畅流，通则不痛；临经之际，阴血下注血海，肝血亦感不足，肝阳失制，易于上扰，故用当归、白芍、刺蒺藜、蔓荆子养血柔肝，清利头目，因药证合拍，从而使诸症得除。

肝阳上扰经头痛　清热平肝兼调经

清上选奇汤

组成：蔓荆子 10g　防风 10g　羌活 10g　白芷 10g　黄芩 10g　藁本 10g　菊花 10g　僵蚕 10g　刺蒺藜 10g　当归 10g　白芍 10g　川芎 10g

功用：清热平肝，祛风止痛。

主治：肝阳上扰而引起的经行头痛、头晕、目胀耳鸣等症。

方解：方中蔓荆子、菊花、刺蒺藜平肝清热；黄芩清泻肝火，防风、羌活、白芷、藁本疏风散结止痛；僵蚕祛风通络，当归、白芍、川芎养血活血调经，全方清热平肝，养血调经并行，标本兼顾。故药后不仅头痛可止，而且月经也可自调。若肝火盛者加山栀、丹皮；兼有肝肾阴虚者加枸杞子、女贞子。

案例：

例一：刘某，女，39 岁，工人，已婚。初诊日期：1982 年 6 月 14 日。

患者每于经前 2 ～ 3 天头痛发作已有 3 年，曾多方求治均未见效。由他人介绍前来就诊。诊时正值经期，头巅顶胀痛如裂，呻吟不已，面红目赤，时而眩晕，胸胁胀满，月经量多，色红有块，少腹胀痛。苔薄黄舌红，脉弦滑。此为肝经火郁，风阳上扰。治法：清肝解郁，祛风止痛。方用清上选奇汤加减。

丹皮 10g，山栀 10g，柴胡 9g，蔓荆子 10g，黄芩 10g，杭菊 10g，生地 10g，刺蒺藜 10g，石决明 15g，白芷 10g，藁本 10g，赤芍 10g，川芎 5g，僵蚕 10g。5 剂。

复诊：1982 年 6 月 19 日。

服上方 5 剂，头痛缓解，月经将净，仍感头晕、胸闷。舌红，脉弦数。继以清肝解郁为法。自拟原方加减：丹皮 10g，山栀 10g，柴胡 10g，当归 10g，白芍 10g，生地 10g，杭菊 10g，刺蒺藜 10g，白芍 10g，川芎 10g，防风 10g，枸杞子 10g。7 剂。

经此次治疗后，不仅头痛未再发作，月经量亦明显减少。

例二：倪某，女，49 岁，干部，已婚。初诊日期：1986 年 10 月 13 日。

自 1 年前行人工流产手术后，每次经前即感头痛，月经净后头痛缓解。平时常有头晕耳鸣，心烦。月经$\frac{7}{23\sim25}$天，末次月经 10 月 1 日，量少色红，经期腰酸明显，苔薄舌红，脉弦细。此为阴虚阳亢，风阳上扰。治法：养阴清热，平肝祛风。方用清上选奇汤加减。

当归 10g，白芍 10g，生地 10g，枸杞子 10g，玄参 10g，蔓荆子 10g，防风 10g，白芷 10g，藁本 10g，桑叶 10g，菊花 10g，刺蒺藜 10g，黄芩 10g。12 剂。

复诊：1986 年 11 月 3 日。

服上方 12 剂后，月经来潮，经行头痛症较轻，经量增加，经后头晕耳鸣，腰酸乏力，脉细。治以滋肾平肝潜阳。方用杞菊地黄汤加减：生熟地各 10g，丹皮 10g，枸杞子 10g，杭菊 10g，山萸肉 10g，茯苓 10g，山药 10g，女贞子 10g，白芍 10g，白蒺藜 10g，天麻 10g。7 剂。

三诊：1986 年 11 月 11 日。

服 7 剂头晕耳鸣等症明显好转，因服水煎剂不便，故嘱患者平时服杞菊地黄丸，每值经前 1 周服首诊方，每日 1 剂，至经净后停服，调治 3 个月经周期，诸症悉除。1 年后随访，病未复发。

【按】以上两例均与肝脏有关。例一属肝经火郁，木火上扰清窍而见头痛，眩晕，面红目赤；肝郁气滞则胸胁胀痛；热迫血行则月经量多。故用清上选奇汤合丹栀逍遥散加减。方中丹皮、山栀、黄芩、赤芍、生地重在清肝泻火；蔓荆子、杭菊、刺蒺藜、石决明平肝潜阳；柴胡、川芎疏肝解郁；白芷、藁本、僵蚕祛风通络止痛。药后肝火得泻，肝阳得平，从而诸症悉除。例二头痛得之于人流手术之后，妇女阴血易耗，肝阳易亢，证属阴虚阳亢，故治以滋阴清热平肝为法，标本兼顾，经后用杞菊地黄丸滋养肝肾，以冀“壮水之主，以制阳光”。阴平阳秘，因此经调痛止。

（赵荣胜）

14. 经行头晕

经行前后或经期，出现头目眩晕，并伴随月经周期发作者，称“经行头晕”。徐老着重于“无痰不作眩”，施用半夏天麻白术汤而获效。

经行头晕责痰障　施用半夏天麻汤

半夏天麻白术汤

组成：天麻10g　姜夏10g　白术10g　神曲10g　麦芽10g　泽泻10g　党参10g　茯苓10g　黄柏10g　陈皮10g　干姜10g　生姜3片

功用：健脾燥湿，祛痰降浊。

主治：经行头晕。

方解：天麻性味辛微温，善能祛风化痰，为治疗肝风而夹痰湿之眩晕要药；二陈汤加泽泻、黄柏化湿除痰、降逆止呕；党参、白术健脾益气；神曲、麦芽健胃和中；生姜宣散水湿。

案例：

例一：刁某，女，42岁，某小学教师，已婚。初诊日期：1987年5月5日。

患者近年来每至经行之时即觉头晕，后脑作胀微痛，不能见行驶车辆。发作严重时恶心呕吐，不能起坐。头重如蒙，胸闷纳少，整日昏昏欲睡。月经初潮15岁，$\frac{3\sim5}{26\sim30}$天，量中色红无块，末次月经：1987年4月11日，舌质淡，苔白腻，脉濡。此由痰浊蒙蔽清阳，故头晕头重如蒙；痰浊中阻，浊阴不降，气机不利，故胸闷恶心，脾阳不振，则少食多寐，加之经行气血下注，其气益虚，清阳不升，痰湿上扰所致。投半夏天麻白术汤。

天麻10g，姜夏10g，白术10g，泽泻10g，党参10g，茯苓10g，干姜10g，陈皮10g，黄柏10g，麦芽10g，神曲10g，生姜3片。4剂。水煎服。

二诊：1987年5月10日。

此次经行已3天，精神明显好转，仅觉轻度头晕，尚能坚持正常教学。舌质淡，苔白微腻，脉濡滑。嘱下次经前5天按上方再服4剂。3月后随访，头晕已愈。

例二：付某，女，37岁，干部，已婚。1990年11月7日初诊。

患者经前头晕反复发作2年，头晕多在月经前1周发作。头晕头重如裹，胸脘痞塞，恶心欲呕，纳呆，肢重乏力。末次月经，1990年10月12日。舌质淡红，苔白腻而厚，脉滑。证属痰湿中阻，风痰上扰。方用半夏白术天麻汤：天麻10g，姜夏10g，白术10g，神曲10g，麦芽10g，泽泻10g，党参10g，茯苓10g，黄柏10g，陈皮10g，干姜10g，生姜3片。5剂。

二诊：1990年11月13日。

头晕减轻，纳可。现月经将至，舌脉同前，原方加泽兰叶10g，再进7剂，经净晕止，一切正常，以后每临经前，继续宗方调治半年，痊愈。

例三：李某，女，35岁，工人，已婚。1992年9月17日初诊。

经前头晕3年。患者于3年前因行经期与他人发生口角，后每月经前头晕，胸闷胀满。本次适值经前，头晕，胸闷胁胀，脘腹胀满，纳呆呕恶，末次月经，1992年8月23日。舌淡，苔薄白，脉细弦。证属肝郁脾虚，痰湿内生，上扰于头。方用半夏白术天麻汤。

天麻10g，姜夏10g，白术10g，神曲10g，麦芽10g，泽泻10g，党参10g，茯苓10g，黄柏10g，陈皮10g，干姜10g，生姜3片。5剂，每日1剂，水煎服。

二诊：1992年9月24日。

月经昨日来潮，头晕减轻，仍觉脘腹胀满，纳呆呕恶。舌淡红，苔薄白，脉细滑微弦。继守原方再进7剂。以后每临经前，守原方服7剂，共调治3个月，随访2年未复发。

【按】经行头晕是妇科临床常见症候之一。轻者闭目即止，重者如坐舟车，旋转不定。加之经行之时，营血趋向于下，髓海空虚，肝阳偏亢，阳扰于上，则头目为之昏眩。正如《内经》云："诸风掉眩，皆属于肝""上虚则眩""髓海不足则脑旋耳鸣。"《金匮要略》云："心下有痰饮，胸胁支满目眩，"刘河间认为眩晕由风火所致；朱丹溪认为"无痰不作眩"，张景岳认为"无虚不作眩"等。因此，眩晕之由。不外风、火、痰、虚。而以风阳上扰及气血亏虚者最为多见。治疗中必须首先审证求因，分清虚实，然后再确立治法。本类患者脾虚水湿失运，聚而成痰，经行痰浊上扰，蒙闭清窍，清阳被遏，故经行头晕。

徐老几十年的临床实践中，对东垣指出的"足太阴痰厥头晕非半夏不能疗，眼黑头旋，虚风内作，非天麻不除"体会尤深。遵其所论，以半夏天麻白术汤加减屡用皆效。《本草从新》称"天麻入肝经，通血脉，疏痰气，治诸风掉眩，头眩眼黑""半夏体滑性燥，能走能散，治咳逆头眩，痰厥头痛"，泽泻利水行饮下走水道，小便一行，水湿有其出路，三焦阳气通达，表里通畅，故头晕病解。

（罗显民　徐　毅）

15. 经行寒热

妇女月经适来或适断而感受外邪，或热病其中月经来潮，邪热乘虚陷入血室，与血相搏结而致发热为主要症状，或谵语如狂，或昼明夜作，或烦躁不安，寐夜呓语，或神志异常者，称谓“热入血室”。徐老临诊持自拟“热入血室方”，依据热势之轻重，邪陷之深浅，辨证施治，收效甚速。

自拟热入血室方　清热透邪和肝胆

热入血室方

组成：柴胡 10g　黄芩 10g　法夏 10g　党参 12g　炙甘草 6g　生姜 3 片　大枣 3 枚　当归 10g　白芍 10g　川芎 5g　生地 10g　山栀 10g

功用：清热透邪，和解肝胆，凉血化瘀。

主治：经行寒热，神志异常，胸胁胀满。

方解：方中小柴胡汤和解少阳；加四物凉血化瘀，逐陷入血室之热；一味山栀，泻肝胆郁火，疗胸胁胀满。全方共奏和解肝胆、清热透邪、凉血化瘀之功。

案例：

例一：王某，女，27 岁，工人，已婚。1975 年 10 月 3 日初诊。

患者 2 天前因劳作汗出被风，入夜即觉畏寒发热，肢体酸痛，咳嗽、口苦纳呆。白日精神还好，晚间加重。时而胡言乱语，时而悲哭无常。时值月经正行骤止，舌红苔薄黄，脉弦细而数，诊为热入血室，治以清热透邪，和解少阳，凉血化瘀，镇静安神之法，方用热入血室方加减。

柴胡10g，黄芩10g，法夏10g，生地10g，赤芍10g，生龙齿20g，山栀10g，丹皮10g，党参10g，大枣3枚，生姜3片。3剂，水煎服。

二诊：1975年10月6日。

服上方后，寒热已减，精神恢复，夜寐转安，身病缓解，阴道见有少量出血，色紫黑。仍觉乏力咽干，食思不振，苔薄白少津，脉弦细，宗前方减姜、枣，加侧柏叶10g，益母草10g，凉血止血，3剂。

三诊：1975年10月9日。

药后诸恙悉定，体温正常，纳增神清，月经已净。唯觉咽干，仍用前方加减：柴胡6g，黄芩10g，党参10g，玄参10g，玉竹10g，法夏10g，甘草5g，川楝子10g。续服2剂，后询诸症痊愈，追访2个月，未见复发。

例二：薛某，女，32岁，工人，已婚。1988年8月13日初诊。

患者月经淋漓不尽10天，量少色黯有块，伴恶寒，发热，神昏口干口苦，胁痛，少腹疼痛，尿黄便秘，体温39℃，舌红苔黄，脉数。证属热入血室。方用热入血室方。

柴胡10g，黄芩10g，法夏10g，党参12g，炙甘草6g，生姜3片，大枣3枚，当归10g，杭芍10g，川芎5g，生地10g，山栀10g。每日1剂，服3剂。

复诊：1988年8月16日。

服药后，排出紫瘀血块甚多，后2天干净，少腹痛减，热退神清。继服小柴胡汤4剂，以和解少阳，清退余热。

三诊：1988年8月22日。

药后平和，诸症悉减。继服原方3剂巩固之。

例三：秦某，女，28岁，干部，已婚。1990年10月20日初诊。

患者3日前，因经行第二天淋雨受凉，即高热，恶寒，体温40℃左右，神昏谵语，口渴欲饮，月经量少，色黯，少腹疼痛拒按，舌红苔黄，脉数有力。证属外邪内侵，热入血室。方用热入血室方。

柴胡10g，黄芩10g，法夏10g，党参12g，炙甘草6g，生姜3片，大枣3枚，当归10g，杭芍10g，川芎5g，生地10g，山栀10g。每日1剂。服2剂后，排出黑色瘀块，腹痛消失，神清而愈。

【按】热入血室一证，首见之于张仲景《伤寒论》及《金匮要略》二书。所谓“血室”，顾名思义，不外指血液潴留之处。其与子宫关系最为密切，而与肝、冲任二脉又不可分割。故临床表现也往往涉及以上三个方面。治疗以透邪彻热，使不与血结为原则。徐老所拟热入血室方，以小柴胡汤和解少阳。方中柴胡、黄芩透邪清热，兼能疏通解郁；生姜、半夏和胃降逆；党参、甘草、生姜、大枣益气和中，扶正达邪；四物汤养血调经；山栀泻心肺三焦郁火，解心中客热，功似黄芩、黄连，但芩连为燥湿清热，而山栀善治虚烦，凉血止血。例一由外邪化热，内陷血室，胆热及肝、与血相搏上扰神明所致。考其证，正与《金匮要略·妇人杂病脉证并治》中所言：“妇人伤寒发热，经水适来，昼日明了，暮则谵语如见鬼状者，此为热入血室”一说相同。治以热入血室方，从少阳和解，清热透邪；龙齿镇静安神；丹皮、山栀清热凉血，邪去正安，诸症均除。例二因感冒发热而使月经断而又至，且量多夹有血块，说明妇人患外感病，为邪热太重，虽不值经期，亦可侵及血室，使经期已过而复行。邪入少阳，故心烦胸闷，口干厌食，治疗时必须清上导下。结合临床表现，依据邪入深浅及病势轻重之不同斟酌加减。

必须指出的是：经行寒热有时，为内伤，属于虚；寒热无时，为外感，属于实。实者，宜用徐老之热入血室方。

（罗显民　徐　毅）

16. 经行难眠

妇人每逢经行或经行前后，出现失眠多梦为主症者，称“经行难眠”。因其与月经周期有关，徐老治此，多调经与安神并举，方用经验方调经安眠汤。

经行难眠阴血亏　养血调经心神宁

调经安眠汤

组成：当归 10g　赤白芍各 10g　太子参 10g　麦冬 10g　紫贝齿 10g　远志 5g　炒枣仁 10g　夜交藤 6g　生龙齿 10g（先煎）　合欢皮 10g　茯神 10g　半夏 10g　炙甘草 3g

功用：调经养血，宁心安神。

主治：经行失眠。

方解：当归、二芍活血养血调经；枣仁、远志、合欢皮、夜交藤补益心气，宁心安神；麦冬滋阴；紫贝齿、生龙齿、茯神重镇安神；太子参、半夏、炙甘草健脾补生化之源。全方养血调经，宁心安神。

案例：

例一：肖某，女，32 岁，机关干部，已婚。初诊日期：1978 年 4 月 10 日。

患者经行头痛失眠 1 周左右已 3 年余，尤以近年来症状加重。常常在安眠药作用下才能入睡 2 小时左右。晨起头昏乏力，思维不易集中，食欲不振。月经周期正常、量中偏少。末次月经：1978 年 3 月 12 日。近两天心悸不宁，夜难入寐，寐则多梦，舌红少苔，脉细数，治以调经安神，方用调经安眠汤加减。

当归 10g，白芍 10g，太子参 10g，炒枣仁 15g，夜交藤 10g，合欢皮 10g，茯神 10g，生龙齿 15g（先煎），法半夏 10g，炙远志 6g，六神曲 10g。3 剂。

二诊：1978 年 4 月 14 日。

初诊第 2 天月经即潮，微感腹痛，经量色如常，夜寐渐有进步，心悸乏力头昏均有好转，舌质淡，苔薄白，脉细数，前方减生龙齿加丹参 10g，柏子仁 10g。续服 5 剂。

三诊：1978 年 4 月 17 日。

药后睡眠显著改善，每晚可睡 5 ～ 6 小时，精神转佳，嘱下月经前一周再行调治。

例二：张某，女，32 岁、干部，已婚。1984 年 6 月 5 日初诊。

经来烦躁难眠半年。现经来 2 日烦躁，夜寐困难，口渴多饮，腰膝酸软，胸胁作胀，善太息，经量偏少，色红无块。舌红少苔，脉细数。证属肝肾阴亏，火扰心神。方用调经安眠汤。

当归 10g，赤白芍各 10g，太子参 10g，麦冬 10g，紫贝齿 10g，远志 5g，炒枣仁 10g，夜交藤 6g，生龙齿 10g（先煎），合欢皮 10g，茯神 10g，半夏 10g，炙甘草 3g。水煎服，服 4 剂。

二诊：1984 年 6 月 10 日。

药后经净，烦躁减轻，已能入眠。为巩固疗效，下次经期再以上方服 7 剂。随访半年未再复发。

例三：毕某，女，47 岁，工人，已婚。1990 年 2 月 2 日初诊。

患者每逢经期，夜后失眠多梦 2 年。月经昨日来潮，周期 25 天，量偏多，伴腰膝酸软，心烦易怒，头部烘热，口干欲饮，小便色黄。舌边尖红、少苔脉沉细。证属心阴不足，虚阳上扰。方用调经安眠汤。

当归 10g，赤白芍各 10g，太子参 10g，麦冬 10g，紫贝齿 10g，远志 5g，炒枣仁 10g，夜交藤 6g，生龙齿 10g（先煎），合欢皮 10g，茯神 10g，半夏 10g，炙甘草 3g。水煎服，7 剂。

复诊：1990 年 2 月 12 日。

药后经行 5 天净，已能入眠。因患者岁在更年期，天癸竭，肝肾衰，继服原方加百合，15 剂。

后询诸症悉除，半年后绝经。

【按】失眠之症，临床多见。但每逢经期规律性出现，经后复常者为数并不太多。究其病机多由于阴血亏耗，心失所养；或心脾两虚，阴虚阳亢、思虑劳役、心肝火旺，经行阴血下注，愈觉亏虚。阴虚生内热，虚火无制，上扰心神以致经行难眠。徐老治疗此病之法，首先抓住心血亏虚、心神失养这一关键，立方药，调经与安神并用，涵肝木而潜浮阳，标本同治。结合妇女经行的特殊生理情况，随证加入赤芍、丹参等祛瘀之品，随着失眠的治愈，其他症状也渐趋消失。

必须指出的是，本证毕竟不完全同于内科失眠，因其与月经周期有关，故治疗方药以养血调经为前提。

（任　何　王松涛）

17. 经行怔忡

经行怔忡是患者逢经期出现心中频发跳动，发自于心，其动自内向外，即“心中惕惕然，动摇而不得安静，无时而作者是也”。徐老多以地黄五参汤益气滋阴养血、顾护心神而收效。

经行怔忡多血虚　地黄五参养为先

地黄五参汤

组成：熟地 10g　生地 10g　太子参 10g　党参 10g　丹参 10g　北沙参 10g　炒枣仁 6g　远志肉 5g　柏子仁 6g　麦冬 10g　五味子 3g　龙眼肉 12g　朱茯神 10g　炙甘草 10g

功用：益气养血，护养心神。

主治：经行怔忡。

方解：本方实为黑归脾化裁而成，远志、枣仁、柏子仁补肺以生心火，茯神补心以生脾土，参、芪、甘草补脾以固肺气，二地、北沙参、寸冬、丹参、五味子滋阴补肾和血，全方功在滋阴养血，护养心神而止怔忡。

案例：

例一：金某，女，43 岁，干部，已婚。1989 年 11 月 1

日初诊。

患者近年余经行心慌，月经周期紊乱，常提前而至，量多，持续10余日方尽，伴纳差等症。现月经来潮第二天。色红，有块，量中，心悸头晕，面色苍白，神疲乏力，舌质淡，边有紫斑，脉细弱，证属心脾两虚，气血不足。方用地黄五参汤。

熟地10g，生地10g，太子参10g，党参10g，丹参10g，北沙参10g，炒枣仁6g，远志肉5g，柏子仁6g，麦冬10g，五味子3g，龙眼肉12g，朱茯神10g，炙甘草10g。水煎服，服7剂。

二诊：1989年11月8日。

心悸头晕等症大减，月经如期干净，继服7剂，以巩固疗效。

例二：吴某，女，38岁，营业员，已婚。1978年9月26日初诊。

每逢经行，心悸不宁3个月。婚后3年未孕，素体虚弱，常头眩目花，耳鸣心慌，精神不振。月经超前，量少，色淡，常两日即净。现经行第二天，心烦少寐，头晕目眩，伴手足心热、腰酸。舌质红，苔少，脉虚细而数，方用地黄五参汤。

熟地10g，生地10g，太子参10g，党参10g，丹参10g，北沙参10g，炒枣仁6g，远志肉5g，柏子仁6g，麦冬10g，五味子3g，龙眼肉12g，朱茯神10g，炙甘草10g。水煎服，3剂。

复诊：1978年9月29日。

服药后，诸症缓解，继服原方7剂。

再诊：1978年10月20日。

服药后，精神稍充，手足心热已消，经水已隔24日，尚未来潮，舌淡，苔正常，脉细。方用补肾八珍汤：关沙苑

10g，山药 10g，菟丝子 10g，枸杞子 10g，党参 10g，白术 10g，茯苓 10g，当归 10g，白芍 10g，川芎 5g，熟地 15g，甘草 5g。10 剂，予以调理。

例三：张某，女，36 岁，干部，已婚。1980 年 5 月 20 日初诊。

近一年经前头痛，精神抑郁，头晕心悸，少寐，神疲乏力。以往素有痛经史，经量中，色淡质稀薄，面色不华，纳少便溏，舌淡，苔薄白，脉细。方用地黄五参汤。

熟地 10g，生地 10g，太子参 10g，党参 10g，丹参 10g，北沙参 10g，炒枣仁 6g，远志肉 5g，柏子仁 6g，麦冬 10g，五味子 3g，龙眼肉 12g，朱茯神 10g，炙甘草 10g。5 剂，水煎服。

诸症大减，继用养血八珍汤：黄芪 10g，山药 10g，枸杞子 10g，何首乌 10g，当归 10g，甘草 5g，白芍 10g，川芎 5g，熟地 10g，白术 10g，茯苓 10g，党参 10g。10 剂，调理而渐愈。

【按】徐老于妇科临证，悉心体察。以方测证，经行怔忡无不源于心神失宁。心乃阳脏，必赖阴血充养。而针对经行怔忡，其患者气血两亏居多。值经行血出，则怔忡发作。益气养血，验之临床确多功效。这与一般临床常见之镇摄法、解郁法、化痰法、行瘀法多有区别，徐老临证，得其要领，识证用药，能执简驭繁。即怔忡多血虚，补养为先。

（任　何　王松涛）

18. 经行泄泻

每逢经期或月经前后，排便次数增多，大便稀薄者，称为“经行泄泻”。徐老根据妇女经行时气血下注血海，脾气益虚，脾虚失运，湿浊随脾气下陷而致泄泻的特点，拟用加味胃苓汤治疗，每获良效。

脾虚湿重经行泻　健脾化湿加胃苓

加味胃苓汤

组成：茯苓 10g　猪苓 6g　泽泻 6g　藿香 6g　半夏 6g　陈皮 5g　煨肉果 5g　桂枝 6g　川朴 6g　白术 6g　苍术 5g　甘草 3g

功用：健脾和中，化湿止泻。

主治：脾虚湿重型经行泄泻。

方解：白术、茯苓健脾渗湿，猪苓、泽泻利水渗湿；苍术、川朴、陈皮健脾理气化湿；半夏降逆化痰；桂枝温阳化水；煨肉果温脾祛寒；甘草调和脾胃；藿香辛温散寒，芳香化湿。

案例：

例一：温某，女，30 岁，工人，已婚。1978 年 10 月 18 日初诊。

近年来每至经期，大便次数增多，日泻 2 ～ 3 次，腹痛，粪色黄褐，烦热口渴，小便短黄。患者禀赋薄弱，体质不强，食纳量少。平素常觉腰酸乏力，头晕目眩。经行量少色淡，末次月经 1978 年 10 月 17 日。舌苔白腻，脉濡数，证属脾虚湿邪偏重，治以祛湿止泻。方用加味胃苓汤。

猪茯苓各 10g，广藿香 10g，泽泻 10g，苍白术各 10g，川朴 6g，车前子 10g，煨肉果 6g，半夏 10g，甘草 5g。4 剂。

二诊：1978 年 10 月 23 日。

服上方后排便次数渐减，便软不成形，为图巩固，仍步前方：党参 10g，白术 10g，猪茯苓各 10g，泽泻 10g，车前子 10g，法夏 10g，白芍 10g，炙甘草 5g，焦楂曲各 10g，煨肉果 6g。4 剂。

三诊：1978 年 11 月 22 日。

此次经行已 3 天，一改旧况，大便已正常，腰酸症状同时减轻，胃纳增加。再服前方 3 剂以善后。

例二：许某，女，32 岁，干部，已婚。1983 年 5 月 22 日初诊。

近 1 年来，每于行经期，日泻 2 ～ 3 次，经后即安，经量少，色淡，无块，伴腰酸乏力，肢冷，诊见面色苍白，神疲肢软。患者平素纳差，常头晕目眩。末次月经 1983 年 5 月 20 日。舌淡苔白，脉沉细。证属脾肾虚弱。方用加味胃苓散。

茯苓 10g，猪苓 6g，泽泻 6g，藿香 6g，半夏 6g，陈皮 5g，煨肉果 5g，桂枝 6g，川朴 6g，白术 6g，苍术 5g，甘草 3g。每日 1 剂，服 5 剂。

复诊：1983 年 6 月 21 日。

上方服后，大便次数减少。本次月经来潮，大便正常，但纳差，腰酸，失眠多梦，予养血八珍汤 7 剂，诸症消除。

例三：李某，女，36 岁，已婚。1986 年 10 月 6 日初诊。

患者素有慢性腹泻史，近半年，每值经行之际，胁痛，脘腹胀痛，肠鸣腹痛即泻，日行 4 ～ 5 次，经净即恢复正常。色萎形疲，纳谷不香，舌淡苔白腻，脉弦细。证属肝脾不和，方用加味胃苓散。

茯苓 10g，猪苓 6g，泽泻 6g，藿香 6g，半夏 6g，陈皮 5g，煨肉果 5g，桂枝 6g，川朴 6g，白术 6g，苍术 5g，甘草 3g。服药 3 剂，腹泻已止。嘱下次经前 3 日，继服上方 5

剂。随访1年未复发。

【按】此证患者临诊时并不少见，其病因病机主要责之于脾、肾虚弱。因脾主运化，肾为胃之关，主司二便，加之湿渗大肠，经行时抗病力不足，而表现为大便泄泻、溏薄。徐老抓住脾胃不和、湿邪阻滞致泄这一主要矛盾，以《丹溪心法》之胃苓汤加芳香固涩止泻之品，在临床使用中确有良效。俟泻止脾胃虚弱之时，随即加入党参、白术、当归健脾、养血以固其本，增强扶正抗邪的作用，以巩固疗效。

（罗显民　王松涛）

19. 经行嗜睡

经行嗜睡是指某些患者逢经期出现倦怠神疲，好卧欲寐为临床特征。本证多见于中年妇女，如素体血虚或痰湿内困者，每逢经期荣血更亏，或经行导致阳虚阴盛，阳动阴静故多致嗜眠。徐老以三参术泽四物汤治疗，多能取效。

经行嗜睡气阴虚　三参术泽四物殊

三参术泽四物汤

组成：炙黄芪10g　太子参10g　党参10g　北沙参10g　大熟地6g　当归6g　川芎3g　白芍6g　白术6g　泽泻10g

功用：益气养阴，补血调经。

主治：经行嗜睡。

方解：气阴虚以太子参、党参、炙黄芪益气养阴为君，四物补血调经为臣，佐以白术、泽泻健脾渗湿。全方从气阴入手，以调经为枢机。健运淡渗，使清气升，气阴充，则嗜睡可解。

案例：

例一：杨某，女，36岁，教师，已婚。1986年7月5日初诊。

患者素体丰腴，嗜食厚味。近年余经行困倦异常，时时伏案即眠，伴神疲体倦，乏力懒言，胸闷纳少，月经周期提前。末次月经1986年7月3日，量多，色淡。苔白腻，脉濡缓，证属痰湿内困，脾阳不振。方用三参术泽四物汤。

炙黄芪10g，太子参10g，党参10g，北沙参10g，大熟地6g，当归6g，川芎3g，白芍6g，白术6g，泽泻10g。水煎服，服4剂。

复诊：1986年7月9日。

药后，月经已净，嗜睡大减，诸症好转，继服7剂。嘱下一月经行前，继进原方10剂，以巩固疗效。随访半年未复发。

例二：于某，女，46岁，干部，已婚。1988年5月28日初诊。

患者半年来，每逢临经，终日欲睡，月经后期，头眩，心慌，神疲乏力，懒言纳少，畏寒肢冷，小便清长，末次月经1988年5月26日。舌淡，苔薄白，脉虚弱。证属阳气虚弱。方用三参术泽四物汤：炙黄芪10g，太子参10g，党参10g，北沙参10g，大熟地6g，当归6g，川芎3g，白芍6g，白术6g，泽泻10g。5剂，水煎服。

复诊：1988年6月3日。

服药后，诸证减，月经6日干净。嘱其下次经前继服原方5剂。

例三：石某，女，39岁，工人，已婚。1992年10月10日初诊。

近3月，每逢临经，即觉精神不振，昏昏欲睡，甚至工作、吃饭也常伏桌酣睡。患者素禀气阴虚弱，食欲不振，常头目眩晕，腰膝酸软。月经昨日来潮，周期32天，量少，色淡。证属中气不足，脾失健运。方用三参术泽四物汤。

炙黄芪10g，太子参10g，党参10g，北沙参10g，大熟地6g，当归6g，川芎3g，白芍6g，白术6g，泽泻10g。5剂，水煎服。

复诊：1992年10月15日。

药后，精神渐佳，纳食好转，改用八珍汤，10剂调治，而渐愈。

【按】妇人经行嗜睡，重审两点：一则病人气阴素虚，值经行而尤虚；又因脾运失健，被湿所困，清气不升，故神困而嗜睡。二则有周期性，是直接与月经周期相关。因此，四物调经是重要关键。徐老以三参加黄芪，益气养阴作前提。再以术泽运健渗湿，辅佐前提与关键，使清气得升，枢机得转。方药中的，是辨证不忘体质、病因和发病时间诸因素。

（任　何　王松涛）

20. 经行感冒

经行感冒是指每逢经期或经行前后出现感冒症状，如发热、头痛、鼻塞流涕、咽痛等，且呈周期性反复性发作。徐老用固表和营汤治疗之。

扶正固表和营卫　可解经期感冒症

固表和营汤

组成：党参 10g　茯苓 10g　白术 10g　当归 10g　白芍 10g　川芎 6g　桂枝 3g　荆芥 6g　防风 6g　桔梗 6g　柴胡 3g　甘草 5g

功用：扶正固表，调和营卫。

主治：营卫不和型经行感冒。

方解：方中桂枝汤调和营卫，加党参以增强扶正之力；辅以白术健脾补中，培土宁风；荆芥、防风辛温散寒；当归、川芎活血散风以治头痛；桔梗、茯苓、甘草宣肺理气、化痰止咳；柴胡解表退热。全方共奏和营、固卫、调经之功。

案例：

例一：朱某，女，18 岁，学生，未婚。初诊日期 1988 年 9 月 10 日。

近一年每至经期即出现头痛、鼻塞、流涕、全身肢节酸痛。患者 14 岁月经初潮，$\frac{4\sim5}{26\sim30}$天，月经昨日来潮，色红、量中，无血块，小腹及腰部轻微胀痛，感冒症状严重。舌苔薄白、脉弦滑。此乃气血虚弱，营卫不和，感受风寒，治当扶正固表，调和营卫，疏解风寒。处方固表和营汤加减。

党参 10g，茯苓 10g，白术 10g，当归 10g，白芍 10g，荆芥 10g，防风 10g，柴胡 5g，桔梗 6g，甘草 5g，生姜 3 片，红枣 3 枚。3 剂，每日 1 剂，水煎服。

二诊：1988 年 9 月 14 日。

药后月经已净。头痛鼻塞等症状均减，宗原方加黄芪 10g。嘱下月经行前仍服 3 剂。

三诊：1988 年 11 月 26 日。

两个月来经行已不再出现感冒症状。为巩固疗效，拟方益气养血，扶正固表。生黄芪 15g，党参 10g，白术 10g，白芍 10g，当归 10g，川芎 5g，防风 6g，甘草 5g，苏叶 10g，生姜 3 片，红枣 3 枚。4 剂。

例二：樊某，女，32 岁，干部，已婚。初诊日期：1998 年 9 月 5 日。

经行感冒近 1 年，每逢经前第一天即觉畏寒怕冷，鼻塞流清涕、咳嗽、头痛、微有汗出，曾服抗感冒药未见改善。末次月经 1998 年 8 月 8 日。刻下临近经期，微有腹痛、腰酸，舌质淡苔薄白，脉细涩。脉症合参，拟方固表和营汤加减。

当归 10g，川芎 6g，白芍 10g，柴胡 6g，苏叶 10g，荆芥 10g，防风 10g，白术 10g，羌活 10g，薄荷 10g，甘草 5g。3 剂。

二诊：1998 年 9 月 10 日。

经行第二天，此次经行未再出现外感症状。唯觉头晕乏力，苔薄白质淡，脉虚细，再拟补气养血，扶正固表以善其后：生黄芪 10g，当归 10g，党参 10g，川芎 5g，熟地 10g，杭芍 10g，防风 10g，甘草 5g。3 剂。并嘱下次经前继服固表和营汤 3 剂。

三诊：1998 年 10 月 15 日。

本月月经 10 月 8 日来潮，服用固表和营汤 3 剂后未再出现感冒症状。现经净 3 天，时感头晕乏力。舌淡，苔薄白，脉虚细无力，嘱其服用归脾丸以善后。

例三：肖某，女，30 岁，工人，已婚。初诊日期 1976

年4月4日。

患者每逢行经，发热恶寒咳嗽，全身肢节酸痛，月经已潮3天，量多，色紫红有块，小腹酸痛，二便尚调、口干思饮，心烦胸闷，神疲厌食。舌质暗红，舌苔薄黄而腻，脉弦细。证属肺气不宣，营卫不和。方用固表和营汤加减：柴胡10g，法夏10g，黄芩10g，桃仁10g，当归10g，丹皮10g，山栀10g，益母草10g，甘草5g，姜枣为引，3剂水煎服。

二诊：1976年4月8日。

药后月经畅行，寒热逐减，胃气渐和，精神转佳。前方去桃仁、益母草；加太子参10g，神曲10g，固益卫气，健胃消食，邪去经通，热随血去而愈。

治疗后，随访半年，经期感冒诸症未再发作。

【按】《内经》云："邪之所凑，其气必虚"。经行之时，营血自趋向于下，卫气虚于外，抗病之力不足，六淫之邪乘虚而入，故出现外感症状。尤以素体羸弱卫外不固之人，轻则客于皮毛经络，重则热入血室。

感冒在经期发作，又往往影响月经，经期或先或后，经量减少。临证治疗时切切不可忽视月经的变化，在治疗感冒的同时勿忘调经，因妇女以血为本，以血为用，尤在经行之中，需要注意阴血的盈亏。用药方面，宜温而不燥，补而不滞，凉而不苦，行而不破，扶正而又需祛邪。

（罗显民　王松涛）

21. 经间期出血

凡在两次月经中间，即氤氲之时，有周期性的少量阴道流血，称为经间期出血。现代医学称“排卵期出血”。徐老运用奇效四物汤治疗本病，每获良效。

氤氲出血缘血热　奇效四物病可撤

奇效四物汤

组成：当归10g　白芍10g　生地10g　黄柏5g　旱莲草10g　女贞子10g　阿胶10g　川断10g　大小蓟各10g　炒地榆10g

功用：滋阴清热凉血。

主治：阴虚血热型经间期出血。

方解：方中当归、白芍、阿胶补血养血；生地、黄柏、二至、川断滋阴清热，滋补肝肾，调摄冲任；二蓟、地榆清血中之热以止血。全方以滋养阴液为主，使水盛而火平，阴生而阳自秘，则出血自止。

案例：

例一：杨某，女，25岁，教师，已婚。1994年2月20日初诊。

近5个月来每于经间期出现少量阴道流血，量少，色红，无血块，持续3天左右干净，末次月经3月13日，伴腰酸，轻度腹痛。舌红偏暗，苔薄白，脉弦细。诊为经间期出血。予奇效四物汤加减。

当归10g，白芍12g，生地10g，旱莲草10g，女贞子10g，阿胶10g，川断10g，大小蓟各15g，炒地榆10g。8剂。服药两个月经周期后，经间期出血量明显减少，第三个月经周期经间出血停止。

复诊：1994 年 4 月 21 日。

服上方后，上月经间期出血极少，点滴即净。本次月经 4 月 12 日来潮，量中，色红，5 天净。现月经第 9 天，带下少许，色淡黄，西医妇科检查（-）。舌质淡红，苔薄白，脉细滑，拟原方 7 剂。

三诊：1994 年 5 月 10 日。

上月未再出现经间期出血。平时无不适，嘱服知柏地黄丸善后。

例二：陆某，女，30 岁，工人，已婚。1995 年 6 月 10 日初诊。

患者 2 年来，每次月经净后 5 天左右，有少量阴道出血，色红，无血块，持续 2 ～ 3 天。并有腰膝酸软，头晕耳鸣，失眠，便秘尿赤。诊见舌红少苔，脉沉细。证属肾阴虚，方用奇效四物汤。

当归 10g，白芍 10g，生地 10g，黄柏 5g，旱莲草 10g，女贞子 10g，阿胶 10g，川断 10g，大小蓟各 10g，炒地榆 10g。每日 1 剂，连服 7 剂。下月自月经干净后按上方调治 7 剂，连用 2 个周期，经间期未再出血。随访 2 年未复发。

例三：陈某，女，26 岁，教师，已婚。1987 年 10 月 23 日初诊。

患者人流后放环一年。近半年来，每次月经第 11 ～ 13 天，阴道有少量出血，呈淡红色。无明显不舒感。舌淡苔薄白，脉沉弱。平素畏冷，神疲，面色少华，便溏。证属脾肾阳虚。方用奇效四物汤：当归 10g，白芍 10g，生地 10g，黄柏 5g，旱莲草 10g，女贞子 10g，阿胶 10g，川断 10g，大小蓟各 10g，炒地榆 10g。自月经第 10 天起，每日 1 剂，服 7 剂，连用 3 个月经周期，经间期未再出血。

【按】经间期出血是妇科临床常见病之一。在古代医籍中未见对此病有专题论述，常将它列入月经先期、月经量少、经漏等有关文献中。现代医学将其归属于“功能失调性子宫出血”篇中，即为排卵期出血。随着中医学的发展，经间期出血做为一独立的病证逐渐被认识，并被列入中医妇科学教材专篇论述。

徐老认为，该病的主要机理为女子氤氲期阳气内动，加之肾阴亏虚，阴不制阳，阴阳失衡，湿热内蕴或瘀血内留等因素损伤胞络而出血。治疗当以滋阴补肾凉血为主。傅青主曰：“水既足而火自消矣，亦既济之微道也”，奇效四物汤用生地、黄柏滋阴清热；当归、白芍、阿胶养血柔阴；川断、旱莲草、女贞子以加强滋阴补肾的功能；地榆、二蓟滋阴凉血，壮水以制火，阴平阳秘，病自消矣。

对于本病的治疗，还需掌握有效的用药时间，一般在月经周期的第 7 天开始用药较为合适，因为此时经后阴血亏损，正是“阴长”时期，此时适其所需，滋阴壮水，使之顺利转化，自能避免出血。

（罗显民　王松涛）

22. 崩漏

妇人经血非时暴下不止或淋漓不净，称之崩漏。前者称之崩中，后者称之经漏。“崩漏为经乱之甚”，属妇科疑难重证。徐老认为该病临诊多为血热、血瘀、气虚所致。并分别创拟清化固经汤、逐瘀止崩汤、固冲汤治之。辨证得当，每获良效。

血热扰宫经血崩　清化固经汤方雄

清化固经汤

组成：生地 15g　白芍 10g　丹皮 10g　生卷柏 10g　紫草 10g　红茜草 10g　红蚤休 10g　地榆 10g　炒蒲黄 10g　黄芩 10g　黄柏 10g　益母草 10g

功用：清热养阴，化瘀凉血。

主治：血热崩中。

方解：方中丹皮、黄柏、卷柏、茜草、紫珠草、红蚤休凉血止血；生地、白芍养血止血，炒蒲黄化瘀止血；益母草缩宫止血。全方共奏清热化瘀，凉血止血，以达固守堤防，修复冲任损伤之寓意。

案例：

例一：张某，女，15 岁，学生，未婚。1983 年 8 月 21 日初诊。

因经行过多，20 天未净来就诊。初潮 13 岁。月经先期量多。末次月经期为 1983 年 7 月 31 日。经量先少后增多，色鲜红，时有血块，至今未净。前医曾用归脾汤、安络血、止血敏等治疗力所不及而无效。妇科肛检：未发现明显异常。印象：青春期功能性子宫出血。头晕心烦、心悸。诊脉弦数，舌质淡红、舌尖赤。证属热郁冲任，迫血妄行。治宜清热化瘀、凉血止血。方用清化固经汤加大小蓟。

生地 15g，白芍 10g，丹皮 10g，生卷柏 10g，紫珠草 10g，红茜草 10g，红蚤休 10g，地榆 10g，炒蒲黄 10g，黄芩 10g，黄柏 10g，益母草 10g，大、小蓟各 15g。服 5 剂。

二诊：1983年8月28日。

药后血止，刻下头晕乏力，纳可眠差，二便自调。舌质淡白，苔薄白，脉虚细。气血伤耗，营阴不足，拟调补三阴为旨。方用补肾八珍汤：菟丝子10g，枸杞子10g，关沙苑10g，山药10g，党参10g，白术10g，云苓神各10g，当归10g，白芍10g，熟地10g，川芎6g，炙甘草6g。10剂。

三诊：1983年9月20日。

月经昨日来潮，量多，色鲜红，无块。口干心烦。舌淡红，苔薄黄，脉滑数。继拟清化固经汤5剂。

继后每于经期服用清化固经汤，平时服用补肾八珍汤、调理半年而愈。

例二：丁某，女，19岁，学生，未婚。1989年7月25日初诊。

患者月经周期紊乱3个月，于2日前月经来潮，昨日突然下血如注，色深红，有血块，烦躁易怒，口渴喜冷饮，少腹隐痛。舌红少苔，脉细数。证属热盛胞宫，迫血妄行。方用清化固经汤。

生地15g，白芍10g，丹皮10g，生卷柏10g，紫珠草10g，红茜草10g，红蚤休10g，地榆10g，炒蒲黄10g，黄芩10g，黄柏10g，益母草10g。每日1剂，服5剂。

复诊：1989年7月31日。

服药后经量减少，昨日干净。现感口干乏力，胸胁满闷，小便黄，大便自调。舌质红，苔薄黄，脉细数。营阴伤耗，治宜滋补冲任，方用滋养冲任方：生地10g，熟地12g，黄精10g，北沙参10g，白芍10g，龟板胶12g，山药12g，山萸肉10g，桑椹子10g，女贞子10g，旱莲草10g，何首乌10g，玉竹10g，阿胶10g。10剂。并嘱少食辛辣。

三诊：1989 年 8 月 20 日。

昨日月经来潮，周期 26 天，量多，夹血块，口干思饮，胸膺烦闷，舌红苔薄白，脉滑数，继进清化固经汤。5 剂。

后如此调理 5 个月而愈。

例三：殷某，女，15 岁，学生，未婚。1994 年 4 月 18 日初诊。

患者 4 月 1 日月经来潮，因经期参加体育比赛，致经量多如崩，曾在外院用断血流等药治疗，现经量仍多，淋漓不尽，色红、无块，面色黄，神疲、头昏、口干。舌红，苔薄黄，脉细数。证属气阴两亏，阴虚有热。方用清化固经汤。

生地 15g，白芍 10g，丹皮 10g，生卷柏 10g，紫珠草 10g，红茜草 10g，红蚤休 10g，地榆 10g，炒蒲黄 10g，黄芩 10g，黄柏 10g，益母草 10g，每日 1 剂，服 4 剂，诸症痊愈。次月月经正常。

胞脉阻滞经妄行　逐瘀止崩服之灵

逐瘀止崩汤

组成：当归 10 g　川芎 5g　制没药 5g　五灵脂 10g　炒艾叶 3g　丹皮 10g　丹参 10g　龙骨 15g　牡蛎 15g　乌贼骨 10g　三七粉 3g　阿胶 10g　炒蒲黄 10g

功用：逐瘀止血。

主治：血瘀崩漏，月经过多。

方解：当归、川芎名佛手散，调经和血；丹皮、丹参、没药、五灵脂活血逐瘀镇痛；胶、艾止血温经；龙、牡、乌贼骨止血固涩；三七、蒲黄既能止血，又能消瘀。合为逐瘀止血镇痛之剂。

案例：

例一：程某，女，42岁，干部，已婚。初诊日期：1976年2月5日。

因阴道流血20天来就诊。月经周期：$\frac{7\sim30}{20\sim60}$天，末次月经1976年1月15日，量先少后多，色紫黯有块，下腹疼痛，腰酸楚，至今20天未净。曾用丙酸睾丸素针、止血敏、中药等治疗无效。足产3胎，人流3胎，末孕1973年人流+扎管绝育。头晕面黄，纳差疲乏，四肢酸痛，平时乳房胀痛，白带多质稠。舌质淡红苔薄白，脉象沉弦，证属瘀阻胞脉，血室不安。治法：调经逐瘀止血。方用逐瘀止崩汤。

当归10g，川芎5g，制没药5g，五灵脂10g，炒艾叶3g，丹皮10g，丹参10g，龙骨15g，牡蛎15g，乌贼骨10g，三七粉3g，阿胶10g，炒蒲黄10g。5剂，水煎服。

复诊：1976年2月11日。

服药后月经一度量多后逐渐停止。现经净第二天，疲乏无力，四肢酸软，带下偏多，色淡黄，质黏稠，小腹胀楚不适。西医妇检拟诊：慢性附件炎。舌质淡红，边罩紫气，苔薄白，脉弦细，拟养血和血，佐利湿止带，方用止带八珍汤：党参10g，白术10g，茯苓10g，甘草5g，当归10g，白芍10g，川芎5g，生地10g，樗白皮10g，苡仁15g，蜀羊泉10g，白花蛇舌草15g。10剂。并嘱自测基础体温（BBT），以察卵巢排卵情况。

三诊：1976年2月25日。

药后带下减少，色淡黄，质稀无异味。精神好转。自测“BBT”单相，舌质淡红，苔薄白，脉细滑，拟调补三阴，方用补肾八珍汤：关沙苑 10g，山药 10g，菟丝子 10g，枸杞子 10g，党参 10g，白术 10g，茯苓 10g，当归 10g，白芍 10g，川芎 5g，熟地 15g，甘草 5g。

如此调理 6 个月而愈，月经正常，“BBT”恢复双相。

例二：吴某，女，35 岁，干部，已婚。1984 年 6 月 5 日初诊。

患者近两个月，月经量多，持续时间长。5 月 27 日月经来潮，至今 9 天未止，量多，曾在外院诊治，服清热凉血药，药后血量如故。现患者经量多，夹血块，色黯、腹痛，口渴，烦躁易怒，面红，小便黄少，大便秘结，舌暗红，脉弦涩。证属胞宫瘀滞，血不循经。方用逐瘀止崩汤。

当归 10g，川芎 5g，制没药 5g，五灵脂 10g，炒艾叶 3g，丹皮 10g，丹参 10g，龙骨 15g，牡蛎 15g，乌贼骨 10g，三七粉 3g，阿胶 10g，炒蒲黄 10g。3 剂，水煎服，每日 1 剂。

复诊：1984 年 6 月 8 日。

服一剂后，痛减。现血量少，烦躁、口渴减轻，舌红、脉弦。继服原方，5 剂。

三诊：1984 年 6 月 12 日。

血止，诸症痊愈。随访半年未再复发。

例三：汪某，女，30 岁，工人，已婚。1992 年 4 月 20 日初诊。

患者自 3 个月前人流后，经行前后无定期，量多，夹血块，时间延长。本次月经来潮已 13 天，出血量多，不能坐立，夹瘀块，色黯，腹痛、头晕、神疲。舌黯红、苔薄，脉沉涩。证属血瘀崩漏。方用逐瘀止崩汤。

当归 10g，川芎 5g，制没药 5g，五灵脂 10g，炒艾叶

3g，丹皮10g，丹参10g，龙骨15g，牡蛎15g，乌贼骨10g，三七粉3g，阿胶10g，炒蒲黄10g。每日1剂，服4剂。

复诊：1992年4月25日。

血止，仅头晕、神疲。继服补肾八珍汤：关沙苑10g，山药10g，菟丝子10g，枸杞子10g，党参10g，白术10g，茯苓10g，当归10g，白芍10g，川芎5g，熟地15g，甘草5g。6剂。如此调理4个月后痊愈。

脾虚气陷经血乱　崩停漏止固冲安

固冲汤

组成：党参10g　黄芪15g　炒白术10g　煅龙牡各20g（先煎）　山萸肉10g　乌贼骨10g（先煎）　红茜草10g　炒荆芥10g　炒地榆10g　樗白皮10g　白芍10g

功用：补脾摄血，益气调经。

主治：脾虚气陷、崩中漏下。

方解：方中党参、黄芪、白术补气培元，固中摄血；白芍、山萸肉补肝肾益冲任；茜草、荆芥、地榆、樗白皮育阴收涩固冲敛血；龙骨、牡蛎峻补督脉，摄纳元气，安五脏，益心神，有涩血养益之功，无留邪伤正之弊；乌贼骨一药，收涩活血兼备，涩血而不致瘀。诸药合用，共奏健脾益气、固冲止血之功。全方配伍较严谨，药力集中。

案例：

例一：张某，女，47岁，教师，已婚。1987年10月8日初诊。

阴道不规则出血2个月，持续性出血10天，现量少，色淡，质稀，无腹痛及血块，神疲纳少、气短懒言，面色萎黄少华，二便正常。脉虚细，舌质淡，苔薄白。此乃反复出血后气血两虚之症。拟用温肾补脾、益气摄血之法治之。方用固冲汤化裁。

党参15g，黄芪10g，白术10g，白芍10g，荆芥炭10g，炒地榆10g，红茜草10g，煅龙牡各20g（先煎），甘草5g。3剂，每日1剂，水煎服。

复诊：1987年10月11日。

服上药后精神好转，阴道出血已少，每天只需换纸1～2次，脉舌如前，宗上方去荆芥，加乌贼骨10g，鹿角霜10g，再续3剂。

三诊：1987年10月19日。

服第一剂后，阴道出血完全停止，纳增，面色转华，脉细缓，舌质淡红苔薄白，为巩固疗效，仍以八珍汤加山药、枸杞子、巴戟天：当归10g，川芎5g，白芍8g，熟地15g，白术10g，茯苓8g，甘草5g，山药10g，枸杞子10g，巴戟天10g，如此调补半年后痊愈。

例二：王某，女，20岁，学生，未婚。1990年5月10日初诊。

患者近4个月月经紊乱，周期$\frac{10\sim25}{15\sim60}$天。本次月经间隔51天后于昨日来潮，量多，色淡质稀，神疲乏力，面色少华，短气懒言，手心发热，少腹坠胀。舌淡，边有齿痕，苔薄白，脉虚细。证属脾气虚弱摄血无力。方用固冲汤。

党参10g，黄芪15g，炒白术10g，煅龙牡各20g（先煎），山萸肉10g，乌贼骨10g（先煎），红茜草10g，炒荆芥10g，炒地榆10g，樗白皮10g，白芍10g。3剂，水煎服，每日1剂。

复诊：1990年5月13日。

服上方后血止。倦怠乏力，气短懒言，舌脉同前，平时改拟调补三阴。方用补肾八珍汤。每日1剂，水煎服，10剂后如此调理4个月，月经恢复正常。

例三：李某，女，42岁，干部，已婚。1994年3月23日初诊。

患者月经来潮半月余，量中，色淡，无块，小腹隐痛，神疲乏力，纳差，心悸，手足不温。8年前行输卵管结扎术。子宫、附件“B”超检查无异常发现。舌淡红，苔薄白，脉细。证属脾虚崩漏，方用固冲汤。

党参10g，黄芪15g，炒白术10g，煅龙牡各20g（先煎），山萸肉10g，乌贼骨10g（先煎），红茜草10g，炒荆芥10g，炒地榆10g，樗白皮10g，白芍10g。7剂。水煎服，每日1剂。

二诊：1994年3月30日。

服药3剂后血止。现经净4天。带下清稀，量略偏多，无异味，小腹空坠，神疲乏力。西医妇检拟诊：轻度子宫脱垂。舌脉同前。拟益气补中调冲：补中益气丸、金匮肾气丸交替服用一个月。

三诊：1994年4月16日。

月经今日来潮，周期39天，量偏多，质稀无块，小腹隐隐作坠。舌脉同前，继拟固冲汤7剂。并嘱经净常规服用补中益气丸、金匮肾气丸2～3个月以善后。

【按】崩漏是月经病中的常见重症，中医学中早有塞流、澄源、复旧三步治法。徐老认为塞流不是上策，最忌见血止血，龙、牡、胶、炭之属酸涩敛腻，用之不当，则有滞邪留瘀之弊。因此，止血必须澄源。若只塞流而不澄其源，则炎上之火不可遏；只澄源而不复其旧，则孤独之阳无以主。《济阴纲目》崩漏门眉批云："止涩之中，须寓清凉，而清凉之中，又须破瘀解结。"说明清热凉血，化瘀止血为治疗崩漏的基本法则之一，不止之中寓有止意。徐老于临证中掌握好补与清的主次，通与涩的适应症，立方遣药，标本兼治，灵活配伍。血止"塞流"之后，还要"澄源"巩固，促使病员早日康复，防止崩漏再发。

其清化固经汤，便是清热养阴，以治血热有瘀而阴伤加堤决的经验方，寓清凉以止血；其逐瘀止崩汤，仍是以消瘀为主，辅以止血，二法并用，求其"经脉以通，元气以从"，瘀得以逐，则血循常道，气血畅则瘀自消，故而崩漏愈；其固冲汤，便是澄源复旧，侧重调补脾胃，也就是东垣强调的"下血症须用四君子补气药收功"的发挥。这是治疗崩漏中一个十分重要的环节。

（罗显民　王松涛）

23. 绝经前后诸证

妇女在绝经前后，出现以组织水肿或精神症状为主症，如月经紊乱，轰热汗出，阵发性潮热面红，五心烦热或头晕耳鸣，烦躁易怒，情绪易于激动，失眠心悸，浮肿便溏，皮肤感觉异常等与绝经有关的症状者。称为"绝经前后诸证"，也称"经断前后诸证"，西医称"更年期综合征"。徐老临诊时，将其分为肝肾阴亏和脾肾阳虚两型，以百合甘麦大枣汤和双补汤治之，每获良效。

肝肾阴亏综合征　百合甘麦大枣平

百合甘麦大枣汤

组成：百合 10g　炙甘草 8g　麦冬 10g　知母 10g　生地 10g　生龙齿 15g　生牡蛎 15g　炒枣仁 10g　茯神 10g　五味子 5g　珍珠母 10g　合欢皮 10g　大枣 5 枚

功用：滋肾养心，镇静安神。

主治：肝肾阴亏型绝经前后诸证。

方解：本方为《金匮要略》的甘麦大枣汤、百合知母汤、百合地黄汤三方加减组成。百合、甘草，清心保肺，和百脉，补中益气，宁神益智止咳；甘草、大枣甘润，滋补缓急，养心脾，益气调营；生地、麦冬、知母滋阴液，养心肾；枣仁、茯神养肝宁心；合欢皮解郁安神；龙齿、牡蛎、珍珠母育阴潜阳，镇惊恐，安神志；五味子益肝肾、滋阴液，复脉通心，收敛耗散之气。全方以甘平之味滋肾养血宁心、安神健脾以缓诸证。气阴不足加南北沙参，肝火亢极加夏枯草，阴部干燥发痒加大胡麻、桑寄生，胸闷嗳噫加绿萼梅、金橘饼。

案例：

例一：朱某，女，48 岁，干部，已婚。初诊日期：1977 年 12 月 25 日。

患者头晕目眩，耳鸣心悸，失眠健忘，面部烘热出汗已一年余。月经紊乱半年，曾服用谷维素、安定等药效果不显著，舌质红，苔薄黄，脉弦细，治以滋阴清热、养心安神。方用百合甘麦大枣汤。

百合 10g，炙甘草 8g，麦冬 10g，知母 10g，生地 10g，

生龙齿 15g，生牡蛎 15g，炒枣仁 10g，茯神 10g，五味子 5g，珍珠母 10g，合欢皮 10g，大枣 5 枚。随症白带多加椿根皮 10g；浮肿加泽泻 10g；少腹冷加肉桂、附子各 5g，前后三诊，症状消失。停药 3 个月后随访，得悉诸症未再复发。

例二：程某，女，48 岁，干部，已婚。1986 年 4 月 18 日初诊。

患者近半年出现头目昏眩，心悸失眠，烦躁不安，腰膝酸软，气短懒言，口苦。舌黯红、苔薄白、脉弦细。证属肝肾亏虚，阴阳失调，方用百合甘麦大枣汤：百合 10g，炙甘草 8g，麦冬 10g，知母 10g，生地 10g，生龙齿 15g，生牡蛎 15g，炒枣仁 10g，茯神 10g，五味子 5g，珍珠母 10g，合欢皮 10g，大枣 5 枚。每日 1 剂，水煎服，5 剂。

复诊：1986 年 4 月 23 日。

头昏烦躁等症缓解，继服 7 剂痊愈。随访半年余，均正常。

患者近一年来，月经先后不定期，色红、量中，胸闷不舒，心悸失眠，腰膝酸软，咽中有物梗阻感。平素多愁善虑，每逢情志不畅，哭闹不休。舌质偏红、苔薄白，脉弦细。证属肝肾阴虚，肝阳上亢。方用百合甘草大枣汤：百合 10g，炙甘草 8g，麦冬 10g，知母 10g，生地 10g，生龙齿 15g，生牡蛎 15g，炒枣仁 10g，茯神 10g，五味子 5g，珍珠母 10g，合欢皮 10g，大枣 5 枚。每日 1 剂，服药 10 剂痊愈。

绝经诸证双补汤　温肾扶阳冲任养

双补汤

组成：党参 10g　山药 10g　茯苓 10g　莲子肉 10g　芡

实 10g　补骨脂 5g　肉苁蓉 10g　山萸肉 10g　五味子 5g　菟丝子 10g　覆盆子 10g　巴戟天 10g

功用：扶阳健脾，温养冲任。

主治：脾肾阳虚型绝经前后诸证。

方解：方中党参、茯苓、山药、莲子肉、芡实健脾和中益气；补骨脂、肉苁蓉、菟丝子、覆盆子、巴戟天、五味子温补肾阳、益养冲任；山萸肉益肝肾、补精血以滋先天，共奏温肾健脾之功。

案例：

例一：吴某，女，49岁，教师，已婚。1988年5月11日。

近年来经期后退，3～6个月一潮。现经行3天，少腹胀坠，量色无殊，头晕浮肿，脘闷纳少，精神不振，腰腿酸软，大便时溏。白带量少质稀，微呈腥味。脉沉缓，舌质淡，苔薄微腻，证由脾肾阳虚，冲任失于温煦。治以温补先后二天，方用双补汤方去肉苁蓉，加椿根皮、泽泻。

党参 10g，山药 10g，茯苓 10g，莲子肉 10g，芡实 10g，补骨脂 5g，山萸肉 10g，五味子 5g，菟丝子 10g，覆盆子 10g，巴戟天 10g，椿根皮 10g，泽泻 10g。5剂，每日1剂。经治2月余，共服药25剂，情畅神怡，诸证基本消失。停药观察1年至绝经，未见复发。

例二：武某，女，47岁，农民，已婚。1989年4月10日初诊。

患者半年来月经周期紊乱，量时少时多，伴头晕眠少，记忆力减退，纳少运迟，腰酸肢倦，大便不实，脘腹胀满。舌胖嫩、脉细。证属脾肾阳虚。方用双补汤。

党参 10g，山药 10g，茯苓 10g，莲子肉 10g，芡实 10g，补骨脂 5g，山萸肉 10g，五味子 5g，菟丝子 10g，肉苁蓉

10g，覆盆子10g，巴戟天10g。每日1剂，服6剂。

复诊：1989年4月16日。

诸症减，纳增，继服原方10剂而愈。

例三：吴某，女，49岁，工人，已婚。1990年8月20日初诊。

患者自4月至今，月经先后不定期，量少色淡，神疲乏力，腰酸肢冷，纳呆腹胀，白带绵绵不断，质稀清冷，舌淡，苔薄白，脉沉细。证属肾阳虚，冲任不固。方用双补汤。

党参10g，山药10g，茯苓10g，莲子肉10g，芡实10g，补骨脂5g，山萸肉10g，五味子5g，菟丝子10g，肉苁蓉10g，覆盆子10g，巴戟天10g。水煎服，每日1剂，服7剂，诸症大减，守原方5剂而安。

【按】绝经前后诸证，为临床比较常见的妇科疾患。常因个人心理素质、体质强弱不同而有异。《素同·上古天真论》："七七任脉虚，太冲脉衰少，天癸竭，地道不通。"认为妇女四十九岁左右，即绝经前后，肾气渐衰，肾精不足，冲任脉虚，天癸将竭。此时由于某种因素的影响，肾之阴阳平衡失调，脏腑功能紊乱，就可产生一系列症状和体征。例一主要是肾气衰退，冲任亏虚，天癸欲绝。肾的盛衰盈亏，都直接或间接影响到各个脏腑。其中对肝的影响最大，因为肝肾既为母子，又有精血同源关系。肾阴虚必然导致肝阴虚，欲治之，当以肝肾并治为宜。以柔润之品滋阴涵阳，则阴阳协调，相火潜藏，其病自愈。例二其病机为脾肾阳虚。脾为中州之土，人身后天之本。肾为水火之脏，人身先天之本。若肾阳不足，命门火衰，不能上温脾土，脾失健运，或脾阳火虚，不能运化水谷精气以资肾，肾阳亦虚，则出现脾肾阳虚诸证。徐老从长期的临床实践中抓住本病发病的关键是肝肾阴虚为主的这一特征，投以滋养、温养冲任二方，方一为甘平之味滋养为主，宁心健脾以缓诸症，方从仲景意出；方二以甘温为主，温补脾肾而养冲任，益奇经，方从归脾合五子衍宗丸化裁。药证合拍，可助本病患者顺利度过更年期。

（罗显民　王松涛）

带　下　病

1. 脾虚带下

健康妇女阴户内应有少量白色或淡黄色无味的液状分泌物，称之带下。以滋润阴户及外阴。当青春期、月经前后、妊娠期带下量增多，这些多属正常现象。王孟英曰："津津常润，本非病也。"若带下量明显增多，色质味异常，或伴全身及局部症状者，则属带下病。带下可分白带、黄带、赤带、青带、五色带五种。临床以白带、黄带为多见。白带本于脾虚，黄带多由湿热。徐老执苓药芡苡汤、丁丹土木消毒饮治带下为常法，健脾化湿，清热止带，疗效令人满意。

脾虚带下重治湿　苓药芡苡汤服益

苓药芡苡汤

组成：土茯苓 15g　山药 10g　芡实 10g　苡仁 10g

莲须 10g　稆豆衣 10g　樗白皮 10g

功用：健脾化湿，利湿止带。

主治：黄、白带下。

方解：土茯苓、山药、芡实、苡仁性味甘淡，健脾胜湿，化浊解毒，为带下主药。莲须、稆豆衣、樗白皮甘苦性涩，固脱止带，且樗白皮味苦涩，性寒燥，功专固下，治痢疗崩愈带浊，为带下常用药。白带为脾虚，湿邪下陷，加党参、白术补脾益气；鸡冠花、银杏仁收敛化湿浊。黄带为湿热蕴积下焦，加黄柏、苍术二妙散，清热燥湿；革薢、木通清利湿热。蜀羊泉、黄药子、白花蛇舌草善以清热解毒。

案例：

例一：张某，女，30 岁，工人，已婚。初诊日期：1976 年 5 月 28 日。

白带量增多年余。月经周期$\frac{7\sim9}{21\sim24}$天，末次月经期：1976 年 5 月 10 日，量中，色紫红有块。下腹坠痛，腰膝酸楚。平时头晕浮肿，纳少疲乏。白带量多色乳白质稠，外阴不痒。查滴虫、霉菌均阴性。盆腔透环正常。足产 2 胎，人流 2 胎，末孕 1974 年 3 月，人流加放环。妇检：宫颈轻糜；宫体稍大，压痛（±）；附件（−）。印象：慢性子宫内膜炎、宫颈炎。脉沉弦，舌质淡红苔薄白。证属脾虚湿邪下陷。治法：健脾利水，燥湿止带。处方拟用苓药芡苡汤加减。

土茯苓 15g，山药 10g，芡实 10g，苡仁 10g，莲须 10g，稆豆衣 10g，樗白皮 10g，党参 12g，白术 10g，白鸡冠花 10g，银杏仁 10 枚，蜀羊泉 10g。10 剂。每日 1 剂，水煎服。

复诊：1976 年 6 月 18 日。

服上方 10 剂，病情好转，白带显著减少。月经于 1976

年6月8日来潮。量中色紫红有块，腰腹酸痛减轻，7天净。本次经期29天。处方：同上。以巩固疗效。

服上方共20剂。月经、带下基本正常。随访年余，未见复发。

例二：李某，女，35岁，干部，已婚。初诊日期：1976年8月28日。

白带多伴外阴痒半年余。患者结婚7年未孕。月经周期$\frac{3\sim5}{25\sim38}$天。末次月经：8月20日，经量少，色紫红有块。下腹痛，腰酸楚。平时白带多，色黄白，质稠黏气秽，外阴瘙痒有灼热和痛感。宿有尿路感染，时有尿频、急。白带化验（−）。脉濡数，舌质淡红，苔薄白。证属湿热下注，蕴积成带。治法：清热利湿解毒。处方：

（1）苓药芡苡汤加炒苍术、黄柏、萆薢、木通、蜀羊泉、白花蛇舌草：土茯苓15g，山药10g，芡实10g，苡仁10g，莲须10g，穞豆衣10g，樗白皮10g，炒苍术10g，黄柏6g，萆薢10g，木通6g，蜀羊泉10g，白花蛇舌草10g。5剂。水煎内服，每日1剂。

（2）苦参洗剂：苦参30g，百部15g，紫槿皮15g，花椒15g，蛇床子15g，地肤子15g。5剂，煎水熏洗外阴。

复诊：1976年9月2日。

经苓药芡苡汤内服，苦参洗剂外洗，上述诸症有所好转，继守原方治疗。

三诊：1976年10月20日。

经治月余。白带减少，阴痒消失，月经昨日来潮。因患者婚后未孕，月经失调，给予调经安冲的二丹四物汤：丹皮10g，丹参10g，当归10g，白芍10g，川芎5g，生地10g，香附10g，郁金10g，茺蔚子10g，元胡10g，玫瑰花5g，月季花5g，怀牛膝10g。5剂。经期水煎服，每日1剂。

四诊：1976年10月25日。

月经已净。守原法，处方：（1）二丹四物汤5剂，经期服；（2）补肾养冲汤：枸杞子10g，菟丝子10g，覆盆子10g，关沙苑10g，肉苁蓉10g，熟地10g，山药10g，巴戟天10g，补骨脂10g，仙灵脾10g，仙茅10g，锁阳10g。5剂，经后服。

上述方药，连服3个月停药。随访半年怀孕，后足月分娩一女婴。

例三：王某，女，30岁，工人，已婚。初诊日期：1990年2月27日。

白带甚多兼少量黄带2月余。月经周期：$\frac{6\sim7}{23\sim30}$天，末次月经：1990年2月20日，量中，色紫有块。平时白带量多，腥秽，伴头晕心悸，腰酸乏力，少腹隐痛不适，午后似有低热，食欲欠佳。妇科检查（-）。舌苔薄白，脉濡细而数。证属脾虚湿热。治宜健脾清热，予苓药芡苡汤加苍术、黄柏、萆薢、木通：土茯苓15g，山药10g，芡实10g，苡仁10g，莲须10g，穞豆衣10g，樗白皮10g，苍术10g，黄柏6g，萆薢10g，木通6g。5剂。每日1剂，水煎服。

复诊：1990年3月3日。

服上药5剂后，病情明显好转，白带减少，继服苓药芡苡汤5剂，症状全部消失。

【按】治带重在治湿，治湿又重在健脾，这是徐老的经验。凡遇白带稀薄，多责之于脾虚失运；凡见黄带黏浊，多属湿热下注，带脉失约。《傅青主女科》开卷第一句有训：

"夫带下俱是湿症。"眉批注云："凡带症多系脾湿，初病无热，但补脾土，兼理冲任之气，其病自愈；若湿久生热，必得清肾火，而湿始有去路。"此对带下病机、治则的论述，为徐老效法。徐老在长期妇科临床中，以自拟苓药芡苡汤治疗黄白带下，效果良好。本方主药有土茯苓、山药、芡实、苡仁。药味甘淡，健脾渗湿，固脱止带。治湿以渗湿为主，因带下属水湿，淋漓下行。以渗利法，取因势利导之意。樗白皮味苦涩，性寒燥，功专固下。脾虚湿邪下陷者加参、术补脾益气，而湿热蕴结下焦者则加二妙、萆薢、木通，清利湿热。如此标本兼顾，乃能取应手之效。

2. 热毒

带下黄色如脓或浑浊如米泔，或如豆腐渣，或混有血液，秽臭，阴部灼热、瘙痒，小便赤涩，唇干口苦，舌红苔黄，脉弦数或滑数等。本型带下乃湿毒内侵，损伤带任胞宫，以致蕴而生热化浊的病变。徐老以自拟方丁丹土木消毒饮，疗效多满意。

丁丹土木消毒饮　清热解毒水湿清

丁丹土木消毒饮

组成：天丁 10g　丹皮 10g　土茯苓 15g　木通 5g　黄柏 10g　红蚤休 10g　苡仁 15g　樗白皮 10g　蜀羊泉 10g　墓头回 10g　猪秧秧 10g　白花蛇舌草 10g

功用：清热解毒，利水除湿。

主治：热毒带下。

方解：方中天丁清热排毒、活血消痈；墓头回、土茯苓、白花蛇舌草、猪秧秧既能清热解毒，又可利水渗湿；黄柏为清热燥湿之品，性味苦寒，主清利下焦湿热；木通、苡仁利水渗湿、清热排毒；蜀羊泉清热解毒、散瘀消肿、祛风利湿；丹皮清热凉血，樗白皮既有清利湿热之效，又兼止血之功。若脾胃虚弱，正气不足者，可加黄芪以扶正托毒；若带下过多，可加鸡冠花、金樱子、银杏仁以收涩止带；若兼赤带，可加红蚤休、红茜草、红藤以活血止血。

案例：

例一：李某，女，38岁，干部，已婚。初诊日期：1989年10月5日。

带下量多，质稠色黄，伴低热近一年。偶见带中夹血，味秽臭，常伴有脓性分泌物。自觉低热，纳差，面色不华。月经周期：$\frac{3\sim5}{25\sim31}$天，末次月经：1989年9月27日。西医妇科检查后诊断：阴道炎、宫颈炎。脉滑数，舌质红，有瘀点，苔黄腻。证属湿热蕴结，热毒下陷。治法：清热解毒、祛湿止带。处方拟用丁丹土木消毒饮加味。

天丁10g，丹皮10g，土茯苓15g，木通5g，黄柏10g，红蚤休10g，苡仁15g，樗白皮10g，蜀羊泉10g，墓头回10g，猪秧秧10g，白花蛇舌草10g，鸡冠花10g，银杏仁10g。7剂。每日1剂，水煎服。

二诊：1989年10月12日。

服前方1周，上述症状明显好转，带下量明显减少，色黄白，无脓性分泌物，脉滑，舌红，苔薄黄。原方去鸡冠花、银杏仁加黄芪20g。继服7剂。

三诊：1989年10月20日。

前症基本消失，带下量少，色白，纳佳，面微红，无低热感。上方继进7剂。

随访：患者1989年10月24日月经来潮，10月28日净。1周后，自购二诊方药7剂服用，未有异常症状出现，随访半年，未见复发。

例二：周某，女，45岁，干部，已婚。1977年7月15日初诊。

带下量多，质黏如脓，气味秽臭，时带血色，下腹隐痛，阴痒半年。近两周腹痛加剧，带下色暗红，质黏腻，阴痒难当。并有头昏目涩，烦热胸闷，纳差口苦，失眠，小便短赤、涩痛，大便秘结。妇检：外阴（–），阴道黏膜充血，见多处小出血点，分泌物较多，色淡咖啡色，质黏稠；宫颈重度糜烂（单纯型）；宫体常大，活动；附件（–）。白带涂片查霉菌（–），滴虫（+）。诊断：滴虫性阴道炎、宫颈炎。脉弦数，舌红苔黄。证属热毒蕴蒸，损伤任带。治以清热解毒，除湿止带。处方用丁丹土木消毒饮。

天丁10g，丹皮10g，土茯苓15g，木通5g，黄柏10g，红蚤休10g，苡仁15g，樗白皮10g，蜀羊泉10g，墓头回10g，猪秧秧10g，白花蛇舌草10g。7剂。每日1剂，水煎服。并嘱第三煎取液200ml，冲洗阴道每日2次。

复诊：1977年7月22日。

症状好转，带下量有所减少，色黄；阴痒缓解，腹痛明显减轻，小便色清，大便日解一次。舌红苔黄，脉弦滑。原方继进7剂。

三诊：1977年7月30日。

时值经前，带下质稀，色黄白，余症悉除。继予原方 7 剂以善后。

例三：项某，女，36 岁，工人，已婚。1984 年 8 月 15 日初诊。

患者于 1984 年 5 月初因带环怀孕而行人工流产术，术后月余，带下量多，质稠色暗红，气味腥臭；时感午后低热。并伴有腰骶部酸痛不适，少腹隐痛、坠胀。曾口服灭滴灵、外用妇炎灵栓，症状略有好转。停药后症状渐重，反增心烦胸闷，口干口苦，头昏头痛，纳差倦怠，大便燥结，少腹坠痛，经期前后尤甚。末次月经：1984 年 7 月 19 日，经期尚准，经行 7 ～ 8 天方净。现值经前，带下量多如流，色黄，气味腥臭。西医拟诊：慢性附件炎。脉弦细数，舌质红，苔薄黄。证属胞宫受损，湿热壅阻，日久化火成毒。治以清热解毒，除湿止带。方用丁丹土木消毒饮。

天丁 10g，丹皮 10g，土茯苓 15g，木通 5g，黄柏 10g，红蚤休 10g，苡仁 15g，樗白皮 10g，蜀羊泉 10g，墓头回 10g，猪秧秧 10g，白花蛇舌草 10g。7 剂。每日 1 剂，水煎服。

复诊：1984 年 8 月 25 日。

末次月经：1984 年 8 月 17 日，量中，色暗红，经行 5 天即净。服上药同时，即感诸症减轻，下腹隐痛，经后带下量少，未觉发热。守原法、原方，继服 7 剂。

三诊：1984 年 9 月 2 日。

服上药后，带下一直不多，无明显气味，色略黄，下腹疼痛消失。妇检（–）。予原方 5 剂，以巩固疗效。

【**按**】带下的形成与带脉、任脉有密切关系。若带脉失约，任脉不固，湿毒蕴结下注，损其任带，即成带下。治此证，徐老善以丁丹土木消毒饮治疗，清热解毒，利水除湿。

妇科临床，见带下者，有主补脾，有主补肾，有主滋阴，亦有主清泻；又有固肾束带，燥湿止带，清肝止带或育阴止带，健脾止带，执为常规，每不应手。故临证尤宜审慎，必察其症、验其体，方可断其属性，若专主一面，则疗效总难令人的满意。值得指出的是，徐老丁丹土木消毒饮中应用黄芪，不仅专于脾胃虚弱、正气不足者，更意在扶正托毒，有因势利导之功。

3. 盆腔炎

带多腹痛瘀湿热　慢性盆腔炎方杰

慢性盆腔炎方

组成：当归 15g　白芍 15g　丹皮 15g　玄胡 10g　莪术 10g　三棱 10g　红藤 10g　川芎 5g　败酱草 10g　土茯苓 10g　樗白皮 10g　墓头回 10g　蜀羊泉 10g　白花蛇舌草 10g

功用：清热利湿，行气逐瘀止痛。

主治：慢性盆腔炎。

方解：方中当归、白芍活血补血；丹皮清热凉血；三棱、莪术破血祛瘀，川芎兼有祛风之效，合而行气止痛；玄胡活血行气止痛；红藤、败酱草活血祛瘀止痛；土茯苓、墓头回、白花蛇舌草清利湿热；樗白皮、蜀羊泉既有清热利湿之效，又具固下止带之功，为带下病的常用药。全方共奏理气行滞、逐瘀止痛、清热利湿之效。对于邪热未清，瘀阻气滞者尤宜。

案例：

例一：张某，女，30岁，农民，已婚。初诊日期：1976年3月3日。

腰酸伴下腹痛3年余。白带量多色黄白，外阴不痒。月经周期：$\frac{7}{24}$天，经量多色紫红有块。左下腹坠痛，腰骶酸楚，劳动后与月经前后症状加重。妇检：宫颈中糜，宫体后位正常大小，活动受限，压痛（+）；两侧附件呈条索状增粗，压痛，左侧压痛明显。白带查滴虫、霉菌均（-），宫颈刮片（-）。曾用抗生素、胎盘组织液等药治疗，效果不显。末次月经：2月13日。脉沉弦数，舌质淡红夹赤有紫瘀点，苔薄黄。面色萎黄，头晕心悸，纳少眠差。证属郁久化热，瘀热相结，壅滞不畅。治法：祛瘀清热，通经散结。处方拟用慢性盆腔炎方。

当归15g，白芍15g，丹皮15g，玄胡10g，莪术10g，三棱10g，红藤10g，川芎5g，败酱草10g，土茯苓10g，樗白皮10g，墓头回10g，蜀羊泉10g，白花蛇舌草10g。5剂。每日1剂，水煎服。

复诊：1976年3月13日。

服药后病情好转。末次月经：1976年3月9日，量、色、质有改善。腹胀痛、腰骶酸减轻。仍守原法。处方：同上。佐服乌鸡白凤丸，1粒，每日2次。

上述方药共治疗3个月，基本好转。1年后随访未复发。

例二：周某，女，34岁，工人，已婚。初诊日期：1975年3月23日。

人流后2个月，下腹时常隐痛坠胀伴白带增多。足产2胎，人流2胎。患者于1975年1月行人工流产术，术后恶露持续20余天方净。两个月来下腹经常隐痛，肛门、会阴部坠胀感，腰骶部酸痛。白带时多，色黄质稠，外阴不痒。月经前后症状加剧。平时伴有低热（腋下37.5℃左右）。曾用西药胎盘组织液、四环素、青霉素、链霉素治疗，症状未减。胃纳减退，精神不振，头晕失眠，口干喜饮。西医妇科诊断：慢性盆腔炎。脉弦滑，舌质略红，苔薄黄。证属瘀热相结，气血壅滞不畅。治法：活血化瘀，行滞止痛。处方：慢性盆腔炎方加黄药子、川牛膝。

当归15g，白芍15g，丹皮15g，玄胡10g，莪术10g，三棱10g，红藤10g，川芎5g，败酱草10g，土茯苓10g，樗白皮10g，墓头回10g，蜀羊泉10g，白花蛇舌草10g，黄药子10g，川牛膝10g。5剂。每日1剂，水煎服。

复诊：1975年3月30日。

服药后，下腹痛、腰骶酸痛有所减轻，体温恢复正常，仍宗原方5剂。

上述方药共服20余剂，诸症消失。

例三：张某，女，31岁，教师，已婚。初诊日期：1995年10月14日。

少腹及腰骶痛3年，逐渐加重半年。患者小腹伴腰骶部疼痛3年，曾服抗菌消炎药效不显，近半年时有小腹坠胀不适，隐隐作痛，连及腰骶，经前加重，白带量多，质黏如脓，时见血色，味腥臭，并逐渐加重。末次月经：1995年10月2日。妇检：外阴（-）；阴道黏膜轻度充血，分泌物量多色稍黄；宫颈轻度糜烂；宫体后位，正常大小，压痛，活动欠佳；双侧附件增厚压痛。诊断：（1）慢性盆腔炎；（2）宫颈炎。脉弦数、舌淡尖红，苔薄白。用慢性盆腔炎方。

当归15g，白芍15g，丹皮15g，玄胡10g，莪术10g，三棱10g，红藤10g，川芎5g，败酱草10g，土茯苓10g，樗白皮10g，墓头回10g，蜀羊泉10g，白花蛇舌草10g。7剂。每日1剂，水煎服。

复诊：1995年10月22日。

用药后白带量减少，小腹及腰骶痛大减。处方同上，继服5剂。

上述方药共服30余剂。症状消失。

【按】上述为常见之妇科病证，多为湿、热、瘀之邪久稽下焦，蕴郁胞络，以致有腰酸痛，带下多，少腹拘急，甚则有状若临盆、苦楚不堪等临床症状。徐老自拟“慢性盆腔炎方”，具有活血化瘀，行滞止痛，消癥散结的功能。本方经临床实践验证，对慢性盆腔炎疗效显著。对于少数病情顽固、迁延缠绵、反复发作者，可运用本方加减亦可收到良效。徐老在该方中联用几个药对，如：玄胡、三棱、莪术；当归、白芍、丹皮；红藤、川芎、败酱草等。就此三组药对而言，既有活血清热，又有活络镇痛之功效。全方药力集中，尤对病迁日久、病灶不清、反复发作的病例每能取显效，临证时可多效法。

（徐　毅　任　何）

妊　娠　病

1. 妊娠恶阻

妊娠早期反复出现恶心呕吐，头晕厌食，甚或食入即吐，从而影响孕妇健康的病证，称为妊娠恶阻。

胎元初凝冲气逆　加味温胆呕吐抑

加味温胆汤

组成：制半夏10g　云茯苓10g　陈皮6g　甘草6g　枳实6g　竹茹6g　旋覆花6g　枇杷叶6g　藿香梗6g

功用：和胃降逆，化痰止呕。

主治：妊娠恶阻。

方解：明·方约之《丹溪心法附余》云："恶阻从痰治，方用二陈汤"，对脾胃虚弱、痰湿内停之恶阻出示方案。徐老经多年临床实践，遵先贤经验，应用加味温胆汤治疗，确有效验。方中二陈汤燥湿化痰，理气和中；枳实、竹茹清降痰热；旋覆花、枇杷叶、藿香梗降逆止呕，从而达到和胃降逆，化痰止呕之效。脾胃虚寒，中阳不振，脉象缓滑，舌淡，苔薄白者，加党参、炒白术、灶心土；郁而化热，呕出黄稠痰涎，脉象滑数，舌红尖赤，苔薄黄，加黄芩、黄连、麦冬、芦根。

案例：

例一：宋某，女，30岁，工人，已婚。就诊时间：1974年6月10日。

停经59天，尿妊娠试验阳性，近两周来，呕吐频作，不能进食，头晕目眩，消瘦神疲，卧床不起，查尿酮体阳性。西医曾用输液、维生素等支持疗法，症情未见好转，脉象缓滑，舌质淡红，苔薄白。证属中焦虚寒，胃气不降。治法：温胃降逆止呕。处方用加味温胆汤化裁。

党参 10g，白术 10g，灶心土 30g，制半夏 10g，云茯苓 10g，陈皮 6g，甘草 6g，枳实 6g，竹茹 6g，旋覆花 6g，枇杷叶 6g，藿香梗 6g。5 剂，水煎服。

二诊：1974 年 6 月 16 日。

症见好转，偶于进食前后仍有呕吐，能进流质饮食。嘱其停止输液，诊脉缓滑，舌质淡红，苔薄白，守原方再服 5 剂。

三诊：1974 年 6 月 24 日。

呕吐停止，能进饮食，精神好转，加味温胆汤加党参 10g，白术 10g。5 剂。

例二：张某，女，28 岁，教师，已婚。就诊时间：1981 年 10 月 5 日。

停经 63 天，尿妊娠试验阳性。近 20 天来呕吐频繁，头晕心烦，低热，胸胁胀闷不适，形体消瘦，精力不支，查尿酮体阳性。应用补液、维生素、冬眠疗法等措施治疗两周，疗效不显。呕出苦水挟有咖啡色血液，饮食点滴不进，病情日渐趋重，患者慕名来诊，脉来滑数，舌质红，尖赤苔薄黄。证属肝郁化热，逆而犯胃。治法：清肝和胃，降逆止呕。处方：加味温胆汤加黄芩、黄连、麦冬、芦根。

制半夏 10g，云茯苓 10g，陈皮 10g，甘草 6g，枳实 6g，竹茹 6g，旋覆花 6g，枇杷叶 6g，藿香梗 6g，黄芩 6g，黄连 3g，麦冬 10g，芦根 10g。5 剂。嘱少量多次服法。

复诊：1981 年 10 月 11 日。

患者服 3 剂后呕吐减轻，舌脉同前。再守原方续服 5 剂。

三诊：1981 年 10 月 16 日。

呕吐停止，能进流质饮食，舌质淡红，苔薄白，加味温胆汤加黄芩 6g，白术 10g。连取 5 剂后。身体逐渐康复。

【按】“恶阻”病名，首见《诸病源候论》。《产嗣纪要》云：“恶阻者，谓有娠而恶心阻其饮食也。”其主要症状：食入即吐，甚则见食亦吐，倦怠乏力。其剧者，吐出痰涎苦水，机体消瘦，面色不华。尿酮体阳性者，现代医学称之为“妊娠剧吐”。

徐老认为，妇女妊娠后，胎元初凝，经血不泻，血聚养胎，胞宫内实，致使冲气上逆，胃失和降，遂发恶阻。治疗本病，徐老应用自拟经验方加味温胆汤随症加减，屡试屡验。方中温胆汤和胃化痰、兼能止呕，再佐以旋覆花、枇杷叶、藿香梗，加强了降逆化湿，理气和中之功。案中例一，辨证属于中焦虚寒，胃气不降，应用本方加党参、白术、灶心土温胃和中，降逆止呕；例二，辨证属于肝郁化热，逆而犯胃，导致胃失和降，呕吐不止，应用本方加芩、连苦寒燥湿，清热降逆，麦冬、芦根、甘草养阴，润燥除烦，均获得很好疗效。

临床所见恶阻一病，其剧者往往服药亦随服随吐。徐老借鉴前人经验，采取少量多次给药的方法。即每剂药煎成浓汁 300ml，每次口服 50ml，隔一小时服一次，反复多次服药，始能达到和胃止呕之效。

此外徐老指出，临床尚有“妊娠流涎”一症。指的是患者在妊娠早期，唾液分泌异常增多，白天则连续不断，夜间略为减少，其最多者每日达 1000ml 以上，古称“脾冷流涎”(《寿世保元》)。证属中焦虚寒，不能摄津。治法：加味温胆汤加党参、炒白术、灶心土、益智仁，功能温脾摄津，对妊娠流涎颇有效。

（黄兆祥）

2. 子肿、子满

妊娠中晚期，肢体面目发生肿胀者，称为“子肿”，亦称“妊娠肿胀”。妊娠胎水过多，胸膈胀满，甚则喘不得卧者，称为“子满”，亦称“胎水肿满”。对本症的辨证论治，徐老多强调肝郁脾虚，常用五皮归芍散治之。

子肿子满责肝脾　五皮归芍病痾期

五皮归芍散

组成：大腹皮 10g　桑白皮 10g　茯苓皮 10g　生姜皮 5g　陈皮 5g　当归 10g　白芍 10g　川芎 5g　白术 10g　茯苓 10g　泽泻 10g。

功用：调肝行气，健脾祛湿，养血安胎。

主治：子肿，子满。

方解：本方乃五皮散合当归芍药散组成。方中芍药泻肝木而安脾土，合以归、芎调肝行气，养血安胎；白术、茯苓、泽泻健脾利湿，大腹皮下气宽中行水，陈皮调气和中，生姜皮温中理气，桑白皮泻肺气以通水道，且白术配以茯苓皮、大腹皮、陈皮、生姜皮构成“全生白术散”，具有健脾理气，温中行水之功，实为脾虚妊娠水肿而设。加减：若下肢逆冷，腰膝酸软，加制附片 3g，干姜 3g，温阳化气行水；气虚乏力者加黄芪 15g，益气行水；心烦烘热者加黄芩 10g，清热安胎，纳差加砂仁 5g，和胃安胎。

案例：

例一：王某，女，26岁，干部，已婚。初诊日期：1988年7月8日。

患者妊娠6个月，近10日来觉两足浮肿，胸胁胀闷，纳差，心烦烘热，小溲短少，大便溏薄，日行2次，按下肢凹陷性水肿，尿常规、血压、妇检均正常，脉弦滑，舌质淡，苔薄白微腻。证属肝郁脾虚，治拟调肝健脾，清热利湿安胎。方用五皮归芍散化裁。

大腹皮10g，桑白皮10g，陈皮5g，当归10g，白芍10g，川芎5g，白术10g，茯苓10g，泽泻10g，黄芩10g，砂仁5g。5剂，水煎服，每日1剂。

复诊：1988年7月14日。

服药后，肿势顿减，纳谷亦香，小溲通畅，大便成形，胸胁胀闷减轻，唯时有心烦，苔薄白、舌淡红，脉滑。上方加枸杞子10g，养阴宁心，5剂痊愈。

例二：吴某，女，33岁，教师，已婚。初诊日期：1982年6月5日。

第一胎妊娠8个月，近半月腹部异常增大，每周体重增加超过500g，患者精神紧张，胸胁满闷，腹胀尿少，喘逆不能平卧，遍身浮肿，下肢及外阴部水肿显著，纳差，乏力，血压140/95mmHg，尿常规检查：蛋白（+），白细胞少许。证属肝郁脾虚，运化失职，水湿停聚胞宫，泛溢肌肤。治法：调和肝脾，行水利湿。处方拟用五皮归芍散化裁。

当归、白芍、茯苓、白术、泽泻、大腹皮、猪苓、防己各10g，黄芪15g，川芎、陈皮、生姜皮各5g。5剂，水煎服，每日1剂。另嘱低盐饮食。

复诊：1982年6月12日。

服药后尿量增多，喘逆胀满减轻，原方加车前子 30g 继服。

上述方药加减化裁，共服 25 剂，患者水肿消退，睡眠饮食渐趋正常。停药后随访至分娩，母子健康。

例三：黄某，女，28 岁，工人，已婚。初诊日期：1990 年 3 月 16 日。

妊娠 7 个月（第二胎），第一胎妊娠浮肿严重，羊水过多，产一死婴。近一个月来，自觉腹部突然增大，心慌，胸闷，气急，不能平卧，时有头晕，恶心呕吐，查血压 125/85mmHg，子宫底在剑脐之间，相当于妊娠 8 个月大小，腹膨大有波动感，胎方位与胎心音均不清楚，有胎动，X 线摄片胎儿颅骨完整。诊为羊水过多症，即收住院治疗。由于患者不同意引产，给予 50% 葡萄糖 60ml 加维生素 C 3g，每日 1 次静脉注射，并口服双氢克尿噻 25mg，安定 2.5mg，均每日 3 次，治疗 3 天，未见显效。3 月 16 日邀中医会诊，诊见腹部膨大如鼓，胸腹胀满，有时上气喘逆，纳谷不振，气短乏力，小便短少，大便稀溏，舌质淡，苔白滑，脉象缓滑。此为脾肾阳虚，气化不利，肝脾气滞，水湿稽留，泛溢为肿。治宜温阳运脾，理气行水。方用五皮归芍散化裁。

茯苓、白术、当归、白芍、泽泻、大腹皮各 10g，陈皮、生姜皮、川芎、制附子、干姜各 5g。5 剂，水煎服，每日 1 剂。

二诊：1990 年 3 月 22 日。

服上方 5 剂后，小便增多，浮肿渐消，羊水见减，心慌胸闷明显减轻，胎位已能触清，并能听到胎心音。守上方续进 5 剂。

三诊：1990 年 3 月 29 日。

浮肿消退，胸闷腹胀已瘥，纳谷亦振，随以香砂六君子汤调理。

后随访，患者足月生产一女婴，现母子安康。

【按】例一患者胸胁胀满，纳差，大便溏薄，乃肝郁脾虚，湿邪停滞而致。《素问·至真要大论》云："诸湿肿满，皆属于脾。"脾虚则运化受阻，不能制水，水饮不化，湿邪流注肌肤，形成浮肿。复因妊娠后，气血聚以养胎，则血虚生热，胎热上炎，引起心烦。故治以五皮散健脾利湿，归芍散调和肝脾、养血安胎，加黄芩清热除烦以安胎；砂仁为安胎要药，又为健脾和胃主药，配以枸杞子养阴，方药合拍，故收速效。例二胎水肿满（羊水过多症），中医文献里多用全生白术散、真武汤等健脾利水，温阳化湿之剂治疗。本病例第一胎时羊水过多，曾服真武汤、白术散 20 余剂无效。本次妊娠改用五皮归芍散化裁，收效显著。《女科经纶》引陈良甫语云："胎气壅塞成湿，致身胁腹浮肿，喘急气促，小便涩，法当疏壅气，行水湿。"徐老认为，其所论病理、治法，颇与本例相适。故本例采用五皮归芍散化裁，以五皮散理气行滞，健脾化湿，合以归芍散调和肝脾，养血安胎，标本兼治，而收捷效。《产宝》谓："妊娠肿满由脏气本弱，因妊重虚，土不克水。"患者平素脾肾不足，肾阳虚亏则不能温煦脾土，运化无权则水湿停聚，流于肌肤，积于胞中，实属阴水。徐老认为，治阴水非附子、干姜不能峻补元阳，益火之源以消阴翳，故方中用其温中祛寒，温阳化气，扶阳抑阴；茯苓、白术健脾补虚，使土能制水；腹皮、陈皮、生姜皮行气利水，合用能温阳健脾，行气利水，当归、白芍既养血安胎，又制姜、附燥弊。干姜、附子为妊娠忌用药，然非绝对，但须遵循："有故无殒，亦无殒也"的原则，用量宜轻，适可而止。

从以上案例可以看出，徐老治疗"子肿""子满"症，主以五皮归芍散为主方，灵活化裁。徐老认为，妇人妊娠，尤重视肝脾二经，以肝主藏血，血以养胎；脾主健运，化饮食而输精微。妇人妊娠后，因耗血而多血虚，脾气虚弱而失健运，则饮食不为精微而湿留生肿，肝郁则气滞，气滞水亦滞。徐老抓住肝脾不调这一病理特点，治以调和肝脾为主，以五皮饮健脾化湿，理气消肿，以治水脚之标，以归芍散调和肝脾，养血安胎以固本。但在方药运用时，徐老不拘于此，灵活化裁，如案一，胎热上炎，引起心烦，加黄芩清热除烦安胎，枸杞子养阴。案二脾气不足，乏力浮肿，配合防己黄芪汤，补气健脾祛湿。案三脾虚兼肾阳不足，气化不利，加附子、干姜大辛大热之品以峻补元阳，温阳利水。可见徐老用方贵在明标本、辨虚实灵活权变，出奇制胜。

（杨善栋）

3. 胎漏、胎动不安

妊娠期，阴道出现少量出血，时下时止，或淋漓不断，而无腰酸腹痛者，称为“胎漏”，如出现腰酸腹痛，胎动下坠，或阴道少量流血者，称为“胎动不安”。徐老自拟安胎饮治疗，获效明显。

胎元不固缘脾肾　补肾固冲安胎饮

安胎饮

组成：桑寄生 10g　当归 10g　白芍 10g　川断 10g

苎麻根 12g　杜仲 10g　阿胶 10g　炒艾叶 3g　菟丝子 10g　甘草 6g　生地 12g　黄芪 12g　党参 12g

功用：补气益血，固肾安胎。

主治：先兆流产。

方解：此方大有巧思，所拟安胎饮系《医学衷中参西录》寿胎丸（菟丝子、川断、桑寄生、阿胶）、《金匮》胶艾汤（当归、川芎、地黄、白芍、艾叶、阿胶、甘草）与《兰室秘藏》圣愈汤（当归、川芎、熟地、白芍、党参、黄芪）之合方。徐老遵《巢氏病源》“妇人肾以系胞”、《临证指南》“胎气系于脾”及朱丹溪“血气虚损，不足营养其胎则自堕”等论述而组方。全方配伍严谨，恰中病机，施于临床，疗效卓然。方中寿胎丸与参、芪相伍，意在培补脾肾，使胎有所载；圣愈汤双培气血，胎元得以涵养；胶艾汤乃仲师治妇人。流产、漏下之主方，功能安胎止漏。而且，方中白芍、甘草相伍，即芍药甘草汤，又能缓急止痛；苎麻根清热止血，养阴安胎。徐老安胎饮，对气血亏虚、脾肾不足，以致冲任不固，不能摄血安胎引起的先兆流产甚宜。加减：如阴虚血热，去艾叶，加旱莲草 10g；如有外伤诱因，加砂仁 3g。本方治疗先兆流产，每日一剂。出血停止后，隔日一剂，一周后改为三天一剂，并嘱病人禁忌房事卧床休息为要。

案例：

例一：江某，女，28 岁，教师，已婚。初诊日期：1974 年 8 月 23 日。

停经 58 天，阴道出血 5 天，量少，色紫红无块，腰酸楚，下腹坠痛，尿妊娠试验阳性，曾注射黄体酮针 5 支。诊脉弦滑，舌质淡红，苔薄腻。治法：固肾安胎。处方：

桑寄生 10g，当归 10g，白芍 10g，川断 10g，苎麻根

12g，杜仲 10g，阿胶 10g，炒艾叶 3g，菟丝子 10g，甘草 6g，生地 12g，黄芪 12g，党参 12g。5 剂，并卧床休息。

复诊：1974 年 8 月 29 日。

阴道流血已止，腰酸及下腹坠感好转，脉弦滑，舌质淡红、苔薄腻。治法：补益气血，固肾安胎。处方：安胎饮去胶、艾，加炒白术 10g，黄芩 6g，续服 5 剂。

三诊：1974 年 11 月 3 日。

妊娠 4 个月余，因下楼不慎跌仆，当即阴道流血伴腰腹阵痛。处方：安胎饮加砂仁 3g，5 剂。

四诊：1974 年 11 月 10 日。

阴道流血 5 天渐止，腹痛腰酸好转，原方再服 5 剂。后足月分娩一女婴，母女安康。

例二：张某，女，39 岁，医生，已婚。初诊日期：1986 年 3 月 1 日。

停经 70 天，阴道流血 13 天，量少，色红无块，腰背酸楚，下腹坠痛。阴道流血伴晨吐纳差。西医妇科检查，诊断先兆流产。尿妊娠试验阳性。生育史：0–0–2–0，末次自然流产：1985 年 4 月。诊脉滑数，舌质淡红、苔薄白。印象：先兆流产。治法：补益气血，益肾安胎。处方用安胎饮。

桑寄生 10g，当归 10g，白芍 10g，川断 10g，苎麻根 12g，杜仲 10g，阿胶 10g，炒艾叶 3g，菟丝子 10g，甘草 6g，生地 12g，黄芪 12g，党参 12g。20 剂，每日 1 剂。

绝对卧床。7 天后阴道流血渐止，前后共服安胎饮 25 剂后停药，足月分娩一男婴。

例三：邹某，女，28 岁，干部，已婚。初诊日期：1973 年 8 月 3 日。

停经 50 天，末次月经：1973 年 6 月 14 日。阴道流血 7

天，伴腰酸，腹痛，尿妊娠试验阳性。曾注射黄体酮针5支无效。婚后连续自流3胎，末次自流1972年10月。诊脉滑数，舌质淡红。印象：先兆流产。治法：补益气血，固肾安胎。处方用安胎饮。

桑寄生10g，当归10g，白芍10g，川断10g，苎麻根12g，杜仲10g，阿胶10g，炒艾叶3g，菟丝子10g，甘草6g，生地12g，黄芪12g，党参12g。5剂。卧床休息。

复诊：1973年8月9日。

阴道流血渐止，腰酸腹痛好转，胃纳稍呆，苔薄腻。仍当固肾以安胎元，始保无虞。原方去胶、艾，加白术10g，黄芩6g，10剂。后足月分娩。

例四：朱某，女，30岁，干部，已婚。初诊时间：1971年6月30日。

患者第1次妊娠70天自流，今又停经58天。末次月经：1971年5月2日，阴道少量流血5天来诊。妊娠试验阳性。诊脉滑数，舌质淡红、苔薄，头晕纳少，纳后辄恶，腰酸，下腹坠痛。印象：先兆流产。处理：

（1）安胎饮：桑寄生10g，当归10g，白芍10g，川断10g，苎麻根12g，杜仲10g，阿胶10g，炒艾叶3g，菟丝子10g，甘草6g，生地12g，黄芪12g，党参12g。5剂，每日1剂。

（2）卧床休息。

复诊：1971年7月6日。

服药5剂后，阴道流血减少，色红无块，腰酸腹痛均见好转，脉象滑数，舌质淡红，苔薄，守原方续服5剂。

三诊：1971年7月12日。

药证合拍，阴道流血量极少，色暗，复查尿妊娠试验阳性，脉象滑数，舌淡苔薄，安胎饮原方再服 5 剂。

四诊：1971 年 7 月 17 日。

服药后，阴道出血已净 13 天，安胎饮再进 5 剂以固疗效。共服安胎饮 20 剂，诸恙悉除。至妊娠 7 个月余，行产前检查均正常。

例五：沐某，女，30 岁，农民，已婚。初诊日期：1973 年 3 月 20 日。

停经 63 天，阴道流血 3 天，量少，色艳无块，腰酸小腹隐痛，伴有头晕、恶心、纳少。尿妊娠试验阳性。患者曾妊娠三胎，均在 70 天左右自然流产，西医应用黄体酮、维生素 E 等保胎无效。末次月经：1973 年 1 月 18 日。诊脉弦滑、舌质淡红、苔薄黄。印象：先兆流产。治法：补益气血，固肾安胎。处方：安胎饮。

桑寄生 10g，当归 10g，白芍 10g，川断 10g，苎麻根 12g，杜仲 10g，阿胶 10g，炒艾叶 3g，菟丝子 10g，甘草 6g，生地 12g，黄芪 12g，党参 12g。5 剂，卧床休息。

复诊：1973 年 3 月 26 日。

阴道流血量明显减少，血色由红转为棕色。腰酸腹痛亦见好转，守原方续服 5 剂。患者共服安胎饮 15 剂。于 1973 年 10 月足月分娩。

【按】“胎漏”“胎动不安”相当于现代医学的先兆流产，其区分要点，正如李梴《医学入门》所说：“有腹痛而下血者为胎动，不痛而下血者为胎漏。”但两者之临床表现确实难以截然划分。论其病因，多数学者均认为与脾肾两脏及气血不足关系尤为密切。孕妇体质柔弱，气血亏虚，脾肾不足，导致冲任不固，不能摄血养胎，而为先兆流产。有鉴于此，徐老应用安胎饮治疗恰合病机。本方特点，脾肾、气血兼顾，又能清热固摄，养血安胎，对脾肾不足、气血亏虚之先兆流产最为适宜。

案中例二、例四、例五均用安胎饮原方取效。例一、例三用安胎饮后，阴道出血已止，苔薄腻，故去胶、艾之温经止血，加用术、芩健脾燥湿、清热安胎。其中例一妊娠4个月时跌仆又动胎气，故加砂仁理气安胎而安。可见徐老临床用药，丝丝入扣，法度井然。

关于药物选择，徐老认为：圣愈胶艾汤中之川芎，辛温香窜，走而不守，对于先兆流产阴道流血者应尽量避免使用；而杜仲、川断、桑寄生、菟丝子为固肾强腰安胎的佳品，苎麻根取自民间安胎验方，功能清热止血安胎，参、芪补气升阳，有举载胎元免于下坠之功；胶艾养血止血，暖宫安胎。全方合理配伍，气血脾肾兼顾，又能安胎止血，是治疗先兆流产取得满意疗效的保证。

关于本病配合使用黄体酮这个问题。徐老认为：在中药保胎的病例中，大部分病人在就诊前或保胎期间，都习惯地用过黄体酮，流血未能控制，有的病人以前用黄体酮保胎亦无效。徐老从数十年临床实际治疗中得出这样一个结论，不用黄体酮，单独应用中药保胎，能达到足月分娩目的，且对胚胎发育无不良影响，随访经中药保胎足月分娩的儿童，不仅身体健壮，而且智力发育良好。

（黄兆祥）

4. 滑胎

凡堕胎或小产连续发生三次或三次以上者，称为“滑胎”或“数坠胎”。本病相当于西医的“习惯性流产”。徐老多以辨病为主，选用保胎无忧散。

只辨病不辨证　原方原量无忧行

保胎无忧散

组成：炒艾叶 3g　川贝母 6g　黄芪 10g　川芎 5g　生姜 3g　白芍 10g　甘草 6g　菟丝子 10g　羌活 3g　荆芥 3g　枳壳 3g　厚朴 3g　当归 10g

功用：补血安胎，疏气解郁。

主治：习惯性流产，胎位不正。

方解：保胎无忧散，又名保生无忧散、保产无忧散、十三太保。本主是历代相传的妇科名方。很多医学著作，如鲍相璈《验方新编》、陈修园《女科要旨》、程钟龄《医学心悟》、傅山《傅青主女科》均有记载。近年香港中外出版社《华佗神方》一书，载有“华佗安胎神方”，其药物、用量与本方基本相同。并主治明示：“凡胎动不安，势欲小产及临产艰危、横产逆产、子死腹中，皆可服之，极有奇效”。徐老应用本方 50 余载，治疗习惯性流产，屡试屡验。

本方制方之妙，以程钟龄解释最可令人信服。程氏曰“新孕妇人，胎气完固，腹皮紧窄，气血裹其胞胎最难转动，此方用撑法。”方中芪、草补中益气，归、芍、芎补血活血，艾叶暖冲任、壮子宫，生姜散寒，又能和胃降逆，厚朴、枳壳理气行滞，荆芥、羌活疏风利气，贝母解郁宽胸、化痰除烦，菟丝子益精固肾，以安胎元（张锡纯云：“愚于千百味药中，得一最善治流产之药，乃菟丝子是也。”）全方功能调补脏腑气血，疏导经络运行，促进全身气机升降，借此推动胞宫气机正常运行，从而达到保胎目的。凡体虚去生姜，加太子参 12g。本方尚可矫正胎位，在妊娠确诊后，隔日服一剂，连续服用 2 ～ 3 个月，并嘱孕妇卧床休息，就能达到安胎，足月分娩的预期疗效。

案例：

例一：张某，女，30 岁，工人，已婚。初诊日期：1973 年 5 月 7 日。

停经 45 天（末次月经：1973 年 3 月 23 日），头晕疲乏，晨吐纳少，腰酸，下腹隐痛。患者曾因双子宫，前二胎早产已夭折，第三胎妊娠三个月余先兆流产，经住院保胎无效，于 1972 年 4 月 20 日自流。舌质淡红、苔薄白，脉象弦滑，妊娠试验阳性，给予保胎治疗。方选保胎无忧散。

炒艾叶 3g，川贝母 6g，黄芪 10g，川芎 5g，生姜 3g，白芍 10g，甘草 6g，菟丝子 10g，羌活 3g，荆芥 3g，枳壳 3g，厚朴 3g，当归 10g。隔日 1 剂，并卧床休息。

患者共服保胎无忧散约 40 剂，卧床休息两个月余。于 1974 年 1 月足月分娩。

例二：杨某，女，30 岁，工人，已婚。初诊日期：1974 年 4 月 24 日。

停经 50 天，阴道流血 3 天，量少，色淡红。伴腰骶酸楚，倦怠乏力。曾自然流产 3 胎，均在妊娠 70 天左右，末次自然流产 1970 年 10 月。末次月经：1974 年 3 月 5 日。妊娠试验阳性。诊脉滑数、舌质淡红、苔薄白，给予保胎治疗。处方用保胎无忧散。

炒艾叶 3g，川贝母 6g，黄芪 10g，川芎 5g，生姜 3g，白芍 10g，甘草 6g，菟丝子 10g，羌活 3g，荆芥 3g，枳壳 3g，厚朴 3g，当归 10g。隔日 1 剂，每日一次。

卧床休息，一直保至孕4个月。患者于妊娠7个月时，作产前检查胎儿发育正常，后足月分娩。

例三：杨某，女，35岁，工人，已婚。就诊日期：1969年8月6日。

自流3胎，均在妊娠4个月余因胚胎停止发育而流产。曾用黄体酮、维生素E等保胎无效。体检亦未发现明显异常，血清康华氏反应二次均为阴性。现第4胎，妊娠2个月余，给予保胎治疗。处方用保胎无忧散。

炒艾叶3g，川贝母6g，炒艾黄芪10g，川芎5g，生姜3g，白芍10g，甘草6g，菟丝子10g，羌活3g，荆芥3g，枳壳3g，厚朴3g，当归10g。隔日1剂，卧床休息。患者共服药20剂，卧床休息一个月余足月分娩。

例四：周某，女，32岁，农民，初诊日期：1971年4月24日。

停经53天，末次月经：1971年3月1日。尿妊娠试验阳性，患者结婚6年，妊娠8胎，均于60～70天自然流产，曾经三次住院保胎无效。月经周期尚可，妇检未发现异常。患者对本次妊娠保胎失去信心，心情紧张。处方用保胎无忧散去生姜加太子参。

炒艾叶3g，川贝母6g，黄芪10g，川芎5g，白芍10g，甘草6g，菟丝子10g，羌活3g，荆芥3g，枳壳3g，厚朴3g，当归10g，太子参10g。隔日一剂，卧床休息。

共服保胎无忧散40剂，卧床休息一个月余，后足月分娩一男婴。

例五：周某，女，35岁，干部，已婚。初诊日期：1972年11月18日。

患者停经48天，末次自流：1972年7月1日。妊娠试验阳性，形体消瘦，呕吐纳少，诊脉滑数，舌质淡红、苔薄白，婚后自然流产3次，均在75天左右，本次因未注意控制受孕日期，距上次流产仅三个月余，患者对保胎信心不足，情绪紧张。方用保胎无忧散。

炒艾叶3g，川贝母6g，黄芪10g、川芎5g，生姜3g，白芍10g、甘草6g，菟丝子10g，羌活3g，荆芥3g，枳壳3g，厚朴3g，当归10g。10剂。每日1剂，水煎两服。

经用保胎无忧散、维生素E等治疗两个月，足月分娩一女婴。1975年再次怀孕，未经保胎，妊娠足月分娩。

【按】本病首见于《经效产宝》。本病的特点是“应期而坠”，每次流产均发生在相同的妊娠月份。古今医家均采取妊娠前预先培补，并在妊娠后坚持长期治疗的原则。治疗大法不外乎补脾肾、益气血，如加味安奠二天汤、泰山磐石散、保阴煎等经常选用。

关于保胎无忧散，是一个未产安胎，又能矫正胎位，临产催生的验方，受到唐代很多医家的青睐。如《傅青主女科·补编》保产无忧散方后云：“上方保胎，每月三五服，临产热服，催生如神。”《妇科玉尺》谓之为“便产神方”，方后亦云：“未治一切产症。怀孕不拘月数，偶伤胎气，腰酸腹痛，甚至见红，势欲小产者，并一服即安，再服痊愈。”《蒲辅周医疗经验》亦谓：“有胎同房，或房欲过度，损伤肾气，最易造成流产。保产无忧散是治疗本病的有效方。”明确指出本方有保胎的功效。但是，并未引起临床医家的注意，检索中医文献，极少有应用本方治疗习惯性流产的报道。

有鉴于此，徐老积50余载临床经验，应用本方治疗习惯性流产，屡获良效。曾总结31例习惯性流产患者服用本方保胎，疗效达到百分之百。本案例一为双子宫畸型所致的习惯性流产，例四自流8次，第9次应用本方加太子参，例五自流3次，第4次妊娠距末次自流仅三个月余，均用本方为主治疗获得良效。可见，本方对子宫畸型和早期习惯性流产的患者，同样有效。应该注意的是本方一般不宜轻易加减，要药真量准，遵法炮制，方能获效。

徐老指出：本方保胎确有价值，唯全国中医学院统编教材《中医妇科学》一、二版未载此方，三、四版将此方附在难产病之后，仅说明本方有矫正胎位的功能，没有明确其安胎作用，有失公允。徐老认为，习惯性流产应以预防为主，妊娠前应注意调节受孕期限，原则上距前次流产一年以上，在此期间取避孕措施，始解无虞。

（黄兆祥）

5. 妊娠咳嗽

妊娠咳嗽不已，甚或五心烦热者，称为妊娠咳嗽。亦称“子嗽”或“子咳”。妊娠咳嗽当分表里，素体脾虚、外感风寒者，治宜苏杏蒌贝二陈汤。

妊娠脾虚复感寒　苏杏蒌贝二陈安

苏杏蒌贝二陈汤

组成：苏子10g　炒杏仁10g　瓜蒌皮6g　川贝母6g　制半夏10g　化橘红6g　云茯苓10g　桔梗10g　前胡6g

紫菀 10g　款冬花 10g　甘草 6g

功用：益肺降气，止咳化痰。

主治：妊娠咳嗽。

方解：子嗽以孕期咳嗽不已为主症。徐老经验方苏杏蒌贝二陈汤针对孕妇素体脾虚、复感寒邪侵袭肺系导致久嗽不已，痰涎壅盛而设。方中二陈汤燥湿化痰，理气降逆和中；苏子、杏仁宣肺润燥，降气化痰，止咳平喘；瓜蒌皮宽胸理气，润燥解郁而消痰浊；川贝母下气化痰、开郁散结、宣肺宁心，又能安胎除烦热；桔梗开提肺气、散风寒、祛痰浊、清咽利膈平咳逆；桔梗伍甘草名甘桔汤，苦泄肺气，降气下痰定喘；款冬花、紫菀润肺止咳化痰，通治气喘咳嗽。本方对外感风寒所致的妊娠咳嗽，症见痰多色白，胸闷气短，甚则小便不能自控者，投之确能收到满意的疗效。加减：如症见阴虚干咳，加南沙参 12g；痰中挟有血丝，加白及 6g；咽痛声嘶，加木蝴蝶 3g。

案例：

例一：张某，女，30 岁，农民，已婚。初诊日期：1980 年 3 月 2 日。

妊娠 7 个月，咳嗽 2 月余，痰多、不易咳出、痰稀呈泡沫样，有时痰中带有血丝，晨起夜卧咳剧，微恶寒，四肢欠温，胸闷纳少，胸部听诊两肺呼吸音粗糙，并有干湿性啰音。胸透：两肺纹理增强，余（－），血象：白细胞正常。患者曾用枇杷露、杏仁止咳糖浆、抗生素等治疗，效果不显。脉弦滑，舌质淡红、苔白。证属脾虚肺寒，胎气壅塞，肺气不宣，而为“子咳”之症。治法：宣肺降逆，止咳化痰。处方以苏杏蒌贝二陈汤加白及。

苏子 10g，炒杏仁 10g，瓜蒌皮 6g，川贝母 6g，制半夏10g，化橘红6g，云茯苓10g，桔梗10g，前胡6g，紫菀10g，款冬花10g，白及6g，甘草6g。嘱服5剂。

复诊：1980年3月10日。

服药后咳嗽减轻、痰中已不带血丝，舌脉同前，原方减白及，再服5剂而痊愈。

例二：吴某，女，35岁，医生，已婚。初诊日期：1980年3月30日。

妊娠8个月，咳嗽2个月余。气逆，咯痰稀白，夜晚咳剧。纳少运迟，头晕胸闷，咳剧时伴呕吐，小便不能自控。胸透：两肺纹理增强，肺野未见实质性病变，心脏不大，膈肌光滑。经用咳必清、枇杷露、川贝精片、杏仁止咳糖浆等中西药物治疗无效。诊脉浮滑，舌质淡红、苔白。证属脾虚肺寒，胎气壅塞，肺失宣化。治法：宣肺降逆，止咳化痰。处方：苏杏蒌贝二陈汤。

苏子10g，炒杏仁10g，瓜蒌皮6g，川贝母6g，制半夏10g，化橘红6g，云茯苓10g，桔梗10g，前胡6g，紫菀10g，款冬花10g，甘草6g。5剂。

复诊：1980年4月6日。

服药后疗效显著，咳嗽已止，食欲增加，舌脉同前，嘱原方再服5剂，以巩固疗效。以后，该患者停药观察至分娩，咳嗽未见复发。

【按】沈金鳌《妇科玉尺》云："妊娠咳嗽，名曰子嗽。《竹林女科》亦云："妊娠四五月，咳嗽五心烦热，胎动不安，名曰子嗽。"可见本病乃妊娠中、后期咳嗽经久不愈之称谓。有的学者认为：典型子嗽症状应有咳甚小便不能自控。案中二例"子嗽"患者，均因脾虚体弱，寒邪袭肺，兼之胎气壅塞，气机阻滞，痰湿不能运化，痰湿与外邪相感应，导致肺气宣肃功能不利，咳痰不已。例二已发展到咳剧呕吐，小便不能自控的程度。徐老投苏杏蒌贝二陈汤原方或稍作加减，一般 5 ～ 10 剂，就能达到预期的疗效。本方诸多药物相伍，具有明显的解痉、祛痰、镇咳作用。

徐老认为，对典型的阴虚肺燥引起的咳嗽无痰，口干咽痛，舌红少苔；或木火刑金所致的咳痰挟血，胸胁引痛者，则非本方所宜，可选用麦味地黄汤或清金化痰汤等方剂加减治疗，始能合辙。

（黄兆祥）

6. 妊娠黄疸

妊娠特发性黄疸，又名妊娠瘙痒症，大多在妊娠中晚期出现，当属中医“黄疸”、“皮肤瘙痒”范畴。目前临床上对此症治疗尚无特殊治疗措施，徐老早在 70 年代就采用退黄止痒汤治疗本病，效果满意。

妊娠黄疸伴瘙痒　治宜退黄止痒汤

退黄止痒汤

组成：茵陈 12g　柴胡 6g　白芍 12g　天花粉 10g　炒枳实 6g　山栀 10g　大黄 6g（后下）　黄柏 6g　黄连 6g　黄芩 10g　甘草 6g。

功用：清热利湿，疏肝利胆，退黄止痒。

主治：妊娠期黄疸。

方解：本方乃茵陈蒿汤合四逆散加黄连、黄柏、黄芩、天花粉而成。茵陈蒿汤专为湿热黄疸而设，具有清热利湿退黄之功；四逆散功在疏肝解郁，利胆和脾；加黄连、黄柏、黄芩三味苦寒之品，取其寒能清热，苦能燥湿，与栀子合用，为黄连解毒汤，此三味配合具有清热燥湿止痒之功，且黄芩能清热安胎；"主诸热黄疸"（《本经》），天花粉甘寒，清热养阴生津，以制三黄之燥，《别录》曰："除肠胃中痼热，八疸、身面黄"。全方具有清热利湿，疏肝利胆，退黄止痒之功。加减：若瘙痒难忍加地肤子、苦参各10g，土茯苓15g，防风6g，以祛风利湿止痒；纳差、恶心呕吐加陈皮、制半夏各10g，砂仁6g，理脾和胃。

案例：

例一：孙某，女，26岁，工人，已婚。初诊日期：1990年7月14日。

妊娠7个月。胸腹部瘙痒2月余，渐遍及全身，巩膜及周身皮肤也随之发黄，西医诊断为妊娠期肝内胆汁淤积症。给服利胆醇、维生素等药物1个月，痛情无好转遂转中医治疗。刻诊：巩膜及全身皮肤发黄，周身瘙痒，夜甚于昼，大便灰白而干，小便黄赤，伴纳差怠息，舌红苔薄黄腻，脉滑数，肝区触痛不明显，查血清胆红素50mmol/L，谷丙转氨酶130U，HbsAg（－），胆酸24.8mg/L。"B"超提示：肝胆无异常。中医诊断：妊娠黄疸。乃湿热蕴于肝胆，迫使胆液外泄，浸渍肌肤所致。治宜清热利湿，退黄止痒，方用退黄止痒汤加味治之。

茵陈、茯苓、车前子、地肤子各12g，白术、白芍各10g，柴胡、山栀、防风、炒枳实、黄连、黄柏、黄芩、大黄（后下）、甘草各6g。5剂。水煎服，每日1剂。

二诊：1990年7月20日。

服药5剂后，痒感减轻，目黄退半，大便转黄，小便转清，唯纳食未见增加，舌淡红，苔薄黄稍腻，脉滑数，继用前方去大黄，加砂仁6g，炒麦芽15g，7剂。

三诊：1990年8月2日。

药后诸症消除，复查胆红素、谷丙转氨酶、胆酸等正常。同年9月顺产一男婴，母子平安。

例二：王某，女，28岁，干部，已婚。初诊日期：1988年9月18日。

因妊娠7个多月，全身皮肤瘙痒黄染10天就诊。患者自述妊娠7个月时，全身皮肤出现瘙痒，夜间尤甚，影响睡眠，当地医院给予扑尔敏等治疗，瘙痒不见好转，随之出现全身黄染，伴尿黄、目黄，在当地医院查谷丙转氨酶70U，总胆红素35mmol/L，胆酸29.1mg/L，HbsAg（-），肝胆“B”超正常，查血常规正常，妇科有关检查亦正常。刻诊时，全身瘙痒伴皮肤轻度黄染，右胁不适，无疼痛，纳差，口苦，晨起为重，乏力，小便黄，大便正常，舌质淡红，苔薄黄稍腻，脉弦数。查血压105/75mmHg，一般情况良好，全身皮肤黄染并见多处搔抓痕迹，巩膜轻度黄染，咽无红肿，扁桃体不大，心肺正常，腹软，肝脾未及，肝区有轻度叩击痛，余（-）。西医诊断：妊娠期肝内胆汁淤积症。中医诊断：妊娠黄疸。治宜疏肝利胆，清热利湿，退黄止痒。方以退黄止痒汤化裁。

丹皮、山栀、黄连、黄芩、黄柏、柴胡、防风、蝉衣、甘草各6g，白术、茯苓、当归、白芍、地肤子各10g，茵陈12g。5剂。

二诊：1988年9月23日。

服上药5剂后，瘙痒、黄疸减轻，舌质淡红，苔薄黄，脉滑。继守上方再进5剂。

上方连续服15剂后，瘙痒、黄疸全部消失，纳食正常，复查胆酸、谷丙转氨酶、总胆红素均正常。随访至正常分娩无复发。

例三：黄某，女，28岁，已婚，工人。初诊日期：1989年6月12日。

妊娠16周，突发恶心呕吐，发热恶寒，不思饮食。按感冒治疗一周无效。现目黄、身黄、小便黄、右胁下疼痛，大便干燥。已数日不解，口苦烦躁，查谷丙转氨酶150U，胆酸30.3mg/L，总胆红素50mmol/L，HbsAg（–），舌红，苔黄腻，脉弦。诊断：妊娠黄疸。证属湿热内蕴。热重于湿。治则：清利湿热、退黄、安胎。方以退黄止痒汤加减。

茵陈15g，山栀、大黄（后下）、黄芩、柴胡、黄柏、制半夏、甘草各6g，茯苓、白术、连翘各10g，麦芽、谷芽各12g，5剂。水煎服，每日1剂。

复诊：1989年6月17日。

服药5剂后，发热恶寒，呕吐诸症减轻，大便已不干燥，饮食增加，舌红，苔黄微腻，脉弦滑。按原方去连翘、大黄，服用20剂愈。于同年年底顺产一健康女婴。

【按】例一妊娠黄疸，乃属湿热并重。故徐老治以基本方清热利湿，疏肝利胆，退黄止痒，再加入车前子、茯苓淡渗利湿，使湿邪从小便而出，《金匮要略》黄疸病云："诸病黄家，但利其小便。"加白术健脾，脾健湿自除；加地肤子、防风祛风胜湿止痒；加砂仁、麦芽健脾和胃消食。全方配合得当，故收效甚捷。例二根据症状、体征，结合舌脉辨证为肝郁脾虚，湿热郁于肝胆，热入血分，风胜作痒。治疗以疏肝利胆理脾，清热利湿，凉血活血，祛风止痒。柴胡、当归、白芍疏肝养血和血；丹皮、黄连、黄芩清热凉血，取“治风先治血，血行风自灭”之意；茵陈、山栀、黄柏清热利湿退黄；防风、地肤子、蝉衣祛风止痒；茯苓、白术、甘草补益中土，固护胎气，俟邪去而不伤正，且有“治肝实脾”之义。方药配合恰当，便可收到理想效果。例三为外感湿热之邪，起初在表，以感冒治之无效，继而蕴结肝胆，发为黄疸，故用茵陈、大黄、山栀、黄柏清热利湿退黄，柴胡、黄芩和解少阳，连翘辛凉解表，茯苓、白术、甘草健脾祛湿扶中，半夏和胃止呕，麦芽谷芽消食，前后服药20剂，病告痊愈。

妊娠期肝内胆汁淤积症，属中医“黄疸”范畴。徐老认为，本病发生的关键是“湿”。《金匮要略》黄疸病指出：“黄家所得，以湿得之。”妇人妊娠期经血不再外泄，气血聚以养胎，形成阴血偏虚。如素体脾虚肝郁，孕后重虚，脾精不布，反聚以湿，肝失疏泄，气郁于内，蕴化为热，湿热熏蒸肝胆，迫使胆液外泄，浸渍肌肤，而见黄疸。徐老治疗本病，重在清利湿热。且善用大黄。一般认为，大黄为胎、产的慎用或禁用药，徐老根据《内经》“有故无殒，亦无殒也”的原则，将大黄用于本病，疗效较好。但要“中病即止”，不可滥用。

（杨善栋）

7. 妊娠腹痛

妊娠期因胞脉阻滞或失养，气血运行不畅而发生以小腹疼痛为主证者，称为妊娠腹痛，亦称为“胞阻”。徐老对本病的辨证论治强调有三种类型：（1）血虚气弱、胞脉失养，治宜养胎八珍汤；（2）寒凝血气、胞脉失煦，治宜温经暖宫，方用胶艾汤；（3）忿郁忧思，血行不畅，治宜调气活血，方用香苏归芍散。

血虚气弱作胞阻　养胎八珍治之可

养胎八珍汤

组成：杜仲 10g　川断 10g　桑寄生 10g　菟丝子 10g　党参 10g　白术 10g　茯苓 10g　甘草 5g　当归 10g　白芍 10g　川芎 5g　生地 15g

功用：益气养血，安胎止痛。

主治：血虚不荣之妊娠腹痛。

方解：本方乃八珍汤合寿胎丸加减而成。妇人妊娠后，气血聚以养胎，相对气血不足，今以四物养血，四君子汤益气，以达到气血双补之目的。加川断、桑寄生、菟丝子、杜仲，其旨在补肾安胎，正如张氏《医学衷中参西录》曰“胎在母腹，若果善吸其母之气化，自无下坠之虞。”男女生育，皆赖肾脏作强。菟丝子大能补肾，肾旺自能荫胎也。寄生能养血，强筋骨，大能使胎气强壮，故《神农本草经》载其能安胎。续断亦补肾之药。全方合用，具有益气养血，补肾安胎之功。气血充沛，脉络流通，则痛止胎安。加减：若见小腹冷痛，可于方中加艾叶 5g，以暖宫止痛。

案例：

例一：吴某，女，30 岁，工人，已婚。1978 年 7 月 19 日初诊。

第一胎妊娠 2^{+} 月，小腹绵绵坠痛 1 周，伴食欲不振，纳少，失眠，腰骶酸楚。诊见面色萎黄，精神疲怠，舌淡苔薄白，脉滑弱。证属气血虚弱，胞脉失养。方用养胎八珍汤。

杜仲 10g，川断 10g，桑寄生 10g，菟丝子 10g，党参 10g，白术 10g，茯苓 10g，甘草 5g，当归 10g，川芎 5g，生地 15g。5 剂，1 日 1 剂，水煎服。

复诊：1978 年 7 月 25 日。

述腹痛、腰酸白带已好，诸症皆瘥。

例二：叶某，女，35 岁，干部，已婚。1982 年 3 月 6 日初诊。

怀孕三月余，近十天，少腹胀坠作痛，腰酸痛，面色萎黄，神情疲惫，心悸怔忡，头晕，夜难入眠，纳少，患者 17 岁天癸始至，月经两月一潮，量少，色淡。28 岁结婚，7 年未孕，舌淡苔薄，脉细滑。证属气血虚衰，胞脉失养。方用养胎八珍汤。

杜仲 10g，川断 10g，桑寄生 10g，菟丝子 10g，党参 10g，白术 10g，茯苓 10g，甘草 5g，当归 10g，川芎 5g，生地 15g。5 剂，1 日 1 剂，水煎服。

复诊：1982 年 3 月 11 日。

述少腹及腰痛大减，仍神疲，纳少，舌脉同前，继服原方 5 剂，气血充沛，痛止胎安。

例三：陆某，女，25 岁，工人，已婚。1983 年 10 月 16 日初诊。

患者半年曾人工流产，现又怀孕两月余，近日少腹隐痛，腰背酸痛，神疲乏力，面色萎黄，胸闷不舒，心烦，舌淡苔薄黄，脉细滑。证属气血虚弱，胞脉失养。治以健脾养血安胎，方用养胎八珍汤。

杜仲10g，川断10g，桑寄生10g，菟丝子10g，党参10g，白术10g，茯苓10g，甘草5g，当归10g，川芎5g，生地15g。服5剂后，小腹痛消失，诸症皆愈。

【按】妇人妊娠，全赖气血以濡养之。本类病症，气血虚弱，胞宫失于濡养，胞脉虚滞二作痛。徐老用养胎八珍，重在益气养血，补肾安胎。血旺胎荫，气机舒畅，血脉流通，肾强系胞，胎安病止。

若是寒凝于血气　改用暖宫胶艾施

胶艾汤

组成：阿胶10g（烊化）　炒艾叶3g　当归10g　白芍10g　川芎5g　生地15g　甘草5g

功用：暖宫止痛，养血安胎。

主治：妊娠腹痛偏虚寒者。

方解：方中艾叶暖宫止痛，川芎、当归、生地温养血脉；白芍、甘草缓急止痛，阿胶养血安胎，全方配合，具有暖宫止痛，养血安胎之功。加减：若肾阳不足，腰膝酸软冷痛，小腹发凉者加巴戟天、杜仲、补骨脂各10g，以温补肾阳，使阴寒消散，气血流畅，腹痛可解。

案例：

例一：王某，女，28岁，工人，已婚。初诊日期：1989年4月17日。

怀孕5月余，小腹冷痛并下坠感已半月余，按之痛减。某医院妇科检查胎无异常，患者精神欠佳，面色晄白，气短懒言，纳差便溏，舌淡苔薄白，脉细弱。证属气血亏损，寒凝血气。治宜益气养血，暖宫止痛安胎。方以胶艾汤合养胎八珍汤化裁。

杜仲、川断、菟丝子、桑寄生、党参、白术、茯苓、当归、白芍、阿胶（烊化）各10g，艾叶、川芎、砂仁、炙甘草各5g，5剂。水煎服，每日1剂。

复诊：1989年4月23日。

药后腹痛已平，饮食稍增，随用香砂六君子丸调理善后而愈。

例二：万某，女，28岁，打字员，已婚。初诊日期：1980年5月11日。

妊娠4月余，小腹冷痛半月，每于夜半痛发，不能安睡，晨起后痛减，喜温喜按，头晕，恶心呕吐涎沫，面色㿠白，腰膝酸痛，妇检胎无异常。脉细缓，舌淡润，此乃肾气不足，胞脉失于温养，寒凝血气所致，治宜温肾暖宫，养血安胎止痛。方用胶艾汤加味。

艾叶、吴茱萸、炙甘草、川芎各5g，阿胶（烊化）、当归、白芍、熟地、杜仲、桑寄生、补骨脂、菟丝子各10g。5剂，水煎服，每日1剂。

复诊：1980年5月16日。

药后疼痛显著减轻，上方继服5剂，疼痛消失。

例三：徐某，女，32岁，干部，已婚。1987年5月12日初诊。

患者婚后5年未孕，经多方医治始孕，现怀孕5月余。近十天，小腹冷痛，绵绵不止，腰背酸痛，形寒肢冷，面色白，神疲语低，纳少便溏，小便频数，量少，舌淡苔薄白，脉细滑。证属寒凝气血，胞脉失于温煦。方用胶艾汤。

阿胶10g（烊化），炒艾叶3g，当归10g，白芍10g，川芎 5g，生地 15g，甘草 5g。5 剂。水煎服，每日 1 剂。

复诊：1987 年 5 月 17 日。

述腹痛已消，诸症俱减，服金匮肾气丸以善后而愈。

【按】《诸病源候论》云：“腹痛者由腑脏虚，寒冷之气客之，结聚不散，正气与邪气交争，相搏故痛。”本类病证为肾阳不足，阳虚生寒，寒邪客于胞宫，胞脉失于温养，故小腹冷痛，因夜半乃阴气用事，必阳气偏衰，寒邪偏胜而作痛，晨起则阳胜阴退而痛减。治用胶艾汤加杜仲、补骨脂、桑寄生温补肾阳，养血安胎，加吴茱萸温肝散寒，小腹属冲任奇经，冲为血海，任主胞胎，为厥阴肝经所系。王好古说：“脉为痛，逆气里急，宜以吴茱萸主之。”是以投之而寒邪散、疼痛除。

气滞血瘀宜疏解　香苏归芍更为需

香苏归芍散

组成：当归 10g　白芍 10g　川芎 5g　白术 10g　茯苓 10g　泽泻 10g　广木香 5g　苏梗 10g

功用：调气安胎止痛。

主治：气血不调之妊娠腹痛。

方解：方中当归养血和血，川芎行血中之滞，白芍养血缓急止痛，茯苓、白术、泽泻健脾祛湿，湿去则脾健，以益生化之源，加广木香理气止痛，苏梗宽中行气安胎。加减：若郁而化热者加栀子、黄芩各 10g，清热安胎。

案例：

例一：孙某，女，26 岁，营业员，已婚。初诊日期：

1991年9月12日。

自孕后1个月小腹隐隐而痛，时痛时止（无阴道流血），在当地用保胎药治疗无效。4个月后，痛及上腹，有时牵引两胁，呈游走痛且胀。伴胸闷太息，嗳气，食少，腰酸，面色萎黄，舌质淡红，苔薄白，脉弦细。此乃《金匮要略》所云妊妇“腹中痛”。证属脾虚肝郁，胞脉阻滞。治宜健脾、疏肝、行滞，拟香苏归芍散加减。

当归、白芍、茯苓、白术、苏梗、菟丝子、川断各10g，川芎、广木香、炙甘草、香附各6g。5剂。水煎服，每日1剂。

复诊：1991年9月18日。

服药5剂，腹痛、腹胀、腰酸缓解，原方续服5剂而愈。

例二：张某，女，25岁，教师，已婚。1985年6月23日初诊。

患者怀孕4月余，近日小腹胀痛连及胁肋，纳少，头晕头痛，烦躁易怒，小便短赤，舌淡苔薄黄，脉弦滑。证属肝郁不舒，胞脉气血阻滞。方用香苏归芍散。

当归10g，白芍10g，川芎5g，白术10g，茯苓10g，泽泻10g，广木香5g，苏梗10g。水煎服，每日1剂。

复诊：1985年6月26日。

药后，腹胀，腹痛减轻，原方继服5剂，诸症皆消失。

【按】《金匮要略·妇人妊娠病脉证并治》云：“妇人怀妊，腹中痛，当归芍药散主之。”此案正合其证，徐老遂以香苏归芍散调气疏肝，健脾养血安胎，加炙甘草以配芍药缓急止痛，加菟丝子、川断补肾安胎，诸药合用，痛除而胎安。

徐老对妊娠腹痛一病注重辨别疼痛性质，以此识其寒热虚实。气血亏虚者，用养胎八珍汤以益气养血、安胎止痛；偏虚寒者，用胶艾汤加味，获温肾暖宫，安胎止痛之功；气滞血瘀者，以香苏归芍散加减取疏肝通滞，健脾安胎之效。

（杨善栋　王松涛）

产　后　病

1. 产后腹痛

产后以小腹疼痛为主证者，称“产后腹痛”。其中因瘀血引起的，又称“儿枕痛”。如《女科经纶》引《大全》曰：“儿枕者由母胎中，宿有血块，因产时其血破败，与儿俱下则无患。若产妇脏腑风冷，使血凝滞在小腹，不能流通，令结聚疼痛，名曰儿枕痛。”本痛以新产后为多见，主要是气血运行不畅，虚瘀夹杂，迟滞而痛。

虚瘀夹杂“儿枕痛”　参芪归芍病机中

参芪归芍散

组成：太子参 10g　党参 10g　北沙参 10g　黄芪 10g　当归 10g　白芍 10g　川芎 5g　白术 10g　茯苓 10g　泽泻 10g

功用：补气活血，祛瘀止痛。

主治：产后气血亏虚，小腹疼痛。

方解：产后失血过多，冲任空虚，胞脉失荣。方中太子参、党参、黄芪为补气主药，起补气以摄血、气旺以生血之作用，气充则推动血液运行有力，有利于瘀血的排出；白术苦温健脾燥湿，茯苓、泽泻甘淡渗湿健脾，以益气补脾，资生血之源；当归、白芍补血活血祛瘀，加川芎增强活血散瘀，行气止痛之功，当归配黄芪可气血双补，加北沙参益阴生津，助补气健脾。全方补中有行，化中有生，共奏补气养血，化瘀生新、止痛之效。

案例：

例一：陈某，女，28 岁，工人，已婚。1978 年 5 月 7 日初诊。

患者于 4 日前行剖宫术产一男婴。术后小腹疼痛拒按，恶露量少，色紫暗。脉细弦，舌红，苔白。证属瘀血内停，胞脉不通。治以活血化瘀，通络止痛。方用参芪归芍散。

太子参 10g，党参 10g，北沙参 10g，黄芪 10g，当归 10g，白芍 10g，川芎 5g，白术 10g，茯苓 10g，泽泻 10g。3 剂，每日 1 剂。水煎服。

复诊：1978 年 5 月 10 日。

服上药后，腹痛大减，纳佳，精神好转。继服上方 3 剂，痊愈。

例二：王某，女，24 岁，农民，已婚。1982 年 3 月 14 日初诊。

患者于 2 月 25 日顺产一女婴，产后恶露 16 日干净，现产后 19 日，腹痛绵绵，喜温喜按，面色萎黄，头晕目眩，心悸气短，四肢乏力，腰部酸痛。西医诊断：产后子宫复原不全。脉虚细而弦，舌质淡红，苔少。证属产后流血过多，胞脉失养。治法：健脾养血，祛瘀止痛。处方：参芪归芍散。

太子参 10g，党参 10g，北沙参 10g，黄芪 10g，当归 10g，白芍 10g，川芎 5g，白术 10g，茯苓 10g，泽泻 10g。4 剂，每日 1 剂，水煎服。

复诊：1982 年 3 月 19 日。

服上药 4 剂后，腹痛已愈。诊见头晕目眩，四肢乏力，继服上方 5 剂，以健脾益血而善后。

例三：周某，女，22 岁，工人，已婚。1987 年 6 月 18 日初诊。

患者于 1987 年 5 月 22 日第一胎孕 17 周，行经宫腔注射雷夫奴尔引产术。术后因胎盘残留，出血较多，行清宫术，并经止血、抗感染等治疗后出院。恶露较少，色淡红，淋漓 20 日干净。产后一直下腹隐隐作痛，下坠不适，喜揉喜按，遇热痛减；伴有头昏耳鸣，汗出乏力，腰骶酸痛，大便燥结等症。诊见神倦懒言，面色苍白，脉虚细，舌质淡红，苔薄白。证属产后气血虚弱，胞脉失养。治法：益气补血，祛瘀止痛。处方：参芪归芍散。

太子参 10g，党参 10g，北沙参 10g，黄芪 10g，当归 10g，白芍 10g，川芎 5g，白术 10g，茯苓 10g，泽泻 10g。5 剂，每日 1 剂，水煎服。

复诊：1987 年 6 月 25 日。

服药后症状好转，腹痛减轻，无下坠感，余症渐消，二便如常。守原方继服 5 剂。

上药服完，诸症消失，精神好转，告愈。

【按】产后腹痛，虽分虚实，但总因亡血伤津，亦虚亦瘀。故养气血，扶正固本为主，又要活血化瘀止痛治标。参芪归芍散正是为此而设。徐老执此方治虚实挟杂的产后腹痛，每取良效。正如朱丹溪所说："产后无不虚，当大补气血为先，虽有他证，以末治之。"又遵张子和所说："产后慎不可作诸虚不足治。"

以上所列三个病案，病证不尽一致，但其发病机理则同，既要养血扶正，又要活血化瘀，故均以参芪归芎散施治，既能补气生血，又可瘀去而正安痛止。

（任 何 王松涛）

2. 产后恶露不绝

产后胞宫复旧所产生的余血浊液，称为恶露。一般恶露颜色由红转淡，大约20天内完全排净。如果超过20天仍淋漓不净者，称为"恶露不绝"。本病大多是因子宫复原不全、胎盘残留或产后感染所引起。徐老用温经化瘀止血的加味生化汤治疗，"通因通用"，逐瘀止血，效果良好。

首先辨病次辨证 加味生化恶露停

加味生化汤

组成：当归10g 川芎5g 红花10g 桃仁10g 肉桂3g 炮姜3g 丹皮10g 益母草10g 山楂15g 炒蒲黄10g 乌梅10g 甘草5g

功用：温经散寒，逐瘀止血。

主治：产后恶露不绝。

方解：本方为《傅青主女科·产后篇》生化汤加味组

成。当归、川芎养血活血；炙甘草调和温中；桃仁、红花、丹皮活血化瘀；益母草祛瘀生新，通经化水；焦山楂破气消积，散瘀化癥；桂枝散寒，温经通络；炮姜温化，暖子宫，升阳止血；乌梅收敛，止血固冲；炒蒲黄行血祛瘀，和营止血。瘀血不去则新血不生，化瘀而能生新，故有生化汤之名。发热加银花、连翘；下腹痛加赤白芍；腰膝酸痛加川牛膝；浮肿加泽兰叶、刘寄奴。

案例：

例一：李某，女，35岁，工人，已婚。初诊日期：1973年5月15日。

足产2胎。末次妊娠57天，于1973年4月18日人工流产。术后27天，阴道仍流血，量少色紫红，淋漓不净。经用催产素、四环素、益母草膏等治疗无效。脉沉弦且数，舌质略红。头晕心悸，下腹隐痛，低热疲乏。证属胞脉瘀阻，郁久化热。治法：逐瘀清热止血。处方用加味生化汤：当归10g，川芎5g，红花10g，桃仁10g，肉桂3g，炮姜3g，丹皮10g，益母草10g，山楂15g，蒲黄10g，乌梅10g，甘草5g，加银花、连翘各10g，3剂。每日1剂，水煎服。

复诊：1973年5月19日。

服上药后阴道流血增多，排出黄豆大小坏死组织两块，流血停止，再予原方3剂以巩固疗效。

例二：赵某，女，28岁，农民，已婚。初诊日期：1974年3月25日。

第1胎产后23天，恶露不绝，量先多后少，色紫红有块。下腹阵痛，腰酸肢冷，头晕心悸，疲倦乏力。曾服土霉素5天，益母草膏2瓶，疗效不显。脉沉数，舌质淡红，苔薄白。证属胞脉瘀阻。治法：逐瘀止血。处方：加味生化汤加赤白芍。

当归 10g，川芎 5g，红花 10g，桃仁 10g，肉桂 3g，炮姜 3g，丹皮 10g，益母草 10g，山楂 15g，蒲黄 10g，乌梅 10g，甘草 5g，赤、白芍各 10g。3 剂，每日 1 剂。水煎服。

复诊：1974 年 3 月 28 日。

服药后恶露停止，仍流黄水。处原方 3 剂。

三诊：1974 年 3 月 31 日。

恶露停止。头晕心悸，眠差纳少，腰膝酸软乏力。治以调补足三阴。处方：八珍汤加山药、菟丝子、枸杞子、关沙苑，5 剂，水煎服，每日 1 剂。5 剂服完，症状消失。

例三：潘某，女，28 岁，农民，已婚。初诊日期：1976 年 1 月 5 日。

人工流产并放置节育环后 15 天，持续阴道出血，量少色紫红淋漓不绝。伴下腹胀痛，腰膝酸楚。经用庆大霉素、催产素、益母草膏等治疗无效。脉沉弦，舌质淡紫，苔薄白。证属瘀血阻滞胞脉。治法：逐瘀止血。处方：加味生化汤加赤白芍、川牛膝、桂枝。

当归 10g，川芎 5g，红花 10g，桃仁 10g，肉桂 3g，炮姜 3g，丹皮 10g，益母草 10g，山楂 15g，蒲黄 10g，乌梅 10g，甘草 5g，赤、白芍各 10g，川牛膝 10g，桂枝 6g。5 剂，每日 1 剂。水煎服。

复诊：1976 年 1 月 10 日。

服药 3 剂后，出血稍增多如月经量。5 剂药服完，腹痛减轻，阴道出血停止。2 月后随访，症状消失，妇科检查、透环位均正常。

【按】产后恶露，本是新产妇的生理现象，如超过天日，仍淋漓不断，则属病理状态。一般为气虚、血热、虚瘀夹杂所致。冲任不固，血不循经。因淋漓不绝均为虚瘀并见，治疗起来当以扶正祛瘀并用，所以徐氏对此只辨病不辨症，而通用加味生化汤。本方对人工流产后的恶露不绝，亦有显效。运用逐瘀为主，止血为辅的逐瘀止血法，对少数病例，服药后流血量可略有增多，1 ～ 2 天后才逐渐停止流血。这是药物作用的表现，并非病情加剧。

生化汤是妇科常用之方。本方既能生血，又能祛瘀。在治疗中补中有化，化中有补。正因为徐老用加味生化汤，恶露不绝中的虚瘀总是以温补气血，调养冲任为主，注意补中化瘀，酌情加用收涩止血之品，特别是方中益母草，辛苦微寒，既能化瘀，又能止血，故全方疗效可期。

（任　何　王松涛）

3. 产后小便不通

产后 6 ～ 8 小时不能排尿者为尿潴留。在中医临床中多属“癃闭”范畴。此证处理，首先要解除产妇恐惧心理，治疗关键必须补调肺、脾、肾之气。徐老从气虚入手，以加味春泽汤治之，多获良效。

脾肺气虚尿癃闭　加味春泽汤方锐

加味春泽汤

组成：桂枝 10g　白术 10g　茯苓 10g　猪苓 10g　泽泻 10g　人参 10g　通草 5g　甘草 5g

功用：利水渗湿，益气通溺。

主治：产后气虚所致小便不通。

方解：产后气虚血亏，膀胱气化不利。方中人参补脾益肺，泽泻甘淡性寒，直达膀胱，利水渗湿；配茯苓、猪苓之淡渗，以强利水蠲饮之效；加白术健脾化湿，佐桂枝以助膀胱气化，通草引热下降而利小便。

案例：

例一：刘某，女，28岁，农民，已婚。初诊日期：1972年9月11日。

9月10日于家中第二胎分娩一男婴，产后无尿。今晨感尿意，但不能自解，反复多次，觉小腹胀满隐痛，汗出乏力，遂来就诊。诊见病妇精神疲倦，痛苦呻吟，面色苍白，少气懒言，四肢无力，微微汗出。下腹膨隆，胀急拒按。诊脉细弱，舌淡苔薄。证属气虚下陷，膀胱气化失权。急嘱导尿一次，导出小便约500ml。即予加味春泽汤。处方。

桂枝10g，白术10g，茯苓10g，猪苓10g，泽泻10g，人参10g，通草5g，甘草5g。1剂，水煎服，以补气利尿。

服药后约5小时，尿意再起，仍不能自解，嘱腹部局部热敷、按摩，稍后尿出。

二诊：1972年9月12日。

小便已基本能够自解，但仍需要局部揉按，且溺之不畅，似有余溺未尽。原方继服3剂。

三诊：1972年9月15日。

上药服完，症状明显好转，小便已能自溺，仍感全身乏力。再投原方3剂，以健脾益肺，利水渗湿通溺，巩固疗效。

例二：赵某，女，24岁，工人，已婚。初诊日期：1980

年 4 月 22 日。

分娩后小便不能自解 3 天。经肌注新斯的明，局部热敷、按摩，反复导尿，仍不能主动排尿。述少腹胀痛，有尿痛而不能自解，四肢乏力。诊见神清气短，面色苍白，痛苦面容，腹胀拒按，汗出津津。脉细弱无力，舌质淡，苔少。证属脾肺气虚，膀胱气化不利。立即给予加味春泽汤。

桂枝 10g，白术 10g，茯苓 10g，猪苓 10g，泽泻 10g，人参 10g，通草 5g，甘草 5g。1 剂，水煎服。以利水渗湿，益气通溺。

服药后约 3 小时，尿意频频，嘱患者局部热敷并局部按摩，试解小便。约 10 分钟后，自解大量小便而痛减。嘱患者继服方药一次。

复诊：1980 年 4 月 23 日。

服上药 1 剂，小便已能自解，但不畅，有余溺未尽之感，并需于小便前按摩、热敷较长时间，方能解出。仍予加味春泽汤两剂。

三诊：1980 年 4 月 25 日。

服药计 3 剂，患者能够较顺利主动排尿，余症俱消。再予加味春泽汤 2 剂，以善其后。

例三：王某，女，24 岁，工人，已婚。初诊日期：1981 年 10 月 9 日。

剖宫产术后 2 天，停止保留导尿后 5 小时即出现尿潴留。经局部热敷、按摩后仍不能自解，又肌注新斯的明，亦无效，复又保留导尿。至产后 5 天，试停导尿，约 3 小时后始有尿意，试解数次未果。诊见精神倦怠，面色无华，浑身汗出，手术切口张力较高：恶露色淡红，量中。脉弱无力，舌质淡，苔薄。证属肾气亏虚，膀胱气化不利。治法：益气通溺，利水渗湿。即投加味春泽汤加鹿角胶。

桂枝10g，白术10g，茯苓10g，猪苓10g，泽泻10g，人参10g，通草5g，鹿角胶5g（烊），甘草5g。3剂。每日1剂。水煎服，即刻先服1剂，服后约2小时，经热敷数次，小便自解。

复诊：1981年10月12日。

服上药后，小便已可自解，无须辅助。自觉排尿略有不畅。原方再投3剂，以善其后。

【按】产后小便不通，属于中医学的“癃闭”范畴。《内经》说：“膀胱不利为癃……”主要由于膀胱和三焦功能失常。膀胱为贮尿之器，而尿液之排泄又赖于三焦之气化。产妇分娩后，由于正气亏虚，胞络受损，肾气不固，膀胱气化不利，开阖功能失职，导致排尿异常。基于上述病因病机，治疗关键在于调补肺、脾、肾之气。徐老以加味春泽汤治之，正合本病病机。

五苓散加人参、甘草、通草，益气扶中，通阳化气而利尿。方中用通草引热下行而助猪苓通溺。全方补中寓通。

通过以上3个病例，徐老“勿拘于产后，亦勿忘于产后”，既考虑到小便不通而用通利，又注重产后气血亏虚而益气温阳，根据病证的盛衰进退，审证用药，才能达到扶正祛邪而治病的目的。

（任　何　王松涛）

4. 产后缺乳

产后乳汁甚少或全无，称“缺乳”，也称“乳不行”“乳汁不足”。乳汁过少可能是由于乳腺发育较差，乳腺管不畅，产后出血过多或情绪欠佳等因素引起。中医认为本病有虚实之分。虚者多为气血虚弱，乳汁化源不足；实者因肝气郁结，气滞血瘀。徐老治本病用通乳汤补益气血，疏通乳络而通乳，多可奏效。

气血不足泌乳停　通乳汤方服之行

通乳汤

组成：黄芪 10g　党参 10g　白术 10g　当归 10g　熟地 10g　通草 5g　王不留行子 10g　漏芦 10g　瞿麦 10g　麦冬 10g　冬葵子 10g　白芷 10g

功用：补气养血，通络下乳。

主治：产后气血亏虚、乳络不畅所致乳汁不足。

方解：乳汁为血生化，产后失血，冲任亏虚，气血匮乏，则乳汁不足。方中黄芪、党参补气培元，熟地、当归养血活血，配王不留行子活血通经、下乳汁；白术、麦冬健胃生津，以充气血之源；通草、瞿麦、冬葵子利水通络下乳；漏芦、白芷归阳明经，具通乳散结，促进乳汁排泄之功效。

案例：

例一：吴某，女，25 岁，干部，已婚。初诊日期：1980 年 10 月 20 日。

产后 10 天，乳汁量少，清稀。产妇面色无华，神疲，头晕目眩，腰酸，胸腹胀闷，形体瘦削，乳房松软，未感乳胀，授乳时乳儿哭闹不休。脉细弱，舌淡，苔薄白。证属气血虚亏，乳汁不足。治宜补益气血，通络下乳。方用通乳汤。

黄芪 10g，党参 10g，白术 10g，当归 10g，熟地 10g，通草 5g，王不留行子 10g，漏芦 10g，瞿麦 10g，麦冬 10g，冬葵子 10g，白芷 10g。3 剂，每日 1 剂，水煎服。

复诊：1980 年 10 月 26 日。

服药后，乳房充盈，乳汁通畅，分泌量增多，原方继服 3 剂。

随访 2 个月，奶水正常，母婴健康。

例二：李某，女，23 岁，工人，已婚。1982 年 4 月 16 日初诊。

患者于 5 日前行剖宫术产一男婴。产后乳汁不出，婴儿昼夜啼哭，产妇心烦不寐。曾用汤补，效不佳。诊见患者面色少华，头昏乏力，汗出，纳差，两乳微胀，能挤出少量淡黄色液体，脉细，舌淡，苔薄白。证属产后气血不足，乳络不畅。治法：益气补血，通络下乳。处方用通乳汤。

黄芪 10g，党参 10g，白术 10g，当归 10g，熟地 10g，通草 5g，王不留行子 10g，漏芦 10g，瞿麦 10g，麦冬 10g，冬葵子 10g，白芷 10g。每日 1 剂，水煎服，连服 5 剂。同时嘱患者加强营养，调节情志，起居有常。

复诊：1982 年 4 月 21 日。

服药后，乳汁渐增，仍不足喂养。原方继服 5 剂。

随访 2 周，奶水正常，母子均安。

例三：张某，女，25 岁，工人，已婚。1983 年 3 月 8 日初诊。

患者 3 月 2 日顺产一女婴，产时失血颇多，产后 3 天有初乳泌出，量少，色微黄，后泌乳量逐渐减少，乳汁渐不行。产妇面色苍白，食少气短，腰膝酸软，神疲乏力，四肢发凉。脉细无力，舌质淡，苔白。证属产后气血大亏，乳汁不行。治法：补气血，通乳。方用通乳汤。

黄芪 10g，党参 10g，白术 10g，当归 10g，熟地 10g，通草 5g，王不留行子 10g，漏芦 10g，瞿麦 10g，麦冬 10g，冬葵子 10g，白芷 10g。每日 1 剂，水煎服，连服 5 剂，同时嘱加强营养。

复诊：1983 年 3 月 13 日。

服药后乳汁大增。产妇精神佳，饮食正常。随访一周，奶水正常。

【按】乳汁为血所化，赖气以运行。故产后乳汁的多少与气血的关系极为密切。历来对产后缺乳，均责之于气血虚弱，乳汁化源不足；或肝气郁结，气滞血凝。“虚者补之，实者通之”。前者当补益气血，佐以通络；后者疏肝解郁，通络下乳。徐老认为，临证也不必拘于此法。以气血虚弱而言，不少病例，因气血虚弱，汗出较多而加重病情，或因虚致滞，以致病情迁延。徐老用通乳汤，不单以乳房有无胀痛一症断定，而应全面观察，不专补益气血、宣通乳汁，而是在补气血的基础上，疏通经络，俾补中有疏，相得益彰，促进乳汁顺利泌出。

（任　何　王松涛）

5. 乳腺炎

乳腺炎是乳房部最常见的外科急性化脓性感染疾病，往往发生于产后尚未满月的哺乳期妇女，其中尤以初产妇更为多见。在哺乳期发生的，中医名为“外吹乳痈”。徐老重在清热解毒、通经活血、溃坚消散，方用贝甲昆皂花留汤而取效。

乳汁郁结通为治　贝甲昆皂乳窍启

贝甲昆皂花留汤

组成：川贝母10g　炮甲10g　当归10g　皂角刺10g　漏芦10g　王不留行子10g　赤白芍各10g　连翘10g　广郁金10g　夏枯草10g　昆布10g　天花粉10g

功用：清热解毒，消肿散结，活血止痛。

主治：热毒壅聚，气滞血瘀所致之乳腺炎。

方解：方中连翘、漏芦清热解毒；川贝、天花粉、夏枯草清热散结；炮甲、皂角刺活血通经，托脓溃坚；当归、白芍养血活血，柔肝止痛；郁金、留行子活血通经，行气止痛；赤芍清热凉血，散瘀止痛；昆布软坚散结。全方以清热解毒、通经活血、溃坚消散为主，使毒祛、瘀散、坚溃、痛止。对乳腺炎脓未成者，用之可使消散。

案例：

例一：包某，女，27岁，干部，已婚。初诊日期：1982年6月7日。

左乳房肿胀，结块伴疼痛3天。初产后一周，因乳头凹陷，排乳不畅，婴儿吸吮不利，继而乳汁郁积，出现右乳胀痛，结块，灼热，压之疼痛。经用青霉素静滴3天，恶寒发热已除，但疼痛未减。诊见面红唇干，痛苦面容，检查：右乳头凹陷，右乳外下象限皮肤发红，触之灼热，有硬块，边界不清，无波动，压之疼痛。舌质红，苔黄腻，脉弦数。证属气滞血瘀，热毒蕴结。治法：清热解毒、活血散结止痛。处方拟用贝甲昆皂花留汤。

川贝母10g，炮甲10g，当归10g，皂角刺10g，漏芦10g，王不留行子10g，赤白芍各10g，连翘10g，广郁金10g，夏枯草10g，昆布10g，天花粉10g。5剂。每日一剂，水煎服。

复诊：1982年6月12日。

服上方药后，肿痛大减，结块明显缩小，局部压痛轻微，守原方再进5剂。

随访：服上方5剂诸症皆消，哺乳期未复发。

例二：李某，女，27岁，营业员，已婚。初诊日期：1980年11月11日。

左乳外下方结块伴红肿热痛半天。患者产后两个半月，因乳儿感冒发烧吮乳量减少，致昨日夜间起左乳胀痛，触之有块，触痛明显，牵及左腋下，继之恶寒发热。自服红霉素、APC后，体温略有下降，检查：体温39.2℃，左乳房外下象限大片红肿，表皮灼热，可触及6cm×5cm结块，触痛明显，无波动。左腋下淋巴结肿大。舌质红，苔微黄，脉洪数。证属热毒壅滞，气滞血瘀。治法：清热解毒，活血化瘀，软坚散结。处方用贝甲昆皂花留汤。

川贝母10g，炮甲10g，当归10g，皂角刺10g，漏芦10g，王不留行子10g，赤白芍各10g，连翘10g，广郁金10g，夏枯草10g，昆布10g，天花粉10g。5剂。每日一剂，水煎服。

复诊：1980年11月16日。

服上药一剂后，症状好转，疼痛明显减轻，体温下降。5剂服完后，体温正常，左乳房结块已消，泌乳通畅，诸症痊愈。

例三：王某，女，25岁，农民，已婚。初诊日期：1974年3月8日。

右侧乳房肿痛12天，伴发热7天。患者产后5天，因授乳时右侧乳头破裂，授乳疼痛甚剧，继之出现右乳房肿胀、恶寒发热，关节酸痛。曾于某卫生院肌注青霉素7天，热退，疼痛减轻，但乳房结块始终未消，哺乳时，乳房刺痛。检查：右乳房靠近乳晕外上方可及一约3cm×5cm结块，皮肤略红，有触痛，无波动感，乳头破裂处有黄痂。舌质淡红，苔白腻，脉细数。证属产后气血不足，外邪侵袭以致乳汁壅滞，郁久化火成毒。治法：清热解毒，软坚散结，通络止痛。处方用贝甲昆皂花留汤。

川贝母10g，炮甲10g，当归10g，皂角刺10g，漏芦10g，王不留行子10g，赤白芍各10g，连翘10g，广郁金10g，夏枯草10g，昆布10g，天花粉10g。5剂。每日一剂，水煎服。

复诊：1974年3月14日。

服上药后，乳房结块缩小，疼痛减轻，哺乳时，仍感有抽痛。原方继服5剂。

上药服完，诸症告愈。

【按】本病成因，外由产后哺乳，乳头破损，风邪入络；内由厥阴之气不行，阳明胃热蕴蒸，而致乳汁郁积，乳窍闭塞，乳络失宣。乳汁郁结是乳腺炎发生的重要机理。因此通乳在本病治疗中十分重要。根据其乳汁郁结→气血壅滞→郁久化热，形成红、肿、热、痛的规律性。徐老组方非常讲究针对性，在通乳的前提下，佐以疏肝理气，清热解毒，活血消肿之品，使肝气疏泄，乳窍开启，乳络通畅，浮汁畅行而肿块消散。方中不过用寒凉之剂，如过用，多致气血凝滞，多有肿痛结块经久不消，迁延日久之虞。综观全方，重在疏泄通络，消散乳痈之功。

（任　何　徐　毅）

6. 产后关节痛

产后或流产后关节痛较为常见，属于中医痹证范围。由于产后“百节空虚”，营卫失和，腠理不固，感受风、寒、湿外邪所致。邪气阻滞经脉之间，致使络道不通，气血运行不畅。因而发生痹痛。徐老运用舒筋活络、祛风散湿、通瘀止痛的舒筋散和蠲痹八珍汤治疗，效果良好。对病程短、用药及时的疗效更为显著。本病因发于产后，而产后气血两虚是其内因特点，亦即本虚标实。

血不荣筋复风寒　祛风散寒舒筋散

舒筋散

组成：丝瓜藤 10g　夜交藤 10g　海风藤 10g　活血藤 10g　络石藤 10g　当归 10g　赤白芍各 10g　狗脊 10g　桑寄生 10g　寻骨风 10g　伸筋草 10g　鹿衔草 10g

功用：舒筋活络，祛风散湿，通瘀止痛。

主治：产后关节痛。

方解：当归、白芍和血养血；狗脊、桑寄生补肝肾，强筋骨，养血祛风，和营通络；寻骨风、伸筋草祛风胜湿，舒筋活络；鹿衔草功同人参，扶正祛邪，强筋健骨，补肝肾，益精髓；丝瓜藤、活血藤、络石藤、海风藤、夜交藤五种藤，祛风胜湿，活血散寒，通经活络，坚筋骨，利关节。李时珍云："凡藤皆入络"。故通治诸痿痹痛。两足跟痛加川牛膝，周身游走疼痛加威灵仙。

案例：

例一：徐某，女，36岁，农民，已婚。初诊日期：1974年10月15日。

第三胎产后54天，恶露如期干净，周身关节痛楚，麻木重着，腰膝、足跟痛甚，活动受限。阴雨天、气候变化时加剧。头晕目眩，心悸纳少，乳汁缺乏。舌质淡红，苔薄白，脉沉弦。证属产后"百节空虚"，卫阳不固，风寒湿乘虚侵袭。治法：祛风散湿，活络舒筋止痛。处方用舒筋散。

丝瓜藤10g，夜交藤10g，海风藤10g，活血藤10g，络石藤10g，当归10g，赤白芍各10g，狗脊10g，桑寄生10g，寻骨风10g，伸筋草10g，鹿衔草10g，另加威灵仙10g。5剂。每日1剂，水煎服。

复诊：1974年10月20日。

服药后，周身关节酸痛有好转，嘱原方继服。

先后服舒筋散方20剂。病情基本好转。观察3年余，未见复发。

例二：张某，女，30岁，工人，已婚。初诊日期：1976年4月25日。

第一胎，产后3月余。手足麻木刺痛，继则周身关节游走性胀痛活动不利。曾服强的松、消炎痛和中药独活寄生汤等，当时有好转，但停药后又复痛。伴低热，疲倦乏力，体重减轻，胃纳欠佳，头晕面黄，心悸失眠。脉沉弦，舌质淡红，苔薄白，证属产后体弱，风寒湿邪侵袭经络而成痹痛。治法：祛风散湿，活络止痛。方用舒筋散加威灵仙。

丝瓜藤10g，夜交藤10g，海风藤10g，活血藤10g，络石藤10g，当归10g，赤白芍各10g，狗脊10g，桑寄生10g，寻骨风10g，伸筋草10g，鹿衔草10g，威灵仙10g。5剂。每日1剂，水煎服。

复诊：1976年4月30日。

服舒筋散以祛邪通络，病情好转，纳增，守原法继服10剂。

上述方药共服30剂。体重增加，关节痛基本消失，停药。观察1年余，未见复发。

例三：姜某，女，26岁，干部，已婚。初诊日期：1986年11月30日。

第一胎产后47天，周身酸痛。患者产后40天因外出感受风寒，第二天周身关节酸痛，自服板蓝根冲剂3天症状未缓解。近日症状逐渐加重，肩背、腰膝及两踝关节酸痛，两足背及踝关节微肿，活动受限，纳差乏力，心悸气促，形寒肢冷。脉沉细，舌淡，苔薄白。证属产后体虚，复感风寒。治法：祛风散寒，通络止痛。方用舒筋散加荆芥、防风。

丝瓜藤10g，夜交藤10g，海风藤10g，活血藤10g，络石藤10g，当归10g，赤白芍各10g，狗脊10g，桑寄生10g，寻骨风10g，伸筋草10g，鹿衔草10g，荆芥10g，防风10g。7剂。每日1剂，水煎服。

复诊：1986年11月7日。

周身关节酸痛明显减轻，行动自如，睡眠明显改善，仍纳佳。脉滑，舌淡苔薄白。处方：原方去荆芥、防风，加川牛膝10g，7剂，水煎服，每日1剂。

三诊：1986年11月14日。

症状好转，无关节酸痛，仅阴雨天略感酸楚，处方：舒筋散5剂，以巩固疗效。

服上方药共19剂，诸症消失。随访半年未复发。

气血两虚筋失濡　蠲痹八珍服之舒

蠲痹八珍汤

组成：秦艽10g　防风10g　川断10g　片姜黄10g　当归10g　白芍10g　生地10g　川芎5g　党参10g　白术10g　茯苓10g　甘草5g

功用：补气养血，祛风止痛。

主治：营卫两虚，风湿痹痛。

方解：本方为蠲痹汤（《百一选方》）与八珍汤（《正体类要》）的合方，原方中羌活改用秦艽，赤芍由白芍而代之，以增补益作用。全方以治失血过多所致气血皆虚诸症为主，而兼祛风胜湿止痛之功。方中党参、白术、茯苓、甘草补脾益气；当归、白芍、生地、川断补益肝肾；配合川芎、片姜黄入血分而理气，则归、地补而不滞；川芎、片姜黄并兼祛风通络、止痛之功效；秦艽祛风湿、舒筋络；防风既有祛风散寒之功，又俱胜湿止痛之效。二方合用，以补血益气，祛风胜湿。

案例：

例一：沈某，女，30岁，教师，已婚。初诊日期：1980年8月15日。

患者3个月前剖宫产一足月女婴，术中出血颇多，产后十余日出现双膝、踝关节疼痛，影响站立及行走，午后起两足背、踝关节渐肿，疼痛加剧。并有心悸气短，少气懒言，头晕倦怠，动则汗出，泌乳不足等症。曾服中药西洋参，艾叶煎水熏洗，疗效不佳。脉细数，舌质淡红，苔少。证属气血亏虚，筋脉失养。治法：补气养血，祛风止痛。方用蠲痹八珍汤。

秦艽 10g，防风 10g，川断 10g，片姜黄 10g，当归 10g，白芍 10g，生地 10g，川芎 5g，党参 10g，白术 10g，茯苓 10g，甘草 5g。7 剂。每日 1 剂，水煎服。

复诊：1980 年 8 月 22 日。

症状好转，活动自如，关节疼痛减轻，仅存踝关节酸胀，傍晚时微肿，余症消除。脉滑数，舌质淡红，苔薄。原方加川牛膝 10g，7 剂。

观察半年，未复发。

例二：陆某，女，24 岁，工人，已婚。初诊日期：1981 年 6 月 17 日。

患者于足月分娩一女婴，因产后大出血，曾输血 800ml，现产后 40 天，恶露 22 天净。头晕目眩，心神不宁，食欲下降，胸闷失眠，倦息疲乏，腰背酸痛，日渐加重，影响坐卧，小便清长。脉细弱，舌淡，苔薄白。证属产后气血俱虚，肝肾亏损。治法：调补气血，固肾强筋，祛风止痛。方用蠲痹八珍汤。

秦艽 10g，防风 10g，川断 10g，片姜黄 10g，当归 10g，白芍 10g，生地 10g，川芎 5g，党参 10g，白术 10g，茯苓 10g，甘草 5g。7 剂，水煎服，每日 1 剂。

二诊：1981 年 6 月 24 日。

服药后腰背酸痛已明显减轻，神清气爽，胃纳增加，带下连绵。证属气血亏虚，带脉不固。原方加淮山药 10g，山萸肉 10g，继服 7 剂。

三诊：1981 年 7 月 1 日。

腰背酸痛基本缓解，带下减少，上方继服 7 剂而愈。

例三：曾某，女，27 岁，会计，已婚。1983 年 12 月 29 日初诊。

患者第一胎足月平产后 57 天。产时产程较长，产后出血较多，恶露于产后 26 天方净。于产后 40 余日出现双肩关节酸痛不适，并逐渐加重，迁延至肘、手指关节，以致不能哺乳，手不能提物、书写等，动则痛楚难耐。述时有心悸怔忡，胸闷作泛，头昏耳鸣，失眠多梦，潮热盗汗，形寒恶风，四肢逆冷。诊见面色少华、少气懒言。脉细数，舌淡苔薄白。证属气阴两亏，百脉空虚，筋脉不利。治以调补气血，活络止痛。方用蠲痹八珍汤。

秦艽 10g，防风 10g，川断 10g，片姜黄 10g，当归 10g，白芍 10g，生地 10g，川芎 5g，党参 10g，白术 10g，茯苓 10g，甘草 5g。7 剂。每日 1 剂，水煎服。

复诊：1984 年 1 月 6 日。

服上药后，症状明显好转，诸关节疼痛明显减轻，活动时有轻微酸痛；夜梦减少，睡眠时间略有增加，头昏以晨起时偶作，活动后可自行缓解。治以调补气血，活络止痛，滋养安神。处方：蠲痹八珍汤加酸枣仁 15g，知母 10g，5 剂。

三诊：1984 年 1 月 11 日。

服上药 5 剂，睡眠明显改善，精力充沛，关节疼痛基本消失。上药继服 5 剂。

半年后随访，诸症消除，未见复发。

【**按**】产后关节痛分两种情况，一为血不荣筋，复感风寒；二为气血两虚，筋脉失养。前者是虚中夹实。风寒之邪侵袭经络以致气血受阻，痹阻关节，或腰肢关节疼痛，或腰背酸痛，影响行走活动。气血两虚，筋脉失养，不荣则痛，以致周身关节酸痛，或麻木重着，或酸楚刺痛，运动受限。徐老对前者施用舒筋散，祛风散寒，活络舒经止痛；对后者用蠲痹八珍汤，补养气血，祛风止痛。值得提出的是，徐老于舒筋散中用鹿衔草、伸筋草加五种藤类药，具有扶正祛邪，舒经通络的功能。药性和平，服后能使精神振奋，阳气恢复，手足关节痛止而轻便灵活。

（任　何　王松涛）

7. 产后发热

产褥期内出现持续发热不退或寒战高热，并伴有恶露异常、腹痛等症状者，称为产后发热。本病多由阴虚、外感风寒、感受邪毒、伤暑等引起，其中感受邪毒、伤暑者发热较甚，失治则病情变化迅速，可致热陷心包或虚脱等危候，且发热可耗伤气血，导致缺乳、便秘等。故徐老主张及早诊治，防止病情转变或变生它症。针对常见四型列有四方，对症下药，其效显见。

阴虚发热午后彰　蒿芩地丹四物汤

蒿芩地丹四物汤

组成：青蒿 10g　黄芩 10g　地骨皮 10g　丹皮 10g　当归

10g　白芍 10g　川芎 5g　生地 15g　白薇 10g　银柴胡 10g

功用：清虚热，滋阴血。

主治：产后阴虚发热。

方解：此方为阴虚发热而创，阴血亏虚是本，虚火内灼为标。方中徐老选四物汤滋养阴血，用生地，且量大，以滋养阴血兼清热，当归、川芎尚可活血行血，调畅恶露。青蒿、地骨皮、白薇、银柴胡或甘寒，或苦寒，均长于凉血、清虚热，兼可退骨蒸，地骨皮尚兼生津止渴。黄芩配合丹皮清热凉血，即清气分又凉血分，丹皮又兼活血散瘀，调畅恶露。诸药合用以清虚热为主，兼滋阴血，凉中有温，补中有行，标本同治。若兼盗汗，加糯稻根 30g，五味子 10g 滋阴敛汗；若兼气短乏力，加黄芪 15g，麦冬 10g，北沙参 10g 益气养阴退热；大便干结者，加生首乌 20g，胡桃仁 12g 滋肾养血，润肠通便。

案例：

例一：尚某，女，26 岁，农民，已婚。1984 年 8 月 13 日初诊。

产后发热 25 天。患者 1984 年 7 月 20 日第 2 胎足月分娩，胎盘自娩，自诉产时出血较多。产后一直低热，以午后、夜间为甚，骨蒸潮热，心烦盗汗，口干喜饮，大便干结，乳少，恶露干净 6 天。当地卫生院曾给予肌注青霉素 3 天无效。诊之两颧红赤，舌红少津，无苔，脉细数。为失血过多，血虚阴亏之发热。治法：清虚热，滋阴血。处方拟用蒿芩地丹四物汤加糯稻根、五味子。

青蒿 10g，黄芩 10g，地骨皮 10g，丹皮 10g，当归 10g，白芍 10g，川芎 5g，生地 15g，白薇 10g，银柴胡 10g，糯稻根 30g，五味子 10g。5 剂。

复诊：1984年8月18日。

拟蒿芩地丹四物汤加生首乌20g，胡桃仁12g，3剂。

三诊：1984年8月22日。

服上药2剂后发热已除，大便通畅，乳汁略增。改治法为益气养血通乳，处方：八珍汤加炙黄芪15g，穿山甲10g，王不留行子10g。5剂。

例二：查某，女，25岁，教师，已婚。1985年9月7日初诊。

产后发热17天。患者第1胎剖宫产，住院期间即有发热，每日下午热甚，用青霉素、庆大霉素及灭滴灵治疗。出院后仍午后发热（T37.4℃左右），手足心热，心烦寐差，口干咽燥，气短头晕，体倦乏力，溲赤便干。诊之颧赤唇红，舌红苔少，脉虚细而数。化验血象正常。为阴虚发热，兼有气虚。治法：清虚热滋阴血，佐以益气。处方：

青蒿10g，黄芩10g，地骨皮10g，丹皮10g，当归10g，白芍10g，川芎5g，生地15g，银柴胡10g，白薇10g，炙黄芪15g，北沙参10g，麦冬10g。5剂。

复诊：1995年9月13日。

服药后发热症除，尚有口干咽燥，大便干结，体倦乏力，舌淡红，脉虚细，治法益气养血滋阴。拟方：八珍汤加炙黄芪15g，玄参10g，麦冬10g，生首乌20g，5剂善后。

【按】素体阴虚血弱或分娩失血过多者易致产后阴虚发热，乃阴血不足，虚火内扰。徐老认为阴虚为本，火烁为标，虽火炎不甚，然可消灼真阴，复伤阴血，乃致虚火更甚，日迁不退。且虚火不降，阴液难以内守，养阴也难奏效。故治则虽标本同治，但重在治标，即以银柴胡、地骨皮、白薇、青蒿、黄芩、丹皮清虚热，退骨蒸，凉血为主，辅以四物汤滋养阴血，使火平水生，虚热得除。兼证中尤其重视盗汗的治疗，认为汗出复耗阴液，因果相干，则虚火尤燔，故每每加以滋阴敛汗之品。另外，虚热退后，阴血难以速复，徐氏多投以八珍汤加减善后，益气养血，阴血自复。

此方清虚热，滋阴血，徐老遇经期发热属阴虚者，亦以此方加减治疗，方中四物汤还可养血调经，疗效亦佳。

恶寒发热感风寒　荆防苏羌四物啖

荆防苏羌四物汤

组成：荆芥 10g　防风 10g　苏叶 10g　羌活 10g　当归 10g　白芍 10g　川芎 5g　生地 10g

功用：养血疏风解表。

主治：外感风寒之产后发热。

方解：荆防羌苏四物汤为产后气血亏虚之风寒感冒而立。以荆芥、苏叶为主药，均辛温，归肺经，辛温散寒，祛风解表。配合防风、羌活解表散寒，祛风胜湿止痛。此四味虽辛温解表，但非辛温发汗之品，无耗散阳气、劫伤阴津之弊，产后体虚者用之无过汗伤正之虑。再合四物汤养血和血扶正，使热解而不伤正。若咳甚痰多，加杏仁 10g，前胡 10g 宣肺化痰止咳；兼气短，倦怠乏力者，加党参 10g，炙黄芪 12g，炒白术 6g 益气扶正解表。

案例：

例一：王某，女，24 岁，工人，已婚。1984 年 11 月 19 日初诊。

产后 16 天，恶寒发热 2 天，头痛身痛，无汗，鼻塞流清涕，咳痰清稀，恶露不多，面色少华，舌淡苔薄白、脉虚浮而紧。T38.2℃，血常规化验正常。为风寒在表，营卫失调。治法：养血疏风解表。处方用荆防苏羌四物汤。

荆芥 10g，防风 10g，苏叶 10g，羌活 10g，当归 10g，白芍 10g，川芎 5g，生地 10g。2 剂。

复诊：1984 年 11 月 21 日。

药后 1 剂发热即退，诸症渐去，唯留咳嗽痰白，舌淡苔薄白，脉虚浮。治法：养血祛风，宣肺止咳。荆防苏羌四物汤去羌活，加苦杏仁 10g，前胡 10g 宣肺化痰止咳，继服 3 剂告愈。

例二：洪某，女，27 岁，干部，已婚。1985 年 1 月 26 日初诊。

产后 28 天，恶寒发热 4 天。4 天前于大雪天带婴儿去医院看病，感受风寒，初感怕冷不适，翌日恶寒发热，头痛无汗，骨节酸痛，夜咳难寐，痰稀色白，鼻塞流涕，舌淡苔薄白，脉浮紧。T38.6℃，肺部透视未见异常。为外感风寒，肺气失宣，营卫失和。治法：养血疏风，宣肺解表。处方：

荆芥 10g，防风 10g，苏叶 10g，羌活 10g，当归 10g，白芍 10g，川芎 5g，生地 10g，苦杏仁 10g，前胡 10g。2 剂。

复诊：1985 年 1 月 28 日。

服药后恶寒发热症除，仍骨节酸痛，咳痰清稀，舌脉如前，原方继进 3 剂。因患者将去外地，又另开益气养血，祛风固表之剂以善后，拟方：四物汤合玉屏风散，5 剂。

例三：吴某，女，36 岁，干部，已婚。1992 年 10 月 5 日初诊。

产后 27 天，反复恶寒发热半月。患者系第一胎，1992 年 9 月 8 日因产程延长诊断为高直位而行剖宫产，产后未哺乳，一直感体虚乏力，动则汗出。就诊前半个月开始出现恶寒发热，头痛鼻塞，咳嗽痰白，在我院诊断为感冒，连服速效感冒胶囊及先锋Ⅳ 5天，症状稍有缓解，但一直未愈。恶寒高热时轻时重，肢体酸楚，咳嗽痰白，伴神疲乏力，气短懒言，动则汗出。诊之，T37.5℃，神情倦怠，语言低微，面色萎黄，舌淡苔白，脉浮无力。诊断为产后发热，为气血亏虚外感风寒，风寒束表。治法：益气养血，硫风解表。处方：

荆芥10g，防风10g，苏叶10g，羌活10g，当归10g，白芍10g，川芎5g，党参10g，炙黄芪12g，炒白术6g。3剂。

复诊：1992年10月8日。

药后恶寒症除，偶感低热，余症均减，舌脉如前。原方继进3剂。

三诊：1992年10月11日。

热退咳止，尚有酸软乏力，舌淡，脉细弱。风寒表证已解，气血犹未充盛。治以益气养血扶正，防止复感。拟方：四物汤合玉屏风散加党参10g。5剂。

【按】产后外感风寒发热临床多见，徐老认为由于分娩俱伤气血，产后正气亏虚，表疏腠松，所谓“产后百节空虚”，稍有不慎寒暖，即易感受风寒，致营卫不和而发热。扶正解表徐老突出两点：一是认为产后虽多气血亏虚，但尤以血虚为主，因失血、恶露、褥汗均耗伤阴血，且“有形之血不可速生”，故扶正重在用四物汤养血和血为主。二是虽为风寒束表，但气血本以不足，解表非同常人，最忌开腠发汗，易复伤气血，故避用麻黄、桂枝等发汗解表之品，选用荆芥、防风等较为平和的祛风散寒解表之品，从而达到解表不伤正之目的。全方配伍精当，补中有疏，散中寓补，扶正不滞邪，祛邪不伤正。对气虚较甚者，常合玉屏风散治疗，气血双补重固表。且愈后常以四物汤合玉屏风散加减调理数日，使气血渐充，卫阳复固，以绝体虚复感之虞。

徐老对于经期外感风寒感冒有恶寒发热者亦以此方加减治疗。

寒战高热感邪毒　红败三黄解毒瘥

红败三黄解毒汤

组成：红藤 15g　败酱草 15g　黄连 5g　黄芩 10g　黄柏 10g　连翘 10g　银花 10g　紫花地丁 10g　赤芍 10g　丹皮 10g　苡仁 20g　生甘草 5g

功用：清热解毒，利湿化瘀。

主治：产后感受邪毒之发热。

方解：红败三黄解毒汤主治感受邪毒之产后发热。因产后体虚，邪毒侵犯胞中，邪正交争，则见寒战高热。热毒炽盛，壅滞气血，水湿停聚，以致热与湿互结，继而化腐成脓。此方以红藤、败酱草清热解毒，活血祛瘀，利湿排脓为君，此两味属清热解毒之品，且均具有凉血活血祛瘀之力，败酱草尚可利湿排脓消痈，在热与湿互结之时徐老最善此两味合用。三黄、银花、连翘、紫花地丁助红藤、败酱草清热解毒，泻火为臣，丹皮、赤芍清热凉血，祛瘀止痛，苡仁清热排脓共为佐，生甘草清热解毒，和中为使。配伍合理，选药精当，清热解毒之力较强，旨在着力攻邪，使热清毒解，瘀散湿去。大便干结者，视体质情况酌加生大黄（后下）

6～10g。若下腹痛甚，加生蒲黄（包）10g，五灵脂10g。若小溲短赤，加车前子（包）10g。

案例：

例一：方某，女，24岁，农民，已婚。1985年7月9日初诊。

患者产后10天，发热6天。1985年6月30日在家第2胎足月分娩，分娩顺利，胎盘自娩，出血不多。7月6日开始出现寒战发热，心烦口渴，伴小腹疼痛，恶露量中，色黯红，臭秽，大便3日未行。已在乡卫生院肌注青霉素及链霉素3天，并补液2天，未见显效。诊之：面色红赤，小腹触痛，拒按、舌红苔黄，脉数有力。T38.9℃，妇检：阴道血污臭秽，宫颈举痛，宫体如孕4个月大小，质软，压痛明显，双侧宫旁有压痛。血象WBC 30000/mm^3，N92%。西医诊断为产褥感染（急性盆腔炎）。为感受邪毒，直犯胞宫，与瘀血互结，邪正交争而发热。治法：清热解毒，利湿化瘀。处方拟用红败三黄解毒汤加味。

红藤15g，败酱草15g，黄连5g，黄芩10g，黄柏10g，连翘10g，银花10g，紫花地丁10g，赤芍10g，丹皮10g，苡仁20g，生大黄（后下）8g，生蒲黄（包）10g，五灵脂10g，生甘草5g。2剂。

复诊：1985年7月11日。

1剂后寒战症除，大便日行3次，热降汗出，小腹痛减。复诊时T37.6℃，小腹正中隐痛，恶露减少，已无臭秽，舌红苔薄黄，脉数有力。为邪毒未净，余热未解，仍治以清热解毒，利湿化瘀。拟方：红败三黄解毒汤，3剂。

三诊：1985年7月15日。

热退2天，唯小腹隐痛，恶露量少，色暗。妇检：宫颈无举痛，宫体如孕3个月大小，轻微压痛，双侧附件（-）。复查血象正常。治以解毒利湿，祛瘀止痛。拟方：红败三黄解毒汤去三黄，加益母草20g，元胡10g。5剂。

例二：罗某，女，32岁，技术员，已婚。1998年7月30日初诊。

产后15天，反复发热。1998年7月16日第一胎，足月分娩。因瘢痕体质及会阴静脉曲张而未行会阴侧切助产，产后会阴Ⅱ度撕裂，予以缝合，产后第3天出现发热，T38.7℃，应用抗生素后体温降至正常，第6天出院后体温又升至38.3℃，伴阴部灼痛。经妇幼保健人员检查会阴伤口有感染，予先锋Ⅳ口服及P.P坐浴，用药期间时有低热，停药后热势复盛，就诊前夜寒战高热（39.4℃），伴阴部灼痛，头痛烦躁，溲赤便结。诊之：唇红面赤，舌红苔黄腻，脉数有力。T38.9℃，检查会阴、阴道伤口已部分裂开，周围红肿，触痛明显。辨为产后发热，邪毒型。为产创未愈，邪毒乘虚侵入，混热毒邪蕴结，壅滞气血。治法：清热解毒，化瘀利湿排脓。处方：红藤15g，败酱草15g，黄连5g，黄芩10g，黄柏10g，连翘10g，银花5g，紫花地丁10g，赤芍10g，丹皮10g，苡仁20g，生大黄10g（后下），车前子（包）10g，生甘草5g。3剂。同时嘱外阴伤口清洗后用一块消毒纱布浸透上述药汁湿敷，一日2次，每次20分钟。

复诊：1998年8月3日。

2剂服后转为低热（37.4℃～37.6℃），阴部疼痛顿减，大便日一行，余症均消。检阴部伤口变浅渐愈，红肿消退，仍有黄色渗出物。仍治以清热解毒，化瘀利湿排脓。处方：红败三黄解毒汤3剂。仍取少许药汁外治同前。

三诊：1998年8月6日。

发热已退，外阴疼痛消失，但外阴伤口尚有一浅口未愈，少许渗出。继拟上方2剂，每日2次外洗湿敷。以后随访未再发热，外阴伤口愈合。

【按】感受邪毒发热以寒战高热多见，属产后发热之重证。徐老认为热毒炽盛，直犯胞中，邪正交争急剧，故热势较高。邪毒为标实标急，应“急则治标”，主攻邪毒，直折火邪，防止传变，故组方集中了较多清热解毒泻火之品，如红藤、败酱草、三黄等，苦寒直折，使火邪去而热毒解。虽多苦寒，但因热毒炽盛，也不惧伤正，此乃“有病则病当之”“有故无殒也”。另外因热毒蕴结，易致血瘀气滞湿聚，蒸腐化脓，所以亦需活血化瘀，利湿排脓，配合丹皮、赤芍、苡仁等。徐老善用红藤、败酱草为主治疗妇产科多种热痛之证，既清热解毒，又活血祛瘀，利湿排脓。

红败三黄解毒汤清热解毒力专，重治标急尤其适合用于感受邪毒，产后发热之早期，体实者尤宜。此方较为苦寒，易于化燥伤阴，产后多有阴血气虚，不宜久用，或已有热伤阴液者不宜使用。浓煎外洗或湿敷亦治外阴产伤感染，可清热解毒，利湿排脓，消肿止痛。

伤暑发热渴烦倦　清暑生脉显效现

清暑生脉饮

组成：西瓜翠衣60g　党参15g　麦冬10g　五味子5g　北沙参10g　黄连5g　黄芩10g　当归10g　白芍10g　生地15g　茯苓10g　炙甘草3g

功用：清暑益气，养阴和血。

主治：产后伤暑发热，兼气阴两虚者。

方解：本方乃为产后感受暑热，气阴两伤所立。徐氏认为产妇产后本已气血不足，盛夏感受暑热之邪，暑热逼蒸，复耗气阴，故治产妇伤暑发热尤需兼补气阴。此方重用西瓜翠衣为主，其甘淡寒，清热解暑，生津止渴，尚兼利尿，徐老称其为清暑之佳品，合麦冬、党参、五味子乃生脉散，益气生津、敛阴止汗。黄芩、黄连可泻火清热除烦。北沙参长于滋阴，助麦冬养阴生津止渴，茯苓、甘草助党参益气健脾，辅而用之使益气养阴之效更强。再配合当归、白芍、生地养血和血凉血，调理冲任，以防暑热动血。全方清暑热，益气阴，既治标急，又兼培本，并有防在先。兼小溲短赤者，加滑石（包）10g清热解暑利水；恶露多者，去当归，加益母草清热凉血，祛瘀止血。

案例：

例一：赵某，女，23岁，农民，已婚。1985年8月6日初诊。

产后33天，发热3天。三天前满月，在家用艾叶水熏蒸洗浴达半小时之久，当即晕倒一次，当天即发热，伴多汗口渴，胸闷心烦，纳少乏力，小溲短赤，恶露已净，无腹痛，乳汁减少，在家自服A.P.C两次，汗出热不解。诊之，着衣较多，头裹毛巾，汗多馊臭，精神倦息，舌红少津，脉虚数。T38.9℃，妇检未发现异常，血象化验正常。辨为伤暑之产后发热，暑热内侵，耗伤气阴。治法：清暑益气，养阴和血。处方用清暑生脉饮加味。

西瓜翠衣60g，党参15g，麦冬10g，五味子25g，北沙参10g，黄连5g，黄芩10g，当归10g，白芍10g，生地15g，茯苓10g，滑石（包）10g，炙甘草3g。3剂。嘱减少衣着，居室通风。

复诊：1985 年 8 月 9 日。

述 1 剂服后热减，三剂后热退，尚余口渴，体倦乏力，乳汁增加，它症皆除，舌淡红少津，脉虚细。为暑热已退，气阴未复。治以益气养阴生津，拟生脉散合四物汤加减 5 剂善后。

例二：余某，女，29 岁，干部，已婚。1989 年 7 月 31 日初诊。

产后 11 天，高热 2 天。患者系足月剖宫产，7 天出院后其婆母恐其伤风令其穿棉毛衫裤，不得煽扇，随之感胸闷头晕，昨日高热达 40℃，在单位医务室诊断为中暑，给补液 1500ml，酒精擦浴，体温降至 37.9℃，今上午体温又升至 39.2℃，伴头晕乏力，胸闷烦躁，多汗口渴，恶露量多，无臭秽，无腹痛。西医检查宫底耻上可及，无压痛。急查血象正常，诊断为产后中暑，因患者不愿补液，故请徐老诊治。舌红苔少，脉虚细而数，辨为伤暑发热，兼气阴两虚。治法：清暑益气，养阴凉血。处方用清暑生脉饮加减。

西瓜翠衣 60g，党参 15g，麦冬 10g，五味子 5g，北沙参 10g，黄连 5g，黄芩 10g，白芍 10g，生地 15g，益母草 20g，茯苓 10g，炙甘草 3g。3 剂。

复诊：1989 年 8 月 3 日。

主诉 2 剂后热退，仍乏力倦怠，口渴多饮，恶露减少，舌淡红少津，脉虚细。乃暑邪已解，气阴未复，治以益气养阴生津。处方：生脉散加炙黄芪 15g，乌梅 10g，生地 15g，白芍 10g，益母草 20g，5 剂。

【按】徐老认为伤暑有纯感暑者，有兼湿者，有兼表寒者，有兼气虚者等不同。而产妇分娩耗气失血，产后又常褥汗淋漓，本乃气血不足之体，且暑热火盛，主升主散，尤耗气伤津，故产妇感暑后兼气阴两伤者多见。是以治法不但宜清其暑，还须益气养阴生津，特创此方专治产后伤暑发热兼气阴两伤者。重用西瓜翠衣合生脉散为主，清热解暑，益气养阴生津。另外徐老认为产妇不同于常人之处还有恶露，恶露为血所化，易为热动，暑热过甚，将迫血妄行，故方中配合生地、白芍、当归凉血和血，以防为先，此亦治产妇伤暑异于常人之处。全方清中有养，补中有泻，气血同治，标本兼顾。

对此类患者徐老非常重视善后调理，认为暑热易解，气阴难复，在暑解热退之后必以生脉散加味调治数剂，益气养阴复其本。

【小结】

关于产后发热一病，徐老认为除上述指出的四种证型外还有其他证型，如外感风热、血瘀、伤食、气虚等，但外感风寒、阴虚、感受邪毒、伤暑相对多见，多属于西医的产后上呼吸道感染、产褥感染、中暑等，故对症设有四方。徐氏深谙于产后病“勿拘于产后，亦勿忘于产后”的治则，既肯定“产后多虚”的特点，又重视虚易招邪的另一面，在辨清寒热虚实、辨证施治的基础上，组方突出标本兼治，扶正与祛邪同施，扶正益于祛邪，攻邪利于养正，力求攻邪不伤正，补虚不滞邪。如荆防苏羌四物汤祛风散寒解表兼养血扶正，蒿芩地丹四物汤清虚热又兼滋阴血，清暑生脉饮清暑邪兼益气阴。但当实邪充盛，邪热鸱张之时，则重在清热祛邪，以灭其燎原之势方可安正，如红败三黄解毒汤，专一清热解毒泻火，化瘀利湿，邪去才能正安，或邪去后再予扶正。

另外，徐老经验红败三黄解毒汤比较适用于产褥感染较早期的急性外阴炎、急性子宫肌炎、急性盆腔炎，属于邪毒瘀热蕴结冲任、胞中，强调及早治以消热解毒除火，化瘀利湿排脓，可防止病情向重证演变，若已成盆腔脓肿或败血症，则属热毒蕴结少腹，化腐成痈，或热入营血，应选用大黄牡丹皮汤或清营汤加减治疗。

（李大剑）

8. 产后自汗、盗汗

产妇于产后出现涔涔汗出，持续不止者，称为“产后自汗”，而睡中汗出湿衣，醒来即止者，称为“产后盗汗”。此症或为产后气虚，卫阳不固所致，或为阴虚内热，迫汗外溢。皆出汗过多，进而内耗津液，易产生大便难，缺乳等变证，故徐老较重视产后汗症的治疗，创方两首，益气固表、滋阴敛汗各有侧重，对自汗、盗汗分别治之，其效甚验。

产后自汗实表汤　益气固表止汗良

实表汤

组成：生黄芪 20g　太子参 20g　炒白术 10g　淮山药 10g　防风 10g　浮小麦 30g　麻黄根 10g　煅龙牡各 12g（先煎）　山萸肉 10g　熟地 10g　穞豆衣 10g　炙甘草 3g

功用：益气固表，收敛止汗。

主治：产后气虚自汗。

方解：素体气虚加之分娩耗气，致气虚卫阳失固，阴失摄敛，故见产后自汗，气虚表疏乃致病之本，所以徐老实表汤重在益气固表。选用生黄芪、太子参、炒白术、淮山药、炙甘草补气健脾固表，且生黄芪偏走表而固表止汗。防风达表而疏散风邪，助黄芪等益气御风。产后本有血伤，汗多又耗阴血，且气血互根，补血利于养气，故配以山萸肉、熟地、穞豆衣益精养血，其中山萸肉、穞豆衣尚兼止汗。更入煅龙牡、浮小麦、麻黄根以收敛止汗而治标急。全方重在益气固表以治本，收敛止汗兼治标，标本兼治，气血同源，使气充血旺，肌表坚实，而自汗可止。若恶风甚，加桂枝以透达营气散风邪；兼恶露量多，色淡质稀者，加炮姜炭以温经固冲止血；若恶露有瘀滞者，煅龙牡、山萸肉则不宜用，以免滞瘀留邪。

案例：

例一：秦某，女，26岁，会计，已婚。1992年12月12日初诊。

产后9天，汗出不止，动则汗出浸衣，日换数衣，甚恶风寒，气短懒言，倦怠乏力，纳谷欠佳。诊之，面色㿠白，神倦语怯，舌淡苔薄白，脉虚弱。病属产后自汗，乃气虚卫阳不固，腠理不实所致。治法：益气固表，收敛止汗。处方拟用实表汤加味。

生黄芪20g，太子参20g，炒白术10g，怀山药10g，防风10g，浮小麦30g，麻黄根10g，煅龙牡各12g（先煎），山萸肉10g，熟地10g，穞豆衣10g，桂枝10g，炙甘草3g。3剂。

复诊：1992年12月15日。

主诉药后汗出逐渐减少，但每日仍需换2次衣裤，微恶风寒，胃纳稍增，它症好转。诊之，面色、舌脉如前，精神转佳。仍治以益气固表，收敛止汗，实表汤加桂枝10g，继进2剂。

三诊：1992年12月18日。

药后汗出明显减少，仅动则微汗，片刻即止，每日无须换衣，不再恶风，仍感神疲乏力。诊之，面色无华，舌淡苔薄白，脉细弱。乃卫阳渐固，气血尚未充实复原。治以益气养血，固表止汗。拟：实表汤去煅龙牡、浮小麦、麻黄根，加当归10g，大枣7枚。5剂，巩固善后。

例二：李某，女，28岁，教师，已婚。1996年6月11日初诊。

剖宫产后16天，一直汗出较多，白天为甚，动则加剧，常面如水洗，伴神倦肢软，纳差乏力，恶露量多，色淡质稀。诊之：面色皖白，头面濡湿，神情倦怠，舌淡苔薄白，脉细弱。辨为气虚之产后自汗，治以益气固表，收效止汗。处方：

生黄芪20g，太子参20g，炒白术10g，淮山药10g，防风10g，浮小麦30g，麻黄根10g，煅龙牡各12g（先煎），山萸肉10g，熟地10g，穞豆衣10g，炮姜炭5g，3剂。

复诊：1996年6月14日。

药后汗出明显减少，仅活动后汗出，恶露减少，色淡红，余症皆有好转，舌脉如前，原方继进2剂。

三诊：1996年6月17日。

汗出已止，恶露干净，活动后仍感神疲乏力，面色无华，舌淡，脉细弱。查Hb89g/L，WBC3.4×10^9L。治以益气养血，以八珍汤加味善后。

【按】徐老认为产后汗证虚证多见，其中由于气虚卫阳不固而自汗者，治疗当重在益气固表以治本，所创实表汤以玉屏风散为主，加太子参、淮山药、炙甘草以健脾益气，固表御风。同时徐老认为产后多同时存在阴血亏虚，且汗出伤阴，较重视顾护阴血，故方中亦配合熟地等滋养阴血，尤其是选用穞豆衣，其甘平，入肝、肾经，善补肾阴，养血平肝，除烦止汗，一般多用于清虚热、止盗汗，而此方取其养血、止汗，可防止阴虚内热，加重汗出。此方另一特点是收敛固涩止汗之品较多，因产后本已气血亏虚，汗为心液，精气所化，出汗过多必复耗气阴，损伤正气，故敛汗治标亦为急务，集中使用收敛固涩止汗之品以期力猛效捷，以缓标急，但需注意，过于收敛固涩会滞瘀留邪，应用时注意恶露情况，有瘀滞者则煅龙牡、山萸肉不宜用。

产后盗汗气阴伤　宜服滋阴敛汗汤

滋阴敛汗汤

组成：炙黄芪 12g　生、熟地各 10g　炒黄柏 6g　白芍 10g　北沙参 10g　炒白术 6g　五味子 10g　糯稻根 30g　煅龙、牡各 12g（先煎）　碧桃干 10g　穞豆衣 10g　炙甘草 6g

功用：滋阴益气，固表止汗。

主治：产后阴虚盗汗。

方解：徐老认为产后盗汗主要因于阴血亏虚，虚火内炽，迫津外泄，然同时又兼气虚，则肌表不固而易汗，所以滋阴敛汗汤重在滋阴清热，辅以益气固表，气阴双补。方中以生熟地、北沙参、白芍养血增液，育阴清火为主，且白芍敛阴止汗，养中有敛；配以炙黄芪、炒白术、甘草益气固表；入黄柏退虚热，坚阴液；再合五味子、碧桃干、糯稻根、穞豆衣、煅龙牡共同止汗，其中五味子、碧桃干偏于生津敛汗，糯稻根、穞豆衣长于养阴清热止汗，而煅龙牡可潜阳止汗，均适宜于阴虚内热者；诸药合用可滋阴清热，益气固表，收敛止汗。若阴虚内热甚，加川连3g，黄芩3g；兼潮热甚，加知母10g，地骨皮10g。

案例：

例一：张某，女，24岁，工人，已婚。1983年10月7日初诊。

足月分娩后22天，夜汗不止。患者产后1周内褥汗较多，动则周身汗出，未治疗。以后渐转为夜间汗出，醒则汗止，常夜换衣1～2次，伴手足心发热，心烦寐差，头晕耳鸣，口干咽燥，神疲乏力，大便略干，恶露已净。诊之：面色潮红，精神倦怠，舌嫩红，少苔，脉细数无力。病属产后盗汗，为气阴两虚，虚热逼汗，表虚失固所致。治法：滋阴清热，固表敛汗。处方用滋阴敛汗汤加味。

炙黄芪12g，生、熟地各10g，炒黄柏6g，白芍10g，北沙参10g，炒白术6g，五味子10g，糯稻根30g，煅龙、牡各12g（先煎），碧桃干10g，穞豆衣10g，川连3g，黄芩3g，炙甘草6g。3剂。

复诊：1983年10月10日。

药后盗汗明显减少，醒时虽感周身濡湿不舒，但已无须换衣，五心烦热已除，余症皆有好转，舌嫩红少苔，脉细无力。仍治以滋阴益气，固表敛汗。因内热已减，原方去芩、连，仅用滋阴敛汗汤，3剂。

三诊：1983年10月13日。

2剂药后盗汗已止，尚有头晕乏力，口干，大便略干结，舌淡红，苔薄白，脉细无力。为标急已解，气阴未复，治以益气养血，调理善后。拟方：八珍汤加生首乌20g，麦冬10g。5剂。

例二：单某，女，27岁，干部，已婚。1995年9月18

日初诊。

剖腹产后 13 天，睡则周身汗出，甚则如浴湿衣，醒则汗止，每晨必换湿衣，伴午后潮热，头晕心烦，腰酸乏力，口燥咽干，小溲短少，恶露量少，色红，乳少。诊之：面色潮红，形瘦神疲，舌红无苔，脉细数。病属产后盗汗，为气阴两虚，阴津妄泄。治法：滋阴清热，益气固表敛汗。拟滋阴敛汗汤加味。

炙黄芪 12g，生、熟地各 10g，炒白术 6g，五味子 10g，糯稻根 30g，煅龙牡各 12g（先煎），碧桃干 10g，穞豆衣 10g，知母 10g，地骨皮 10g，炙甘草 6g。3 剂。

二诊：1995 年 9 月 21 日。

主诉药后夜汗渐减，未再湿衣，潮热心烦症除，舌红少苔，脉细无力。因仍有盗汗，气阴未复，继续治以滋阴益气，固表敛汗。处方：滋阴敛汗汤，3 剂。

三诊：1995 年 9 月 26 日。

诉盗汗已止，尚感乳汁不足，余无其他不适，舌淡红苔薄，脉细无力。治以益气养血通乳，改为八珍汤加味治疗。

【按】滋阴敛汗汤为气阴两伤之产后盗汗而设。徐老认为产后盗汗与内科杂证之盗汗不尽相同，虽以阴虚内热，迫津外泄为主，但产后同时亦有气虚存在，致肌表不固而汗宜泄，治法上应注意气阴双补，以滋阴增液清热为主，配合益气固表，收敛止汗。此方由当归六黄汤化裁而来，因产后内火不甚，故去芩连以白芍代当归养血而敛阴，并且加强了益气养阴之力，尤其是加用了较多养阴生津敛汗之品以治标急，原方重在滋阴降火治本，此方则滋阴清热，益气固表，收敛止汗，标本同治，体现了徐老对产后气血亏虚病理特点的重视，强调产后气血双补，涩汗固本。此外敛汗之品亦选药精当，均兼有清虚热，生津养阴之效用，治标兼顾本。

【小结】

徐老对产后自汗、盗汗的治疗有两大特点，其一是气阴双补，其二是止汗敛汗之力较强，这均基于他对产妇气血亏虚的病理特点的重视。认为产后的自汗、盗汗均不同于内伤杂病的汗证，因临产用力，产时产后出血，过汗等均耗伤气血，气血互根、互生，偏气虚者亦兼血虚，偏阴虚者亦兼气虚。所以无论自汗或盗汗，治疗均为气血同治，只不过针对主因各有侧重，实表汤重在益气固表，兼滋补阴血；而滋阴敛汗汤则重在滋阴养血生津，配合益气固表。两方均配伍较多止汗敛汗之品，旨在尽快止汗，以免耗气伤阴，阻断过汗耗伤气血，而气阴虚损又加重汗出的恶性循环。

（李大剑）

9. 产后便秘

产后大便难涩，或数日不解，或排便时干燥疼痛，难以解出者，称为“产后便秘”。本病多因分娩失血，阴血骤虚，津液亏虚，不能濡润肠道，以致肠燥便结，徐老积多年治疗经验，创立润肠汤，屡用屡验。

产后便秘润肠汤　滋阴温润通便良

润肠汤

组成：生首乌20g　胡桃仁12g　肉苁蓉6g　当归

6g　火麻仁 10g　桃仁 6g　甜杏仁 10g　柏子仁 10g　郁李仁 10g　枳壳 6g　厚朴 6g　蜂蜜（冲服）30g

功用：滋肾养血，润肠通便。

主治：产后阴血亏虚之便秘。

方解：产后阴血亏虚，津液不足，易致肠燥便秘。徐老创润肠汤，重在滋养精血，润肠通便，然而滋补精血与众不同在于偏于滋肾温补，首选生首乌、当归益精养血，润肠通便，胡桃仁、肉苁蓉滋肾温补，润肠通便，通过滋肾益精以生阴血，温补肾气以助腑运。蜂蜜甘平滋润，具有益气补中，滑肠润便之功，用之既可滋养润肠通便，又可使气充而传导有力。再合火麻仁、柏子仁、桃仁、郁李仁及甜杏仁，诸仁均油多质润，润肠通便，配入川朴、枳壳理气引滞，气行则燥结得运。全方突出“润”字，然润中有温，温而不燥，补中有行，行而不竣，气血同治，使精血充足，肠燥得润，腑运有力，则便闭得解。兼自汗、神疲者，加炙黄芪 12g，党参 10g；兼口干腹胀者，去胡桃仁、肉苁蓉，加生地 15g，玄参 10g。

案例：

例一：王某，女，29 岁，工人，已婚。1986 年 5 月 24 日初诊。

产后 8 天，大便未解，腹无胀痛，头晕神疲，腰酸乏力，自用两天开塞露无效。诊之面色无华，肌肤不荣，舌唇淡白，苔薄白，脉沉细。病属产后便秘，为阴血亏虚，肠道失濡，兼气虚传导无力。治法：滋肾养血，润肠通便，佐以益气。处方：润肠汤加味。

生首乌 20g，胡桃仁 12g，肉苁蓉 6g，当归 6g，火麻仁 10g，桃仁 6g，甜杏仁 10g，柏子仁 10g，郁李仁 10g，枳壳

6g，川朴 6g，炙黄芪 12g，党参 10g。3 剂。

复诊：1986 年 5 月 27 日。

一剂药后排便少许，艰涩难出，干结成粒，服第 3 剂头煎后又排便一次，量稍多，仍干结难出，余症略有好转，舌脉如前，效不更方，仍拟原方继进 3 剂。

三诊：1986 年 5 月 30 日。

服上 3 剂每日均有排便一次，稍干结，但日渐缓解，微感腰酸，余症皆除。诊之面色无华，舌淡、脉沉细。中气渐复，唯阴血亏虚，肠欠濡润。治法：滋肾养血，润肠通便。拟方：润肠汤 3 剂，遂乃治愈。

例二：席某，女，26 岁，护士，已婚。1986 年 2 月 19 日初诊。

产后 12 天，仅排便 2 次，干结难解，无腹胀酸痛，时感头晕心悸，胃纳尚可。诊之：面色萎黄，肌肤不润，舌淡、脉细涩。为产后血虚肠燥便秘。治法：滋肾养血，润肠通便。方用润肠汤。

生首乌 20g，胡桃仁 12g，肉苁蓉 6g，当归 6g，火麻仁 10g，桃仁 6g，甜杏仁 10g，柏子仁 10g，郁李仁 10g，枳壳 6g，厚朴 6g。3 剂。

复诊：1986 年 2 月 22 日。

诉药后大便每日一行，排解较前稍畅，仍干燥，舌脉如前。继续治以滋肾养血，润肠通便，润肠汤继进 3 剂。嘱服 3 剂药后改服首乌当归粥善后。即取何首乌 20g，当归 15g 先煎取汁，入粳米 60g，兑适量水熬粥服食，每日 1 次。后其母来院看病，告知便秘已愈。

例三：张某，女，23 岁，个体户，已婚。1994 年 9 月 14 日初诊。

产后15天，大便3～4日一行，干结成粒，艰涩难下，伴肛门干燥疼痛，口干烦热，腹胀，舌红少津，脉细略数。为产后血亏津少，阴虚内热，肠燥便结。治法：养血滋阴，润肠通便，佐以清热。方用润肠汤。

生首乌20g，当归6g，火麻仁10g，桃仁6g，甜杏仁10g，柏子仁10g，郁李仁10g，枳壳6g，厚朴6g，玄参10g，生地15g，生大黄（后下）6g。3剂。

复诊：1994年9月17日。

一剂药后大便未解，服第二三剂药大便每日一行，虽干燥但已非艰涩难下，肛门疼痛减轻，腹胀消失，仍有口干，舌红少津，脉细略数。仍治以养血滋阴，润燥通便。上方去生大黄6g，继进5剂。

三诊：1994年9月23日。

大便1～2天一行，起始稍干结，排解无碍，余症皆除。嘱服首乌生地粥养之，即取何首乌20g，生地15g先煎取汁，入粳米60g，并兑适量水熬粥，每日服食1次。

【按】产后便秘多血虚肠燥为因，治法常为养血润肠，然徐老创润肠汤尚有独到之处。其一，徐老认为“精血同源”，益精可生血，故养血重在温肾益精；其二，产后肾气亦虚，阳气虚则肠道运送无力，亦致大便艰涩，难以排解，故温补可助腑运。据此，润肠汤以生首乌、肉苁蓉、胡桃仁为主药，均性温润降，既滋肾益精兼温补，又润肠通便，温而不燥，补而不滞。更配以较多质润多脂的仁类及理气行滞的枳壳、川朴，润下行滞，使津液充、腑气通、燥结行，全方温润结合，补通并行，缓下通幽，其效颇捷。但若明显有阴虚津伤内热之象者，应去胡桃仁、肉苁蓉，加生地、玄参、生大黄滋阴清热通腑。

另外，为防止复发，常嘱食药粥善后。以何首乌益精养血、润肠通便为主，血虚甚加当归，阴虚内热者加生地，兼气虚加炙黄芪、粳米健脾和胃。使气血充足，肠道濡润，不复便结。

（李大剑）

妇科杂病

1. 不孕症

不孕症分为原发性不孕和继发性不孕两类。育龄期妇女婚后夫妇同居二年以上，配偶生殖功能正常，未避孕而不受孕者称为原发性不孕。如曾经孕育而又二年以上未避孕而不受孕者，称为继发性不孕。女子不孕的病因复杂，治法亦多。徐老治疗不孕症主张衷中参西，并创拟“孕育汤”“滋养冲任方”“双阻汤”“调经种子汤”，用于临床，疗效显著。

胞宫虚寒久不孕　温肾调经嗣毓麟

孕育汤

组成：熟地 15g　关沙苑 10g　覆盆子 10g　枸杞子 10g　仙灵脾 5g　当归 10g　仙茅 5g　金樱子 10g　蛇床子 5g　芡实 10g　肉苁蓉 10g　白术 10g　菟丝子 10g　狗脊

15g　补骨脂 10g　茺蔚子 10g

功用：温肾暖宫，调补冲任。

主治：肾阳不足所致月经不调，不孕等症。

方解：胞宫是孕育胎儿的重要器官，若胞宫寒温失宜，则不能摄精成孕，故徐老以仙茅、仙灵脾、补骨脂、蛇床子、狗脊、肉苁蓉旨在温肾暖宫；菟丝子、关沙苑、枸杞子辛润填精；覆盆子、金樱子、芡实固肾摄精；熟地、当归养血益阴；白术健运脾胃，运化精微；茺蔚子静中求动，活血调经。诸药合用，补阳以鼓动肾气，补阴以生精液，肾气旺盛，精血充足，任通冲盛，自然经调而能受孕。安徽中医学院附院制剂室将此方制成“孕育糖浆”，已用于临床多年，用法：每次 50ml，每日 2 次。

案例：

例一：王某，女，28 岁，干部，已婚。初诊日期：1973 年 3 月 5 日。

结婚 4 年未孕。17 岁月经初潮，月经周期 40 ～ 60 天，行经 2 ～ 3 天，经量少，经色淡暗，无血块。末次月经 2 月 25 日。平素腰酸，小腹发凉，纳差，大便时溏。妇检：子宫小于正常。基础体温单相。丈夫身体健康，精液检查正常，舌苔薄白，舌质淡红有齿痕，脉沉细无力。此为宫寒不孕。治法：温肾摄精。方用孕育汤。

熟地 15g，当归 10g，白术 10g，关沙苑 10g，肉苁蓉 10g，仙茅 5g，金樱子 10g，覆盆子 10g，芡实 10g，仙灵脾 5g，蛇床子 5g，枸杞子 10g，菟丝子 10g，狗脊 15g，补骨脂 10g，茺蔚子 10g。10 剂。

复诊：1973 年 3 月 17 日。

进上方后腰酸，腹冷等症明显减轻，脉细有力，守方续服10剂。

三诊：1973年3月28日。

月经昨日来潮，量增多，色红。腹冷、便溏已愈。舌质淡红，苔薄白，脉细滑。经期宜疏宜通，方用二丹四物汤。处方：丹参10g，当归10g，白芍10g，川芎5g，生地10g，玫瑰花5g，月季花5g，茺蔚子10g，玄胡10g，怀牛膝10g，郁金10g，制香附10g，丹皮10g。3剂。

后嘱平时服孕育汤，经期服二丹四物汤，共调治3个月，月经正常，测基础体温双相，嘱停药观察，同年9月停经40天，查小便妊娠试验阳性，后足月分娩一女婴。

例二：倪某，女，26岁，工人，已婚。初诊日期：1992年5月9日。

结婚3年未孕。素月经后期，量少，色淡暗，质稀薄，经期腰酸，小腹冷痛。平时头昏，腰酸，白带量多，质稀。妇检：子宫略小于正常，附件（-），经前诊刮为增殖期宫内膜。苔薄白，脉沉细。此为肾虚宫寒，冲任失调。治法：温肾暖宫，调补冲任。处方：孕育糖浆，口服，每次50ml，每日2次。连服一个月。

复诊：1992年6月20日。

服孕育糖浆1个月，月经于6月15日来潮，量不多，色淡红，2天净。舌脉同前，嘱继服孕育糖浆，每月服用20日。患者连续服用6个月后经转正常，随即受孕，于1993年足月分娩一男婴。

【**按**】宫寒性不孕症临床居多，症见以月经后期，量少，色淡，腰酸，小腹发凉，性欲淡漠，脉沉细为主，类似现代医学中内分泌功能失调，子宫发育不良引起的不孕症。病由肾阳不足，命门火衰，胞宫失于温煦，不能孕育胎儿而不孕。正如陈士铎《辨证录》云：“夫寒冰之地，不生草木，重阴之渊不长鱼龙，胞宫寒冷，又何能受孕哉。”孕育汤以补肾助阳为主，生精益阴为辅，用药温而不燥、滋而不腻，可谓曲尽其妙。

肾阴不足孕难成　滋养冲任能摄精

滋养冲任汤

组方：生地 10g　熟地 10g　黄精 10g　北沙参 10g　白芍 10g　龟板胶 15g　山药 10g　山茱萸 6g　桑椹子 6g　女贞子 6g　旱莲草 6g　何首乌 10g　玉竹 10g　阿胶 10g

功用：益气血、补肝肾，滋阴润燥。

主治：肾阴不足，精血虚少，冲脉失养所致女子月经不调、不孕等症。

方解：以熟地、何首乌、阿胶、女贞子、旱莲草、桑椹子养血调经，滋补肾阴；黄精、北沙参、山药、玉竹、生地益气补脾生津，白芍养血敛阴；龟板胶滋阴潜阳；山茱萸收敛虚火，摄纳肾气。肾阴得滋补则诸症自解。如虚火盛者加知母、黄柏、地骨皮、丹皮。

案例：

例一：陈某，女，29 岁，工人，已婚。初诊日期：1983 年 5 月 14 日。

一胎人工流产后两年，未避孕亦未受孕。人流前月经基本正常，人流后月经 20 天左右 1 行，行经 2 天净，经量少，经色红。平时头晕耳鸣、腰酸，五心烦热，纳差。妇科检查：子宫略小于正常，附件（-）。舌红少苔，脉细数。此为肾阴亏虚，相火偏旺。治法：滋润补肾，养血调经。方用滋养冲任汤加当归、地骨皮。

生地 10g，熟地 10g，黄精 10g，北沙参 10g，白芍 10g，龟板胶 15g，山药 10g，山茱萸 6g，桑椹子 6g，女贞子 6g，旱莲草 6g，何首乌 10g，玉竹 10g，阿胶 10g，当归 10g，地骨皮 10g。10 剂。

复诊：1983 年 5 月 28 日。

药后头晕、腰酸，心烦诸症好转，纳食增进。苔薄白，舌红，脉细有力，药证合拍，守方续进 10 剂。

三诊：1983 年 6 月 10 日。

月经于 6 月 5 日来潮，3 天净，经量较前增多，色红、血块少，经期症状轻。嘱每月月经净后开始服滋养冲任方 15 剂。

经治半年后月经基本恢复正常，1985 年底足月分娩一女婴。

例二：张某，女，32 岁，工人，已婚。初诊日期：1990 年 9 月 15 日。

5 年前人流一胎，至今未孕。月经先期，经量中等，经色红，质黏稠。诊时症见：形体瘦弱，面色萎黄，常见手足心发热，心烦少寐，健忘，舌红少苔，脉细略数。此为阴虚火旺，精血不足。治法：补肾滋阴清热。方用滋养冲任汤加知母。

生地 10g，熟地 10g，黄精 10g，北沙参 10g，白芍 10g，龟板胶 15g，山药 10g，山茱萸 6g，桑椹子 6g，女贞子 6g，旱莲草 6g，何首乌 10g，阿胶 10g，知母 10g。10 剂。

后按上方随症加减，治疗 3 个月共服 40 剂，月经正常，患者体重增加 5 斤，面色转红润，其他诸症好转。1991 年 2

月25日来诊，停经45天，查小便妊娠试验阳性，后足月产一男婴。

【按】肾阴亏虚，相火偏旺，血海蕴热，耗伤精血，精血不足，冲任俱虚，胞宫失养，则不能摄精成孕；真阴亏损，阴不制阳则虚火亢盛。故治疗关键在于补阴以配阳。滋养冲任汤以生熟地、黄精、龟板胶等补肾滋阴之品熔于一炉，意在使肾阴得充，即所谓“壮水之主，以制阳光”之意，药后精血充盈，任通冲盛，兰田种玉势在必然。

胞脉瘀阻致断绪　清热化瘀育子嗣

双阻汤

组成：银花10g　连翘9g　红花10g　红藤10g　当归10g　白芍10g　莪术10g　三棱10g　紫花地丁10g　落得打10g　丹皮10g　石见穿10g　蜀羊泉10g　甘草5g

功用：活血化瘀，清热解毒，养血调经。

主治：输卵管阻塞不孕症。

方解：方以银花、连翘、紫花地丁、蜀羊泉清热解毒；白芍、当归养血调经；丹皮、红藤、三棱、莪术活血行瘀，通经散结；落得打、石见穿清热利湿，散瘀止痛；甘草调和诸药。月经血块多者加土鳖虫；少腹痛重者加玄胡、川楝子、生蒲黄。

案例：

例一：董某，女，32岁，工人，已婚。初诊日期：1982年1月25日。

2年前因左侧输卵管妊娠手术，术中经检查发现右侧输卵管通而不畅，至今未再怀孕。平时带多，色黄，腥秽气味重，右下腹隐痛，腰骶酸楚，经前尤甚。月经周期先后不定，经量少，色紫黯有血块。西医妇科诊断为继发性不孕（右侧输卵管通而不畅）。舌苔薄黄根腻，舌质红，舌尖有紫点，脉弦。此为胞宫伏热，瘀湿内阻。治法：清热解毒，化瘀利湿。方用双阻汤加樗白皮。

银花10g，连翘9g，红花10g，红藤10g，当归10g，白芍10g，莪术10g，三棱10g，紫花地丁10g，落得打10g，丹皮10g，石见穿10g，蜀羊泉10g，甘草5g，樗白皮10g。10剂。

复诊：1982年2月10日。

药后带下减少，腥秽气轻。昨日月经来潮，量较前增多，色转红，小腹胀满，舌质淡红，苔薄黄，湿热有退，予以行气活血调经，方以二丹四物汤化裁。处方：丹参10g，当归10g，白芍10g，川芎5g，生地10g，玫瑰花5g，月季花5g，茺蔚子10g，玄胡10g，怀牛膝10g，郁金10g，制香附10g，丹皮10g。3剂。

后嘱平时服双阻汤，经期服二丹四物汤，两方交替使用，双阻汤先后共服65剂。同年10月17日来诊，月经逾期未至，查小便妊娠试验阳性。后足月娩一男婴。

例二：蒋孟某，女，35岁，美籍华人，已婚。初诊日期：1905年3月5日。

结婚7年未孕，曾在国外多家医院治疗未果。经腹腔镜检查示：双侧输卵管通而不畅，配偶精液常规检查正常。主诉：腰酸，小腹常感胀痛，经前乳胀。月经40～45天一潮，行经3天净，经量少，色紫黯，有少量血块。带下色黄黏稠，有腥秽气。妇科检查：宫颈中度糜烂，子宫正常大小，质中，活动差。附件：左侧增厚，右侧有轻度压痛。舌红，舌尖有瘀点，脉弦略数。此为气滞血瘀，湿热瘀阻。治法：清热化瘀，行气散结。方用双阻汤加减。

银花10g，连翘9g，红花10g，红藤10g，当归10g，赤芍10g，莪术10g，三棱10g，紫花地丁10g，丹皮10g，石见穿10g，蜀羊泉10g，甘草5g，樗白皮10g。10剂。

复诊：1995年4月7日。

月经今日来潮，量少，色暗红，质黏稠，腰酸腹胀。舌质红，苔薄白，脉弦滑。继拟双阻汤去紫花地丁、蜀羊泉，加川、怀牛膝各10g，10剂。

后用双阻汤加减调理半年，患者妊娠。

【按】中医学虽无输卵管不通的记载，但其症状多散见于不孕，带下病，月经不调诸门中。徐老认为，导致输卵管不通原因主要是经期产后不洁、妇科手术感受病邪所致，证型以瘀热阻滞胞宫为主，并自拟双阻汤清热解毒，化瘀通络。有研究表明：大多清热活血药具有抗菌消炎，改善微循环，降低毛细血管的通透性，减少炎症渗出，从而有利于黏连组织软化，炎症吸收，达到输卵管再通。多年来，徐老运用双阻汤治疗输卵管不通不孕症获愈甚多。

不孕若因免疫故　调经种子阳转阴

调经种子汤

组成：当归10g　熟地10g　白芍10g　川芎10g　丹皮10g　丹参10g　红花10g　茺蔚子10g　制香附10g　川断10g　怀牛膝10g　白术10g　刘寄奴10g

功用：行气活血，养血调经。

主治：免疫性不孕症。

方解：以四物汤养血调经；丹皮、丹参凉血活血；川断、牛膝补肝肾强筋骨；茺蔚子、刘寄奴、红花活血通经，化瘀止痛；香附行气解郁；白术健脾和中。血瘀甚者加三棱、莪术；气滞明显者加乌药、枳壳；带下量多者加薏苡仁、樗白皮。

案例：

例一：金某，女，23岁，工人，已婚。初诊日期：1994年2月20日。

婚后两年未孕。14岁月经初潮，周期30～40天，行经期2天，量偏少，色深红有血块，经前胸胁胀痛，腰酸，乏力，末次月经：1月30日。查血AsAb（+），测基础体温双相。舌苔薄白，舌尖淡红，脉弦滑。此为肝郁气滞血瘀。治法：行气活血调经。方用调经种子汤去丹参加生地、郁金。

当归10g，熟地10g，白芍10g，川芎10g，丹皮10g，红花10g，茺蔚子10g，制香附10g，川断10g，怀牛膝10g，白术10g，刘寄奴10g，生地10g，郁金10g。10剂。

复诊：1994年3月2日。

2月28日月经来潮，量较前增多，色红有少量血块，小腹微有胀痛，行经4天净。嘱守原方续进。

上方先后共服40剂，月经恢复正常，复查血AsAb转阴。1995年9月足月产一男婴。

例二：洪某，女，28岁，教师，已婚。初诊日期：1995年6月1日。

婚后3年未孕。14岁月经初潮，周期25～30天，行经期4天。末次月经：1995年5月20日，经量偏少，色紫红，有血块。右下腹常隐痛不休，腰骶酸痛，经前尤显。带下频，色黄，质稠。男方生殖功能正常。查血 AsAb（+），宫颈黏液 AsAb（+）。西医妇科诊断：（1）免疫性不孕症；（2）慢性附件炎。舌质暗红，苔薄黄腻，脉滑。此为痰瘀互结。治法：活血化瘀为主，辅以健脾除湿。方用调经种子汤去刘寄奴加茯苓、樗白皮。

当归 10g，熟地 10g，白芍 10g，川芎 10g，丹皮 10g，丹参 10g，红花 10g，茺蔚子 10g，制香附 10g，川断 10g，怀牛膝 10g，白术 10g，茯苓 10g，樗白皮 10g。10 剂。

二诊：1995 年 6 月 12 日。

药后症减，带下淡黄，腰酸减轻，舌脉同前，原方继服 10 剂。

患者 4 个月内服药 50 剂，同年 11 月 28 日告知已孕 6 周，后足月分娩。

【按】免疫性不孕症，是妇科疑难病证之一，目前尚无成功的治疗方法。据徐老临床实践观察，本病多系经期，产后房事不节，败精瘀血互结胞宫，致使精子活力下降，无力与卵子相合成孕。由此创调经种子汤，意在化瘀解毒，调理冲任。胞宫清净，自然可受孕养胎。现代研究表明：活血化瘀药具有抑制自身抗体，调节免疫功能作用，从而可达到改善患者生育力。

【小结】

徐老认为女子不孕症，不外虚实两端，虚证多与肾虚有关。因为肾藏精、主生殖，对天癸的成熟和冲任二脉的通盛以及胞宫的生理功能，有极重要的作用。肾虚则天癸不能按期而至，导致冲任失调，月事不调而不孕，故治疗女子不孕症应当首重补肾调经。实证主要是湿热内蕴、气滞血瘀，或瘀热互结，以致胞宫胞络受阻，冲任失调，两精不能相搏而难以受孕。临床常见的慢性盆腔炎、输卵管不通、子宫内膜异位症及免疫性不孕症都与上述原因有关。徐老常说治疗不孕症，只要做到辨证与辨病相结合，坚持守法守方，多能取得满意效果。

（丁　苗　邵　明）

2. 癥瘕

妇女胞中有结块，伴或痛、或胀、或出血者，称之癥瘕。癥者，其块坚结不散，固定不移，痛有定处，多属血瘀。瘕者，聚散无常，推之可移，痛无定处，多属气滞。临床所见每先因气聚，日久则血瘀成癥，本病以包块为主证，而包块因大小、性质、部位的不同而有不同症状。现代医学范围内的子宫肌瘤、盆腔炎性包块、陈旧性宫外孕等均包括在癥瘕的范畴之中。徐老多以经验方“化癥汤”而获效。

子宫肌瘤

子宫肌瘤是女性盆腔常见的良性肿瘤之一。多发于生育年龄妇女，临床上以月经量多，经期延长，不孕症，继发贫血等为基本特征。徐老以化癥汤治疗，疗效较好。

子宫肌瘤属癥瘕　化癥汤方服之恰

化癥汤

组成：桂枝 10g　茯苓 10g　赤芍 10g　桃仁 10g　丹

皮 10g　三棱 10g　莪术 10g　橘核 10g　槟榔 10g　鸡内金 5g　焦山楂 15g

功用：行气活血，化癥散结。

主治：子宫肌瘤致经期延长，月经量多，小腹胀痛等症。

方解：徐老在《金匮要略》桂枝茯苓丸基础上易丸为汤加味而成化癥汤。方取桂枝走经络达营卫，温阳行气：丹皮、桃仁活血化瘀；赤芍行血中之滞；茯苓淡渗利于行血；加三棱、莪术行气破瘀消癥；槟榔、橘核行气消胀散结；焦山楂、鸡内金消磨积滞；山楂炒炭兼有收敛止血之功，三棱、莪术同山楂合用善攻积聚，共奏活血化瘀消癥散结之功。

加减：月经过多有血块加炒蒲黄增加止血之力；下腹痛剧加玄胡索、制乳没以活血止痛；月经先后无定期加紫丹参以和血调经；形体壮实者可酌加昆布、炮山甲以软坚散结消癥；白带多加樗白皮以利湿止带。

案例：

例一：何某，女，43 岁，工人，已婚。初诊日期：1975 年 4 月 21 日。

月经过多 3 年，在某医院诊断为子宫肌瘤。月经周期 $\frac{10\sim12}{30\sim40}$ 天。末次月经：1975 年 4 月 8 日，量多色紫红有块，12 天方净。下腹胀痛，腰腿酸楚，头晕心悸，轻度浮肿，疲乏无力，纳少眠差，白带量多，质稀，平时腹部感觉坠胀。妇科检查：宫颈轻糜，宫体增大如孕 6 周大小，质硬凹凸不平，白带查滴虫、霉菌均为（－），宫颈刮片（－）。足产 3 胎，人流 3 胎，于 1968 年行人流扎管绝育术。脉沉弦、舌质淡红尖有紫点。证属瘀血内结胞宫。治法：化瘀消癥散结。方用化癥汤。

桂枝10g，茯苓10g，赤芍10g，桃仁10g，丹皮10g，三棱10g，莪术10g，橘核10g，槟榔10g，鸡内金5g，焦山楂15g。10剂，每日1剂，水煎早晚2次分服。

二诊：1975年5月17日。

服上方10剂，月经于5月16日来潮，经量显著减少，腹痛好转，腰腿酸减轻，经期治以化瘀止血。处方用桃红二丹四物汤：桃仁10g，红花10g，炒丹皮6g，丹参9g，当归10g，赤芍10g，川芎5g，生地12g，炒蒲黄9g（另包），益母草9g，元胡6g。5剂。

三诊：1975年5月26日。

服药后，经量减少，经行6天净。现经净4天，带下正常，腰腹胀楚不适，头晕乏力，舌质淡红，苔薄白，脉沉弦，继服原方10剂。

后嘱经期用桃红二丹四物汤，平时用化癥汤，经治3个月，病情显著改善，月经周期$\frac{7\sim8}{35}$天。月经量减少，行经期缩短，经期反应减轻，贫血症状改善，健康水平提高。妇检：宫体缩小至如孕5周大小，观察2年，月经过多未见复发。

例二：江某，女，40岁，教师，已婚。初诊日期：1975年9月24日。

月经过多4年余，月经周期$\frac{10\sim15}{23\sim28}$天，末次月经：1975年9月5日。经量先多后少，色紫红有血块，腰腹酸胀痛，因10天淋漓不尽，经注射丙酸睾丸素6支后血止。头晕目眩，心悸疲乏，下肢浮肿。曾足产2胎，人流3胎。于1969年行人流+上环术，后因月经过多将节育环取出，现未避孕亦未受孕。舌质淡，苔薄白。舌尖有紫瘀点，脉沉弦。

妇检：宫颈轻糜，宫体增大6周大小，质硬，形状不规则，无压痛，附件（-）。西医诊断：子宫肌瘤，拟手术治疗，因患者形体肥胖，有高血压、高血脂病史，手术有顾虑，希望中医治疗。证属瘀血留滞，积结成块。治则：化癥消积。方用化癥汤加丹参。

桂枝10g，茯苓10g，赤芍10g，桃仁10g，丹皮10g，三棱10g，莪术10g，橘核10g，槟榔10g，鸡内金5g，焦山楂15g，丹参12g。15剂。

二诊：1975年10月30日。

服上方15剂，病情改善，月经量减少，经行7天干净，全身症状好转。嘱每次经前、经后、经期（加蒲黄10g）各服化癥汤5剂，上述方药连服3个月后，月经周期6/28天，经量略多。妇检：子宫略大，质中。嘱其服用桂枝茯苓丸以善后。

例三：汪某，女，42岁，工人，已婚。初诊日期：1992年3月20日。

月经量多伴少腹疼痛1年多，月经周期$\frac{10\sim12}{32\sim40}$天，末次月经：1992年3月8日，已行经13天未净，量多色紫红有块，下腹胀痛，贫血貌，头晕心悸，纳少眠差多梦，浮肿疲乏，平时白带多下腹胀坠。足产2胎人流1胎，10年前扎管绝育。B超查子宫6cm×5.1cm×4.1cm，附件未见异常，提示子宫肌瘤。舌体胖边有齿痕。证属瘀血阻滞，积结胞中。治法：化瘀消癥。方用化癥汤加樗白皮：桂枝10g，茯苓 10g，赤芍 10g，桃仁 10g，丹皮 10g，三棱 10g，莪术 10g，橘核 10g，槟榔 10g，鸡内金 5g，焦山楂 15g，樗白皮 10g。10 剂。

复诊：1992 年 4 月 11 日。

服上方 10 剂，月经于 4 月 10 日来潮，经量显著减少，腹痛好转，舌脉同前。经期治以益气化瘀止血。处方：桃红二丹四物汤加炙黄芪 10g。3 剂。

按上述方药，经期用桃红三丹四物汤，平时用化癥汤 3 个月，病情显著好转。月经量减少，贫血症状改善，观察 3 年余，情况良好。

【按】子宫肌瘤为少腹有形之邪，多因气滞血瘀蕴结于胞宫而致。瘀血内停，败血不去，新血不能归经，故见经期出血量多，经期延长，血瘀少腹而见癥块。瘤体局部瘀血凝结，阻滞经脉，此为病之本，标为月经过多，经期治疗注意止血而不留瘀。《女科经纶》曰："善治癥瘕者，调其气而破其血。"癥为血积，非攻不能破，瘕为气聚，非行不能散。桂枝茯苓丸是治妇女血瘀不行，少腹积块之名方，功擅活血散结，破瘀消癥，向为医家所推崇，徐老学古不泥古，守法不囿于法，认为桂枝茯苓丸温阳行气、活血化瘀的法旨可循，结合自己临证所得，拟活血化瘀，软坚散结为其治疗大法。故徐老留其法而易其药，拟出化癥汤，全方无峻猛破血之品却奏温通经脉、行气活血、化癥散结之效，令癥块缓缓消失于无形之中。验之临床，颇多良效。

徐老以化癥汤治疗子宫肌瘤 60 余例，年龄多为 40 余岁，患者大多数不愿手术治疗，伴有月经过多，经期延长之症。一般服药 10 ～ 30 剂。能调整月经周期，减少经量，纠正贫血，控制肌瘤生长使包块缩小或消失。化癥汤不仅可用于治疗子宫肌瘤，也可用于治疗盆腔炎性包块，陈旧性宫外孕。

盆腔炎性包块

盆腔炎是女性盆腔生殖器官炎症的统称，包括子宫炎、输卵管炎、卵巢炎、盆腔腹膜炎及子宫周围结缔组织的炎症。慢性盆腔炎多由急性盆腔炎转变而来，往往伴有炎性包块，并使内生殖器与周围组织发生黏连而成固定状态。属中医“癥瘕”“内痈”“热入血室”范畴。徐老以二丹败酱红藤汤治疗盆腔炎性包块疗效颇佳。

二丹败酱红藤汤　慢性炎症服之康

二丹败酱红藤汤

组成：丹皮 10g　丹参 10g　红藤 10g　败酱草 10g　当归 10g　赤芍 10g　三棱 10g　莪术 10g　玄胡 10g　黄芩 5g　薏苡仁 5g　甘草 5g

功用：活血消瘀，清热解毒。

主治：下腹疼痛，腰骶痛，白带增多，月经失调，盆腔炎性肿块。

方解：血瘀气滞是本病的病因病机。方中丹皮、丹参除血中之热，活血消痈止痛；三棱、莪术相须为用行血中之气，善治一切有形之积。红藤、败酱草历代视为内痈首选药，取其清热解毒、通络消肿以清除壅结于下焦之热邪；再以赤芍、黄芩助其清热化瘀止痛，薏苡仁利湿排脓、玄胡不仅能止痛还能消癥积。全方意在活血清热，血行热去肿消，包块自会消失。加减：大便秘结加大黄，低热者加地骨皮，腹胀加陈皮。输卵管积水加车前子。

案例：

例一：赵某，女，28岁，工人，已婚。初诊日期：1987年1月15日

下腹疼痛加剧4天，带下量多色黄质稠。1年前曾行人流术，术后下腹疼痛、阴道流血20余天未尽，曾用青霉素等西药治疗3天，腹痛减轻。自此以后经常下腹痛，腰酸，经期前后不定，带下量多，大便干燥。生育一胎，人流一次。末次月经：1987年1月2日。妇科检查：阴道分泌物增多，色黄，秽腥。右侧附件可触及肿块约4cm×4cm×3cm大小，周围境界不清，有轻度压痛，左侧（－）。舌质红，苔黄，脉沉弦。此乃热毒蕴结下焦致气滞血瘀。治法：活血化瘀、清热解毒。处方拟用二丹败酱红藤汤加大黄。

丹皮10g，丹参10g，红藤10g，败酱10g，当归10g，赤芍10g，三棱10g，莪术10g，玄胡10g，黄芩5g，薏苡仁5g，甘草5g，大黄5g。5剂，水煎服，每日1剂。

复诊：1987年1月20日。

服药后腹痛减轻，带下量减少，大便偏稀。舌脉同前，上方去大黄，再服5剂。

共服二丹败酱红藤汤15剂，诸证消失。妇科检查：右侧附件（－）。

例二：吴某，女，30岁，干部，已婚。初诊日期：1992年10月28日。

平时感小腹疼痛，近日腹痛加剧，腰酸，带下色黄。妇科检查：阴道分泌物增多，黄白相兼，质稠，右侧附件可触及包块约4cm×3cm×3cm大小，周围黏连，压痛明显。B超检查诊断提示：右侧附件炎性包块。舌淡红、苔薄黄、脉

弦细。证属胞脉瘀热互结。治宜活血化瘀，清热解毒。方用二丹败酱红藤汤。

丹皮、丹参、败酱、红藤、当归、赤芍、三棱、莪术、玄胡各10g，黄芩、薏苡仁、甘草各5g。5剂，水煎服，每日1剂。

复诊：1992年11月4日。

服药后腹痛等症减轻，带下量减，药已中病，效不更方，继服10剂。

三诊：1992年12月23日。

诸症消失，B超复查：子宫附件正常。追访半年，未见复发。

例三：张某，女，26岁，已婚，干部。初诊日期：1991年10月6日。

下腹坠痛一个月，月经前后不定期，色黯红，间有血块，带下量多，头晕乏力，纳呆，失眠多梦，腰低酸痛，身体消瘦，面色无华。舌质淡红边有瘀点，苔薄黄，脉沉细弦。妇科检查：左侧附件可触及约4cm×3cm×3cm大小的肿块，表面光滑，活动欠佳，压痛明显，右侧附件（－），B超检查：左侧附件可及一4.1cm×3.2cm混合性包块，边界清，内部分布不均匀，右侧附件（－）。诊断：左侧卵巢囊肿合并感染。舌质红，苔薄黄，脉滑数。证属气滞血瘀，瘀热内积。治宜活血消瘀、清热解毒。方用二丹败酱红藤汤加山楂。

丹皮、丹参、败酱、红藤、当归、赤芍、三棱、莪术、玄胡各10g，黄芩、薏苡仁、甘草各5g，山楂10g。5剂，水煎服，每日1剂。

复诊：1991年10月12日。

服药后诸证减轻，继服上方10剂。1992年1月B超复查，右侧包块消失。以归脾丸善后。

【按】瘀热邪气内蕴，阻塞气机，恶血内结，凝聚少腹，使冲任受阻，日久形成癥瘕。盆腔炎性包块的发生多在经行、产后或人流术后，身体正气虚弱，防御机能下降情况下，病邪乘虚而入，郁阻血脉，导致盆腔炎。病邪长期滞留未祛，伤及气血经络引起气滞血瘀，血聚成癥。徐老认为病在血分非用活血化瘀之品不足以奏效，故以丹参、丹皮、三棱、莪术、赤芍、当归疏通经脉、消肿止痛，红藤、败酱清热消痈、使气血畅通，包块软化渐消。

（邵　明　丁　苗）

3. 脏躁

妇女无故悲伤，不能自控，甚至哭笑无常，频作伸欠，谓之“脏躁”。若发生在妊娠期，则称“孕悲”；发生在产后则称“产后脏躁”，发作时症状相似。徐老自拟“百合甘麦大枣汤”治之，多年临床验证，颇效。

精练古方治脏躁　甘寒柔润情志调

百合甘麦大枣汤

组成：百合 10g　炙甘草 10g　麦冬 10g　知母 10g　生地 10g　炒枣仁 10g　茯神 10g　远志 10g　合欢皮 10g　珍珠母 30g　五味子 5g　大枣 5 枚

功用：滋肾调肝，养心健脾。

主治：精神恍惚，无故悲伤欲哭不能自主，呵欠频作，失眠盗汗。

方解：百合甘麦大枣汤由《金匮要略》中“甘麦大枣汤”“百合知母汤”“百合地黄汤”三方加减组成。“百合地黄汤”原治“百合病”，“百合知母汤”治百合病误汗后津液受伤诸证。徐老方中甘草、大枣甘润缓中，补中益气，调营养心脾；百合甘苦微寒入肺心经，和百脉、清心安神，健脾胃，强肾阴，润肺止咳；生地、麦冬、知母滋阴液，养心肾；枣仁、茯神、远志安神定志，养肝宁心，治虚烦不眠，惊悸怔忡，健忘虚汗；合欢皮宁心解郁，调畅心神；珍珠母咸寒，育阴潜阳，镇惊恐、安神志；五味子酸温入肺肾经，益肝肾，滋阴液，复脉通心，收敛耗散之神气。若症见气阴不足加南、北沙参；肝火亢盛加夏枯草。

案例：

例一：龚某，女，29岁，农民，已婚。1984年12月10日初诊。

患者1983年5月行输卵管结扎绝育，但患者对此绝育术心存疑虑而久难释怀，常感精神恍惚，疲乏无力，头晕头痛，心悸耳鸣，少寐多梦，纳差食少，自觉身热而汗出，有时又觉皮肤瘙痒如蚁行，肌肉跳动。经多方多次检查皆未有异常发现。月经周期正常，经量中等，颜色正常，经期小腹微有胀感。脉细略数。舌苔薄白，舌质淡红。证属脏躁，为阴液亏损，心肝肾失于濡养，志火内动而见诸证。治以滋肾养心调肝，安神益智。处方用百合甘麦大枣汤。

百合10g，炙甘草10g，麦冬10g，知母10g，生地10g，炒枣仁10g，茯神10g，远志10g，合欢皮10g，珍珠母30g，五味子5g，大枣5枚。10剂。水煎服，每日1剂。并给予适当安慰和绝育术预后的合理科学的解释。

复诊：1984 年 12 月 22 日。

服药后病情显著好转，头昏、头痛及皮肤异样感觉减轻，纳增寐安，精神较前好转。继续服用百合甘麦大枣汤 10 剂，渐觉诸证消失。停药半年随访，已恢复正常的生活和劳动。

例二：孙某，女，18 岁，中学生，未婚。1985 年 8 月 25 日初诊。

患者因高考落榜，心情郁闷，精神不振，感头晕头痛，心中烦乱，易哭易怒，失眠盗汗，有时半夜起床悲伤哭泣，不能自控，经精神病院诊断为“癔病”，嘱用复方冬眠灵等对症治疗，效果不显。病人表情淡漠，目光呆滞，少言寡语，语无伦次，既往无类似病史。平素月经正常，现月经后期而潮，量少色红，无痛经，舌质红，苔薄白，脉弦细。证属脏躁。为情志忧郁，肝失疏泄，郁而化火，上扰心神所致。治法：滋阴潜阳、安神益智。处方拟用百合甘麦大枣汤加夏枯草。

百合 10g，炙甘草 10g，麦冬 10g，知母 10g，生地 10g，炒枣仁 10g，茯神 10g，远志 10g，合欢皮 10g，珍珠母 30g，夏枯草 10g，五味子 5g，大枣 5 枚。5 剂。水煎服，每日 1 剂。并给予恰当的暗示。

复诊：1985 年 9 月 2 日。

药后悲伤欲哭症除，余症减轻，仍有情志抑郁，舌脉如前。原方继服 10 剂。经治 2 月余，服药 30 剂，诸证基本消失。一年以后随访，告知已考取某大学读书。

【按】“脏躁”一症临床不少见，最早记载见于《金匮要略》，文曰：“妇人脏躁，悲伤欲哭，数欠伸，甘麦大枣汤主之。"徐老认为此为情志之病，病机多由忧愁思虑过度，损伤心脾；或情志不舒郁久伤阴，阴血亏耗，或病后阴伤、产后亡血等致精血化源不畅，五脏失于濡养，阴阳平衡失调，五志之火妄动，上扰心神而生诸证，凡此种种症状皆与肾阴不足不无密切关系。虽症属虚证，但徐老没有用大补之法补其虚，虽有五志之火，徐老没有用苦降之法清其火，而是紧紧把握"脏属阴，阴虚而火乘之则为躁"、"阴液既伤，穷必及肾"（《女科要旨》）这一精髓理论，选用甘寒柔润、镇静安神之品以"滋肾调肝、养心健脾"。徐老认为当今妇女所生活的环境远比古代妇女所处的环境复杂得多，面临的问题和困惑也多得多，病情也更复杂些，所以选用《金匮要略》原方甘麦大枣汤又不拘泥于此方，同时选用了百合地黄汤、百合知母汤，三方基础上随症加减，经过多年临诊验证，最终精练成了经验方"百合甘麦大枣汤"。

（丁　苗　邵　明）

4. 阴痒

阴痒是多种原因引起的一种症状。妇女外阴及阴道瘙痒，甚至痒痛难忍，严重时波及肛周围，坐卧不宁或伴带下异常。

止痒消风热泄清　苦参熏洗意对症

止痒消风散

组成：炒苍术 10g　苦参 10g　知母 10g　荆芥 10g　防

风 10g　当归 10g　牛蒡子 10g　蝉衣 3g　大胡麻 10g　白鲜皮 10g　地肤子 10g　生地 10g　木通 5g

功用：燥湿清热，杀虫止痒，养血祛风。

主治：外阴部皮肤或阴道瘙痒，严重时灼热疼痛伴带下异常。

方解：徐老认为阴痒的原因虽然很多，归总起来多因脾虚肝郁，郁久化热，湿热下注蕴结下焦而致；或因感染病虫致阴部虫蚀作痒。方中在苦参、地肤子、白鲜皮清热祛湿、止痒杀虫基础上，用荆芥、防风、蝉衣、牛蒡子祛风散热；苍术健脾化湿；木通利水泄热；再以当归、大胡麻、知母养血祛风润燥。

加减：如年老体弱，精血亏耗，血虚生风化燥而致外阴干涩作痒者，加生首乌 10g，生地 10g，以养血润燥。

苦参汤

组成：苦参 30g　百部 15g　花椒 15g　蛇床子 15g　土槿皮 15g　地肤子 15g

功用：燥湿杀虫，祛风止痒。

主治：外阴及阴道瘙痒伴带下异常。

方解：苦参、蛇床子、百部、花椒、土槿皮乃是传统杀虫止痒药，地肤子长于清利下焦湿热，以此方煎汤先熏后洗，药力直中病位，而取杀虫止痒之效。加减：如外阴灼热肿痛，去花椒加千里光，以清热解毒消肿。

案例：

例一：余某，女，36 岁，工人，已婚。初诊日期：1974 年 5 月 29 日。

1 年前曾患滴虫性阴道炎，经治好转，外阴有时发痒，近半年来外阴瘙痒逐渐加剧，反复查白带滴虫、霉菌均为阴性，曾用灭滴灵片内服、外用治疗3个月亦无疗效。妇科检查未见明显异常。查尿糖、血糖均为阴性。患者自诉外阴瘙痒难忍，睡在被褥内身体温暖时以及衣服的磨擦，情绪紧张均致瘙痒加重，每日须热水烫洗数次仍不能解除痛苦，影响工作和眠食。诊脉沉缓，舌质淡红，苔薄黄。印象：阴痒。证属湿热蕴结下焦，郁久化燥生风。治以祛风、利湿、止痒。处方：

①止痒消风散：炒苍术10g，苦参10g，知母10g，荆芥10g，防风10g，当归10g，牛蒡子10g，蝉衣3g，大胡麻10g，白鲜皮10g，地肤子10g，生地10g，木通5g。7剂内服，每天1剂，水煎服。

②苦参汤：苦参30g，百部15g，花椒15g，蛇床子15g，土槿皮15g，地肤子15g。7剂，煎水先熏洗后坐浴，每天1剂。

复诊：1974年6月12日。

服止痒消风散和外用苦参汤后瘙痒明显好转，嘱继用上方药治疗。经治2月余外阴瘙痒完全消失，观察半年，未见复发。

例二：庞某，女，28岁，干部，已婚。就诊日期：1975年6月15日。

2年前因外阴瘙痒而就医，经某医院检查为外阴湿疹，按炎症治疗未见好转，近半年症状逐渐加重，每日须热水烫洗数次，仍未能解除痛苦，头晕心烦，结婚3年未孕。月经$\frac{5\sim7}{28}$天，量中、色紫红有块，腹痛腰酸楚，白带时多。查滴虫、霉菌均为阴性。妇科检查：双侧大小阴唇均呈灰白色，肥厚粗糙，肛门周围色素减退。诊脉弦数，舌质淡红尖赤，苔薄黄。证属湿热下注，郁久生风。治法：燥湿清热、祛风止痒。处方：

①止痒消风散：炒苍术、苦参、知母、荆芥、防风、当归、牛蒡子、大胡麻、白鲜皮、地肤子、生地各10g，木通5g，蝉衣3g。5剂，水煎内服，每天1剂。

②苦参汤：苦参30g，百部、花椒、蛇床子、土槿皮、地肤子各15g。5剂，外用，煎水先熏洗后坐浴。

二诊：1975年7月6日。

经用止痒消风散10剂，苦参洗剂15剂，病情明显好转，外阴瘙痒减轻。嘱停服止痒消风散，只用苦参汤外用熏洗。

三诊：1975年9月23日。

经治疗3月余，自觉症状消失，全身情况好转。妇科检查：会阴处仅有0.5cm大小区域色素减退，余恢复正常，停药随访2年余未见复发。

例三：汪某，女，36岁，工人，已婚。就诊日期：1981年4月12日。

阴部痒痛近5个月，白带时多，色黄有异味，精神疲乏。口苦欲饮，小便黄，大便干结。舌质红，苔黄腻。妇科检查：外阴及大腿内侧近阴部红肿有抓痕，阴道内及阴道口有少许黄色泡沫样分泌物，气味臭秽，阴道黏膜潮红；子宫、附件未见异常。实验室检查：阴道分泌物涂片可见滴虫。印象：滴虫性阴道炎。证属中医阴痒。为湿热下注，虫邪入侵。治法：杀虫止痒，清热燥湿。处方：

①止痒消风散：炒苍术、苦参、知母、荆芥、防风、当归、牛蒡子、大胡麻、白鲜皮、地肤子、生地各10g，木通5g，蝉衣3g。5剂煎水内服，每日1剂。

②苦参汤：苦参30g，百部、蛇床子、土槿皮、地肤子

各 15g，千里光 10g，外用，煎水先熏后洗，每日 1 剂。

复诊：1981 年 4 月 19 日。

经用药治疗后，阴部痒痛明显减轻，白带不多，诸症减轻，继用上次方药各 5 剂。经用上法治疗半月后，外阴痒痛完全消失，白带正常，诸症消失，阴道分泌物涂片检查未见滴虫。

【按】阴痒乃是一种症状，多种疾病均可发生。本病特点是阴部瘙痒，可伴有带下异常。《女科撮要》曰：“妇人阴内痒痛，内热倦怠，饮食少思，此肝脾郁怒，元气亏损湿热所致。”究其病原多为脾虚肝郁，湿热下注、感染病虫或血虚生风致痒，徐老从局部与整体考虑，内外同治，标本兼顾。一方面化裁止痒消风散内服以清热燥湿，杀虫止痒，调整体内阴阳，一方面用外治法使药物直达病所，从而提高疗效。此法可用于各种外阴炎症，阴道炎症和宫颈炎白带增多，阴部或外阴周围有寄生虫引起的瘙痒，疗效确切。

（邵　明　丁　苗）

5. 阴疮

妇人阴户红肿热痛，甚至化脓溃疡，表面有渗出液，或阴户一侧凝结成块，坚硬或如蚕食之状，称阴疮。

阴疮肿痛多热毒　清热消肿败毒服

败毒饮

组成：板蓝根 30g　银花 15g　连翘 10g　黄柏 15g　紫

花地丁 15g 野菊花 15g

功用：清热解毒，消肿散结。

主治：阴部生疮红肿焮热疼痛，甚至成脓溃烂或结块坚硬。

方解：临床上热毒壅滞所致阴疮较多见。"热者寒之"，方中取板蓝根、紫花地丁凉血解毒消肿；金银花、连翘、野菊花是清热解毒要药，对脓未成者能散，脓已成者能溃；再以擅清下焦湿热之黄柏助其解毒消肿。热毒祛，营卫和，痈肿消。加减：大便秘结加大黄 6g（后下）。

案例：

例一：钱某，女，18 岁，学生，未婚。就诊日期：1972 年 6 月 5 日。

二天前突感左侧外阴疼痛，有灼热感，带下质稠，行走时外阴疼痛加剧，口干喜饮，小便黄，大便干燥，脉弦数，舌边尖红苔黄。妇科检查：外阴左侧大阴唇红肿。诊为阴疮，证属热毒蕴结下焦所致。拟清热解毒、消肿散结。方用败毒饮。

板蓝根 30g，银花 15g，连翘 10g，黄柏 15g，紫花地丁 15g，野菊花 15g。3 剂，水煎服。

复诊：1972 年 6 月 8 日。

左侧肿块溃破流少量脓，红肿疼痛减轻，继用原方 3 剂。

共享败毒散 8 剂，诸证消失。

例二：周某，女，28 岁，工人，已婚。就诊日期：1978 年 8 月 21 日。

近 3 天外阴部肿胀疼痛，逐渐加重，扪及如蚕豆和黄豆大小结节二个，有压痛，伴恶寒发热，口干纳呆，大小便尚正常，舌质红苔薄黄，脉弦数。妇检：外阴左侧大阴唇红肿，有 3cm×2cm 和 1.5cm×1cm 肿块各一个，质较硬，有压痛，左侧腹股沟淋巴结肿大。此乃热毒壅滞下焦，治以清热解毒消肿散结。方用败毒饮。

板蓝根 30g，银花 15g，连翘 10g，黄柏 15g，紫花地丁 15g，野菊花 15g。3 剂，水煎服。

复诊：1972 年 8 月 24 日。

阴部一大肿块溃破，流少量脓，另一小肿块消失，疼痛减轻，效不更方，继服 3 剂。

【按】败毒饮适宜用于治疗火毒热盛所致阴疮。热毒致阴中红肿溃烂，经络阻塞致气血凝滞。此证颇似急性外阴溃疡，徐老以对阳性疮疡有败毒托里，散气和血之功的金银花、连翘、野菊花、板蓝根与有解毒消肿作用的紫花地丁，擅治肿毒疮疡的黄柏同用使热毒散、脓溃肿消。本方不仅能治阴疮，还可用于治疗疮痈疡等热毒阳证。

（邵　明　丁　苗）

6. 妇人黄褐斑

面部黄褐斑是发生于面部的常见色素沉着性皮肤病。临床表现为黄褐色、暗褐色或深咖啡色的斑疹，边缘清楚，表面平滑，无鳞屑。一般无自觉症状及全身不适，有的妇女在月经前加重。多为血弱不华所致，徐老持祛斑八珍汤加味，益气血祛斑养荣而收功。

妇人面部黄褐斑　祛斑八珍可美颜

祛斑八珍汤

组成：党参10g　白术10g　茯苓10g　甘草5g　当归10g　生地10g　川芎5g　白芍10g　白芷10g　白鲜皮10g　地肤子10g　何首乌10g

功用：益气养血，祛风化斑。

主治：面部黄褐斑。

方解：由四君与四物，既补气又可健脾补血；加首乌滋肾养肝；加白芷、白鲜皮、地肤子祛风消散。全方益气养血，气血调和，运脾渗湿，祛风化斑。

案例：

例一：金某，女，28岁，干部，已婚。1995年3月10日初诊。

面部黄褐斑2年。患者自产后面部两颧即开始起黄褐斑，逐渐加深，加大，伴月经后期，经量少，色淡，烦躁易怒，便秘。舌淡苔薄腻，脉沉细。证属冲任失调，气血瘀滞。方用祛斑八珍汤。

党参10g，白术10g，茯苓10g，甘草5g，当归10g，生地10g，川芎5g，白芍10g，白芷10g，白鲜皮10g，地肤子10g，制首乌10g。7剂，水煎服。

二诊：1995年3月17日。

药后，面部黄褐斑略有些隐退，按上方，继服15剂。

三诊：1995年4月10日。

月经按期而行，经量少，面部黄褐斑渐消。继服10剂。

3个月后随访，面部黄褐斑已基本消退，月经正常。

例二：张某，女，35岁，工人，已婚。1984年5月20日初诊。

患者近半年面部黄褐斑渐增，月经后期，经量少，色淡质稀，神疲乏力，面色苍白，舌淡苔薄白，脉细弱。治以益气养血，祛风化斑，方用祛斑八珍汤。

党参10g，白术10g，茯苓10g，甘草5g，当归10g，生地10g，川芎5g，白芍10g，白芷10g，白鲜皮10g，地肤子10g，制首乌10g。7剂。

二诊：1995年3月20日。

脸部黄褐斑隐退。继用上方20剂。

三诊：1995年4月28日。

黄褐斑全部消退，月经按期而至，精力渐充。

例三：陆某，女，46岁，已婚。1987年9月18日初诊。

面部黄褐斑1年。患者1年来，月经不调，经量少，色黯有块，少腹隐痛，伴腰膝酸软，手足心热，面部自两颧先起点状褐色斑疹，以后逐渐增多、色加深。舌淡苔黄腻，脉沉细。证属肾阴不足，气血瘀滞。方用祛斑八珍汤：党参10g，白术10g，茯苓10g，甘草5g，当归10g，生地10g，川芎5g，白芍10g，白芷10g，白鲜皮10g，地肤子10g，制首乌10g。10剂。

二诊：1987年10月5日。

面部黄褐斑缩小，色变淡，继服30剂。

三诊：1987年11月2日。

面部黄褐斑全部消退，月经恢复正常。随访1年未复发。

【按】黄褐斑中医治疗方药很多，有以滋水养营，有以活血化瘀，有以平肝清郁热等，徐老针对产后失护、气血失调、内分泌系功能紊乱所致。从气血入手，益气和血养荣祛斑，外病内治，药能奏效。

黄褐斑，患者主观上没有什么症状和痛苦，“有诸内必形诸外”，毕竟是内部病变的一种外在表现，除美容方面的治疗意义外，以内治法，如徐老的祛斑八珍汤施治，是十分得体的，从临床实践出发，该病症又不是很快或很容易见效，基于此，徐老从气血入手，首选八珍。外病如此，内病更是这样。万变不离其宗，治妇人病不离“气血”二字。

（任　何　王松涛）

诊余漫话

妇科瘀血证治

瘀血学说及活血化瘀法，是中医学的重要组成部分，广泛应用于临床各科，而对妇科方面尤为重要。妇女以血为本，举凡经、带、胎、产诸病，不论虚实寒热，最后均可导致气血瘀结。唐容川说："女子胞中之血，一月一换，除旧生新，旧血即瘀血。"故瘀血阻滞为妇科最常见的发病机理。如月经失调、闭经、崩漏、痛经、癥瘕、不孕等。现就有关妇科的瘀血证治简介如下：

妇科瘀血病因

一、气滞

情志抑郁，肝气不舒，脏腑失和，气机阻滞，以致气滞而血瘀。故《医宗金鉴》云：“血之凝结为瘀，必先由于气滞。”此外，“久病入络”。病邪久留，导致气血运行失畅，从而致瘀。

二、寒凝

寒为阴邪，其性收引、凝涩、易伤阳气，影响血液运行，因寒作瘀。《校注妇人良方》云：“寒气客于血室，血凝不利。”

三、热郁

因感受热邪，或气郁化火，营血被灼，日涸成瘀。如《金匮要略》云：“热之为过，血为之凝滞。”《医林改错》亦云：“血受热则煎熬成块。”

四、气虚

气为血帅，血为气母。血液的运行，全赖气的推动。《医林改错》云：“元气既虚，必不能达于血管，血管无气，必停留而瘀。”故一旦脏腑功能低下，阴阳气血失调，气虚鼓动力量薄弱，而致血行迟滞、涩凝，进而成瘀。因此，有“久病多瘀”“老年多瘀”之说。

五、血虚

血液在环流中“盈则畅、亏则迟”。血虚则血流缓慢，滞涩而为瘀。临床上对崩漏、手术、外伤，以及大小产后失血过多证，常于补剂中少佐红花、鸡血藤等活血化瘀之品，则收效甚捷。

六、外伤

凡跌仆闪坠，手术创伤，人流产伤等，可使人体的脏腑气血，组织器官损伤，影响气血运行，以及各种手术后遗症，均可导致瘀血的产生。

妇科瘀血证治

一、辨证要点

1. 疼痛

瘀血阻滞经络，气血运行障碍，造成血脉不通，不通则痛。瘀血痛的特点为刺痛、绞痛或胀痛，痛处固定，拒按，反复发作，久痛不愈。王清任认为：“凡肚腹疼痛，总不移动是瘀血。”朱丹溪说：“经水将来作痛者，血实也。临行时，腰痛腹痛，乃是郁滞有瘀血。”故痛经、子宫内膜异位症、盆腔炎等所引起的腹痛，多为瘀血阻滞。

2. 肿块

唐容川说：瘀血在经脉脏腑之间，结为癥瘕。瘀血阻滞经脉，久而结为癥积包块，按之坚硬，固定不移。如盆腔炎性包块、子宫肌瘤、卵巢囊肿、宫外孕等盆腔肿块。主要系瘀血内结而成。

3. 出血

各种内外出血，均有形成瘀血的可能，其机理有二：一是出血之后，离经之血，无论是排出体外，或存于体内，或滞于肌肤，必然会有血液滞留，积聚成瘀。《血证论》云“吐衄便漏，其血无不离经……即是离经之血，虽清血、鲜血亦是瘀血。”妇科出血，多为经血流行不畅，以致瘀血内阻。二是对血证治法不当，过用寒凉固涩之品，使血凝而成瘀。

4. 月经紊乱

月经周期改变，先后无定。经色紫红或黯黑，质稠有块，经量多或过少，淋滴不净。

5. 舌脉

瘀血的舌质表现不一，新瘀可如常人，久瘀可见瘀斑瘀点，重者舌呈青紫。《巢氏病源》云：“夫有瘀血者……唇萎舌青”。脉象以沉弦或沉涩为常见。

对瘀血的辨证，上述主要征状，不必全具。只要在所见的证候中有瘀血病变特征，均可以考虑是否有血瘀滞。例如：（1）凡起病前有外伤史、出血、月经胎产等病史；（2）有时虽然瘀血的症状不显著，但有屡服他药，变更治法，病情时进时退，或未能收效的治疗史。即中医所谓“怪病多瘀”的病例，均可按瘀血处理。

二、证治方药

（一）化瘀调经

1. 月经先期量多、崩漏

由于经期产后，余血未净，不慎房事，或兼外感、内伤，以致瘀阻冲任。瘀血不去，新血不守。主症：月经先期或周期紊乱，量多色紫红有块，下腹痛。《医宗金鉴》云："先期血多有块，色紫稠黏，乃内有瘀血。"治法：化瘀止血。方药：逐瘀止崩汤（经验方）。

当归　川芎　制没药　五灵脂　炒蒲黄　三七粉　阿胶　炒艾叶　丹皮　丹参　乌贼骨　生龙骨　生牡蛎

本方对瘀血阻滞胞脉，恶血不去，新血不能归经而致的崩漏。如子宫肌瘤、盆腔炎症等引起的月经过多，用本方逐瘀止血，"通因通用"，效果良好。

2. 月经后期，量少，闭经

由于气结血滞，运行不畅，胞脉瘀阻，经水不得下行。《医宗金鉴》云："经水过期不至，血气凝滞。"主症：继发性闭经，或月经后期量少色紫有块，伴下腹痛。舌质有紫点，脉象沉涩。治法：化瘀行滞通经。方药：通经散（经验方）。

丹参　肉桂　炮山甲　刘寄奴　乌药　川牛膝　当归　白芍　川芎　莪术　三棱　红花　桃仁

有热象加丹皮去肉桂。久瘀加土鳖虫10g。《医学衷中参西录》云：以三棱、莪术"为化瘀血之要药"。又云："三棱、莪术性近和平，而以治女子瘀血，虽坚如铁石亦能徐徐消除。"故本方对素有宿疾，瘀阻胞宫，以致闭经或月经后期量少，淋滴不畅者疗效显著；对输卵管阻塞不孕症，有一定的疗效。

3. 经期延长淋滴不净

由于瘀血阻滞，新血难安，血不归经，形成淋漏。主症：行经期延长，经色紫黯量少淋漓不净。或月经中期流血。治法：化瘀止血。方药：桃红二丹四物汤（经验方）。

桃仁　红花　丹皮　丹参　当归　白芍　川芎　生地　炒蒲黄　益母草　血余炭

淋漓日久不止加乌梅10g，以敛阴止血。本方对行经期延长，月经淋漓不净者，一般服药3～6剂，流血即停止。曾临床观察250例，近期疗效达92%。对放置节育环后的经期延长，疗效显著。

（二）化瘀消癥

1. 子宫肌瘤

本病古称“石瘕”。《灵枢·水胀》云：“石瘕生于胞中……恶血当泻不泻，血不以留之，日以益大，状如怀子，月事不以时下。”说明瘀血留滞胞宫，聚为癥瘕。主症：月经量多有血块，行经期延长，下腹胀痛。妇检：子宫体增大，质硬，形状不规则，无压痛。治法：化瘀消癥。方药：化癥汤（经验方）。

桂枝　茯苓　赤芍　丹皮　桃仁　莪术　三棱　焦山楂　鸡内金　槟榔　橘核

白带多加樗白皮10g。本方为桂枝茯苓丸（《金匮要略》）加味。功能：活血化瘀，消癥散结。曾用以治疗子宫肌瘤60例，临床观察，疗效显著。一般服药10～30剂，能调整月经周期，减少月经量，纠正贫血，控制肌瘤增长。对盆腔炎性包块和陈旧性宫外孕包块，则疗效较差。

2. 输卵管阻塞不孕症

由于输卵管炎症黏连，引起输卵管阻塞不通，阻碍卵子与精子相遇而致不孕；盆腔子宫内膜异位症，也可使输卵管黏连扭曲而造成不孕。本病一向被认为是女性不孕的主要原因和治疗上颇为棘手的难题，近年来运用中医活血化瘀法治疗，效果尚满意。本病必须进行输卵管通畅（通液或碘油造影）试验，才能作出诊断。中医病机为：邪瘀交阻，胞脉不通。治法：活血化瘀，通经散结。方药：（1）平时用通经散加土鳖虫 10g；（2）经期用二丹四物汤（经验方）。

丹皮　丹参　当归　白芍　川芎　生地　香附　月季花　玫瑰花　茺蔚子　元胡　怀牛膝　郁金

月经量少加红花 10g。徐老运用本法治疗 30 例输卵管阻塞不孕症。每月平时服通经散 10 剂；经期服二丹四物汤 5 剂。连服 3 个月为 1 疗程。观察 1 疗程受孕的有 8 例；2 疗程受孕的有 5 例。疗效尚满意，有效率占 47%。

（三）化瘀止痛

1. 痛经

（1）原发性痛经：本病由于气滞血瘀，经行不畅，胞脉瘀阻，不通则痛。主症：经期或经前下腹剧痛，盆腔多无明显器质性病变。治法：理气活血，行瘀止痛。方药：膈下逐瘀汤（《医林改错》）。

当归　赤芍　川芎　丹皮　红花　桃仁　香附　乌药　枳壳　元胡　五灵脂　甘草

有热象的加川楝子；寒象加吴茱萸；膜样痛经加郁金。近年来用本方加减，治疗原发性痛经 145 例，门诊观察，近期疗效显著。经过随访的 95 例中有 90 例痛经消失而痊愈。有效率 96%。

（2）继发性痛经：本病由于郁热瘀血壅滞阻结，经行不畅。主治：经期下腹剧痛，且进行性加重。盆腔多有明显的器质性病变。如子宫内膜异位症、盆腔炎、子宫肌瘤等。治法：行气清热，逐瘀止痛。方药：宣郁通经汤（《傅青主女科》)。

当归　白芍　丹皮　香附　郁金　白芥子　山栀子　黄芩　柴胡　甘草

痛甚加元胡、川楝子、制乳没，以行滞清热镇痛。盆腔癥积包块加莪术、三棱以破积消癥。运用本方曾治51例继发性痛经，其中31例初步印象为子宫内膜异位症。门诊随访，近期有效率88%。

2. 经行头痛

本病由于瘀血内阻，络脉壅滞，以致清窍受蒙，不通则痛。主症：头痛部位固定，痛如锥刺，按之更剧。经行不爽，量少色紫有块，少腹痛。如经血畅通则头痛缓解，腹痛减轻。舌边有紫点，脉象沉弦。治法：活血化瘀，祛风止痛。方药：头痛逐瘀汤（经验方）。

当归　赤白芍　川芎　红花　丹参　藁本　菊花　炒僵蚕　刺蒺藜　蔓荆子　制乳没

痛甚加露蜂房3g，尤在泾在《金匮翼》中指出："治头风久病。须加芎、芍、红花少许，非独治风，兼活血止痛也。"本方对"血管神经性头痛"能缓解疼痛，疗效显著。

（徐志华）

归芍散在妇科临床的应用

归芍散原名当归芍药散，是妇科较常用的一张有效古方，适应范围广泛，治疗病证较多，临床应用，在"辨证求因，审因论治"的基础上，掌握其适用范围，常能收到预期疗效。现就作者长期临床实践体会，简要介绍本方在妇科的临床应用。

一、月经病经前期紧张症

主症：头晕目眩，心悸失眠，浮肿，胸闷乳胀，纳少欲吐哕，情绪易激动。

治法：调经和肝健脾。

方药：归芍散加味。

加减法：眩晕加滁菊花 10g，枸杞子 10g；心烦加丹皮 10g，栀子 10g；欲呕哕加制半夏 10g，麦冬 10g；胸闷纳少加绿萼梅 10g，无花果 10g；心悸失眠加酸枣仁 10g，合欢皮 10g；头痛加蔓荆子 10g；身痛加秦艽 10g；腰痛加川牛膝 10g；月经周期紊乱加月季花 10g；情绪易激动加木贼草 10g；浮肿加猪苓 10g；大便溏泻加煨肉果 10g；小便频数加石韦 10g；四肢欠温加吴茱萸 3g。

二、带下病

主症：肝郁脾虚，湿热下注，带下色黄，有腥臭味，伴有阴痒。

治法：调和肝脾，清热利湿化浊。

方药：归芍散加丹皮 10g，樗白皮 10g，白果仁 10g，蜀羊泉 10g，白花蛇舌草 10g。

加减法：湿热重者合二妙散（苍术、黄柏），加土茯苓 15g；阴痒加用苦参洗剂（苦参 30g，紫荆皮 15g，蛇床子 15g，百部 15g，花椒 15g，地肤子 15g），外用熏洗患处。

三、慢性盆腔炎

主症：肝郁脾虚、湿热蕴积盆腔，症见下腹坠胀疼痛，腰骶酸楚，经期前后加剧，带下频繁，月经失调、不孕。

治法：调和肝脾，清湿热、散瘀结。

方药：归芍散加丹皮 10g，川牛膝 10g，元胡 10g，莪术 10g，三棱 10g，樗白皮 10g。

四、郁证（功能性症候群）

主症：诸多妇科疾病，因病情顽固，病人精神思想负担较重，症见头晕耳鸣，心悸失眠，纳少神疲，健忘，注意力不能集中等。

治法：调和肝脾，解郁安神。

方药：归芍散加丹皮 10g，丹参 10g，合欢皮 10g，无花果 10g，鹿衔草 10g。体虚脉弱者加党参、太子参、北沙参名三参、归芍散。

临床体会用本方代替逍遥散，其疗效远超过逍遥散。心烦胁痛加柴胡 10g，木贼草 10g，绿萼梅 10g；肝郁火旺加丹皮 10g，栀子 10g；胸闷乳房胀满加青皮 10g，枳壳 10g。

五、妊娠病

对妊娠病的治疗，常用归芍散加黄芩。即归芍散、当归散合方，称之为复方当归芍药散《金匮要略》有“妇人妊娠，宜常服当归散：当归，白芍，川芎，白术，黄芩。妊娠常服即易产，胎无疾苦，产后百病悉主之”的记载）。

1. 先兆流产、习惯性流产、早产

主症：妊娠阴道流血，腰酸楚，下腹隐痛。或妊娠后期，腰酸下腹痛，宫缩强烈。或有习惯性流产、早产史，本次妊娠需保胎者。

治法：调肝养血，健脾益气，固肾安胎。

方药：归芍散加黄芩10g，苎麻根10g，杜仲10g，川断10g，桑寄生10g，菟丝子10g。

2. 妊娠恶阻

主症：妊娠早期，恶心呕哕，食后即吐，头晕消瘦。

治法：调和肝脾，降逆止呕。

方药：归芍散加黄芩10g，制半夏10g，竹茹10g，枇杷叶10g。热加川连3g，寒加砂仁5g。

3. 妊娠中毒症

主症：妊娠后期，伴高血压、浮肿、蛋白尿。如出现头晕痛、胸阿欲呕哕、尿少，为先兆子痫先驱症状，应及时防治。

治法：调和肝脾，利水息风。

方药：归芍散加太子参10g，黄芪10g。浮肿加猪苓10g，大腹皮10g；胀满加萆薢10g，乌药10g；高血压加黄芩10g，钩藤10g；蛋白尿加杜仲10g，白茅根10g；眩晕加滁菊10g，刺蒺藜10g。

4. 妊娠泌尿系感染

主症：妊娠期间，尿频、尿急、尿痛，伴腰酸痛，或出现菌尿。

治法：调和肝脾，清利湿热。

方药：归芍散加黄芩10g，黄柏10g，连翘10g，石韦10g，海金沙10g，知母10g。

5. 妊娠胆汁淤积症

主症：晚期妊娠，出现黄疸、皮肤瘙痒，至分娩后两周消退。

治法：调和肝脾，清热利湿安胎。

方药：复方归芍散（当归、白芍、川芎、白术、茯苓、泽泻、黄芩）加茵陈15g，黄柏10g，生山栀10g，千里光10g。

6. 妊娠心烦

主症：妊娠期内，心惊胆怯，烦闷不安，郁郁不厌，或烦躁易怒。

治法：调肝健脾，清热除烦。

方药：归芍散加黄芩、麦冬、竹茹。胸中懊恼加山栀；痰多加竹沥（冲服）；低热加知母。

六、不孕症

主症：原发或继发不孕症，属肝郁，痰湿型或免疫性不孕症。

治法：调和肝脾，解郁化浊。

方药：归芍散。

肝郁型加柴胡10g，合欢皮10g，无花果10g，绿萼梅10g；痰湿型加苍术10g，香附10g，樗白皮10g，制半夏10g；免疫性不孕加太子参10g，黄芪10g，茺蔚子10g，杜仲10g，川断10g。

（徐志华）

凉血化瘀治崩漏

崩漏为妇科常见疾病，是由各种原因所引起的子宫出血，治疗目的以达到止血为主。崩中、漏下有轻重缓急之分，而二者的发病机理亦同中有异：崩中以血热者居多；漏下者以瘀热阻滞居多。其治法古有塞流、澄源、复旧三步法。但塞流不是上策，最忌见血止血，酸、涩、敛、腻之品，用之不当，则有滞邪留瘀之弊。因此，止血必须澄源。《济阴纲目》崩漏门眉批方："止涩之中，须寓清凉，而清凉之中，又须破瘀解结。"说明清热凉血，化瘀止血，为治疗崩漏的基本法则之一，不止之中寓有止意。其常用方药，一是清化固经汤：白芍、生地、生卷柏、紫珠草、红茜草、红蚤休、贯众、生地榆、炒槐花、炒蒲黄、旱莲草、仙鹤草。功能为清热养阴，化瘀凉血。主治崩中。二是桃红二丹四物汤：桃仁、红花、丹皮、丹参、当归、白芍、川芎、生地、益母草、炒蒲黄、血余炭。功能为化瘀清热、凉血止血。主治漏下。余运用本法治疗崩漏 70 例，一般服药 3 ～ 5 剂，即可止血，疗效颇佳。血止后常以八珍汤加山药、枸杞子、巴戟天、锁阳，调补服后。如：王某，女，39 岁，教师，已婚。1983 年 10 月 4 日初诊。崩漏年余，屡经治疗罔效。经行 2 月余，初量如崩，后渐淋漓不净，时多时少。经色紫，质稠夹有血块。脉沉弦，舌尖有紫点。足产 3 胎，人工流产 3 胎，扎管绝育 5 年。妇科检查：未发现明显异常。曾行清宫术，后用丙酸睾丸酮、安络血、止血芳酸；中药用固本、归脾、胶艾等方法治疗无效。刮宫送病检报告为"增殖期子宫内膜"。诊为"功能性子宫出血"。自觉头晕、心烦、口干、疲乏，证属瘀热阻滞，血不归经。治法：化瘀清热止血。方用桃红二丹四物汤：服 5 剂患者血止。继用八珍汤加山药、枸杞子、沙蒺藜、菟丝子，调理而愈。随访 2 年余未见复发。

疏经散治疗经前期紧张综合征

经前期紧张综合征，是指月经前 7 ～ 10 天开始，症现烦躁易怒，头痛失眠，乳房胀痛，胸闷胁痛，胃纳差，腹胀浮肿等。至月经来潮后，症状自行消退。本症具有周期性和经后自然消退的特点。生育年龄的妇女，常有这些症状中的一种或数种，严重者可影响生活和工作。

徐老原先认为本病多由肝气郁结，经脉壅滞，冲任失调所致。用逍遥散、柴胡疏肝散治疗，效果不显。复用归脾、地黄、苓桂术甘等方治疗亦罔效。偶读清·王旭高《西溪书屋夜话录》，受其启发。王氏认为：肝病“侮脾乘胃，冲心犯肺，挟寒挟痰，本虚标实，种种不同，故肝病最杂，而治法最广”，首在“疏肝理气”。遂拟定疏经散方。药用佛手、香橼皮、玫瑰花、绿萼梅、刺蒺藜、木贼草、木蝴蝶、无花果、白芍、青皮、甘草。方中柴胡、木贼草疏肝宣解；白芍、甘草平肝和中；玫瑰花、绿萼梅、香橼皮、佛手疏气滞，解肝郁，畅中散逆；木蝴蝶、无花果疏肝和脾，养阴润燥；刺蒺藜平散肝风，行瘀破滞；青皮泄肝行气，破积消坚。全方具有疏肝解郁、理气行滞的功能。

临床上常用的疏肝解郁理气药大体分为两类：①如香附、乌药、枳壳、厚朴、木香、槟榔等；②如木贼草、木蝴蝶、玫瑰花、绿萼梅、无花果、佛手等。第一类理气药，其性香燥，有耗气伤阴之弊，新病体实者可暂用。疏经散方属于第二类，药性和平，无副作用，久病体弱者均可用。例如绿萼梅、无花果辛甘微酸，具有理气敛阴的双重作用，这是近代本草对理气药物的研究发展。

经多年临床实践证明，疏经散治疗经前期紧张综合征，效果良好。据有病史记录的54例临床观察，近期疗效达93%。如：某妇，32岁，5年前流产一胎，至今未孕。经前7天出现头痛失眠，心烦易怒，胸胁乳房胀痛，经潮后消退。妇科检查未发现明显异常。曾在某医院诊断为：①经前期紧张综合征；②继发性不孕。用黄体酮、谷维素等治疗3个月经周期无效。脉弦数，舌质淡红苔薄白。诊为肝气郁结，经脉壅滞，冲任失调。治以疏肝解郁，理气行滞。方用疏经散5剂，于经前5天开始服用，每日服1剂，经治3个月，患者症状消失，后怀孕足月分娩一男婴。

（徐志华）

苓药芡苡汤治带下病

《傅青主女科》开卷第一句云："夫带下俱是湿症"。眉批："凡带症多系脾湿，初病无热，但补脾土，兼理冲任之气，其病自愈；苦湿久生热，必得清肾火，而湿始有去路。"傅氏及眉批对带下的病因病机、治法的论述，可为后世效法。在长期在医疗实践中，自拟带下苓药芡苡汤，治疗黄白带下，效果良好。本方主药：土茯苓、山药、芡实、薏苡仁、莲须、穞豆衣、樗白皮。白带加党参、白术、鸡冠花、银杏仁。黄带加苍术、黄柏、萆薢，为带下病的主药。莲须、穞豆衣、樗白皮甘苦性涩，固脱止滞。且樗白皮，味苦涩，性寒燥，功专固下，治痢疗崩愈带浊，为带下常用药物。白带为脾虚，湿邪下陷，加参、术补脾益气；鸡冠花、银杏仁收敛化湿浊。黄带为湿热蕴结下焦，加二妙散清热燥湿；若带下质稠，气味腥臭，外阴瘙痒者，外用苦参洗剂（苦参、百部、蛇床子、花椒、紫槿皮、地肤子），煎汤熏洗坐浴。

徐老运用本方治疗 72 例带下病。其中盆腔炎 15 例；阴道炎 36 例（包括 8 例老年性阴道炎）；宫颈炎 21 例。治疗结果 48 例全愈（白带正常，其他症状消失），占 65%；20 例显效（带下显著减少，症状明显好转），占 27%；4 例无效（治疗 2 周无改善），占 8%。总有效率 92%。临床观察，以对阴道炎、宫颈炎的治疗效果较好，盆腔炎次之。

案例：

李某，女，35 岁，工人，已婚。

因白带多、伴阴痒半年就诊。患者 3 个月前做白带涂片检查，见有霉菌感染，诊断为“霉菌性阴道炎”。用碱性溶液冲洗阴道，外用制霉菌素，经治 2 月余，复查白带阴性，白带多，阴痒症外依然存在。妇科检查：阴道黏膜充血；宫颈中糜；宫体正常大小，活动；附件（-）。宫颈刮片，未见癌细胞。查血糖阴性。诊脉濡数，舌苔薄黄。带下量多色黄绿，质稠黏气臭秽，外阴瘙痒有灼热痛感。素有尿路感染，时有尿频、急。证属湿热下注，蕴结成带。治法：清热利湿解毒。处方：苓药芡苡汤加苍术、黄柏、萆薢、木通。每日 1 剂，水煎服。外用苦参洗剂，煎汤熏洗坐浴。经治 2 周，白带复常，阴痒消失。

（徐志华）

逐瘀为主　妙用桃红四物

徐老认为，因气血郁滞所致的血瘀证，广泛存在于妇产科疾病的各个阶段。妇科疾病，观其症状，不外血、块、痛、带四大主症，究其现代病理改变，不外是受累组织的增生、破损、炎症及局部血流郁滞等改变，所谓“气血郁滞，积而成瘀”。这种瘀血，既是疾病导致的结果，又是导致疾病的因素，如此因果相干，使许多妇科疾病迁延难愈。甚至成为顽症痼疾。故而活血化瘀法，为妇科调理气血法则中的重要组成部分。

徐老经验方中，以活血化瘀为主的约占1/3以上，以之为辅佐法者，更为广泛，其学子门人发表的从师经验总结中，大多也是关于活血化瘀药的临床应用。可见徐老对此法运用的至熟至巧所在。本书采掂了部分此类经验方，如桃红二丹四物汤治经期延长，二丹败酱红藤汤治盆腔炎，五皮桃红四物汤治妊娠气肿，加味生化汤理产后恶露不绝，调经种子汤愈免疫性不孕症等。组方虽多，法度有序，观其基本方，均由桃红四物汤化裁而成。

徐老根据致瘀因素可由寒、热、虚、实，血瘀程度可分血滞、血郁、血瘀、血积之别，临证应病，灵活机巧施用桃红四物汤。概括可分五大类：

1.理气化瘀类

“气为血帅”，气不畅则血亦不畅，“血之行止与顺逆，皆由一气率而行”“血之凝滞为瘀，必先由于气滞”（《医宗金鉴》）。故“气散则血随而散”，“血随气散，则没而不见”

(《血证论》)。此类气滞血瘀证，多由情志不遂，肝气郁结所致，常表现为胸胁、脘腹胀满疼痛、气机不顺等。木郁则常土壅，故徐老拟创此类经验方，多从肝、胃经入手。理气行滞为主，和血活血为辅。如二丹四物汤疗经行前后无定期，香苏归芎散疗妊娠腹痛等。选药常分二类，病急暂用者，多选气中之血药香附，取其“利三焦，解六郁……”，且“气平而不寒，香而能窜，味辛能散，微苦能降，微甘能和……生则上行胸膈……熟则下走肝肾……盐水炒入血分而润燥……酒浸炒则行经络，醋浸炒则消积聚(《本草纲目》)之功；乌药辛温香窜，上入脾肺，下入肝肾，用治胸腹诸痛；广郁金为血中之气药，辛、苦、凉，行气解郁，凉血化瘀；木香“散滞气，调诸气”(《珍珠囊》)，为上中下三焦气分之要药；元胡辛、苦、温，入肺、肝、脾经，“活血、利气、止痛”“能行血中气滞，气中血滞，故专治一身上下诸痛”(《本草纲目》)。此五味药行气止痛，同中有异，常相须为用，功更至善。对于病缓症轻或体虚或血证不耐行气药之温燥者，徐老常用炮制品或以性缓质轻之花类代之，如月季花甘温入肝，行滞开郁；玫瑰花甘和、微苦，入肝脾理气解郁，和血散瘀；佛手辛、苦、酸入肝胃，理气化痰；绿萼梅酸平入肝胃，疏肝解郁，开胃生津；木蝴蝶苦寒入肺胃，清肺疏肝理气等。

2. 活血化瘀类

气滞则血瘀，血瘀必气滞。日久瘀血停积。“务使不留，则无瘀邪为患”，“但一调血，则气自和而不复聚矣”(《血证论》)。此类血瘀证，临床多表现以痛证为主，如脉络阻滞之经血过少，迟滞、停闭、不孕等。徐老拟创此类经验方，多去熟地之滋腻，加用对药三棱、莪术。意取三棱苦降辛开，平而不烈，祛“痃癖癥瘕，积聚结块……止痛利气”（《开宝本草》），“性非猛而建功甚速”（《医学衷中参西录》）。配莪术行气破血，消积止痛，且两者均入肝、脾经，可消肝郁之积，可理脾虚之滞，对于年老、体弱、久郁者亦可用之。故张锡纯谓此对药“为化瘀之要药”。徐老认为，实证用之，破血行气，消积止痛；虚证用之，祛瘀畅血。如经验方通经散疗瘀滞型月经过少，琥珀散疗虚寒型月经后期，均用此对药。如欲理气行滞，徐老善用对药香附、莪术。取莪术“治一切气，开胃消食”（《日华诸家本草》），堪称“今医家治积聚诸气，为最要之药”（《图经本草》）。且气中之血药香附，得血中之气药莪术之辛温，则理气行滞力强，且疗气中之血，莪术得香附之甘平，则缓其行气破血之力，使此对药更可广泛施治于各型瘀滞症中。如急则治标的痛经散用此对药疗气滞血瘀型痛经，缓则治本的当归如期饮用此对药疗寒湿凝滞型闭经。症异，病机有别而施用同药，可鉴而知之。

3. 清热化瘀类

热为阳邪，灼阴熬液而致血流凝滞。《医林改错》曰：“血受热则煎熬成块。”朱丹溪曰：“血受湿热，久必凝浊。”可见，热邪内侵或湿热壅遏气血，皆可致瘀。经曰：“火主暴速。”此类血瘀证，多见经血妄行或湿毒带下。对于此类病症，应慎用温药，多易桃仁、红花为丹皮、丹参，意取丹皮“治血中伏火，除烦热”（《本草纲目》），“所通者血脉中热结”（《本草经疏》），配“丹参降而行血……清血中之火，故能安神定志，神志安则心得其益矣”（《重庆堂随笔》）。徐老认为，二丹寒凉苦降，养血化瘀，二者均可清热除烦，烦除志安，安则静，“静能生水”“水盛则火自平”（《傅青主女科》）。甚宜妇人“阴长不足”之体。且丹皮炒之能止血，故二丹相伍，妙在能清，能行，能养，能生，能止。大凡瘀热血证，均多用之。如二丹解毒四物汤，即属此例。对于瘀热血逆上行者，常用川牛膝配生大黄，取川牛膝“能引血下行，以降其上炎之火”(《新方八阵》)，且“通经、活血、补肝肾”(《中医妇科临床药物手册》)。大黄泻火凉血，破血通经，“盖热淫内结，用此开导阳邪，宣通涩滞，奏效独胜”《药品化义》)。二药相伍，对火热上炎之瘀血证，有“釜底抽薪”之效。如加减四物汤疗经行吐衄即宗此意。湿热瘀阻者，徐老善用苡米、黄柏、丹皮三药。取苡仁甘淡健脾、利湿、清热；黄柏苦塞入肾，清热燥湿，泻火坚阴；配丹皮通血脉中热结。三药相伍，除湿之源，清热之窘，祛瘀之结，相辅相成，至臻至善。

4. 温经化瘀类

寒为阴邪，主收引。《素问》曰：“寒独留，则血凝泣，凝则脉不通”，所谓“天寒地冻，水凝成冰”。湿与寒同类，易相结而致病，致使气血凝滞成瘀。多表现为冷痛、经血迟滞、过少，甚则停闭、不孕。“寒则温之”，“瘀则行之”，治当温行。徐老拟创此类经验方，多以肉桂配白芥子。肉桂“散寒邪而利气，下行而补肾，能导火归源以通其气，达子宫而破血……能走能守之剂也”(《本草汇》)，且配以养血之品，有鼓舞气血生长之功。寒湿为病，迁延难愈，取白芥子辛温，“内外宣通，而无阻隔巢囊留滞之患”(《本草求真》)，两者相伍，可散寒导滞，内外搜剔，以除寒湿涩滞，黏腻之性。如温胞饮、温经八珍（均见痛经节）。用此对药，意即在此。此外，对于寒甚者常伍以鹿角胶，取“鹿角胶益阳补肾，强精活血，总不出通督脉补命门之用”(《本经逢原》)。命门火旺，则阴翳消。如湿甚者，常伍以泽兰，取其“活血、破瘀、通经、行水”（《中药学讲义》），与肉桂、白芥子共奏温经活血、散寒除湿之功。

5. 破血化瘀类

瘀血瘕聚，积久成癥。“癥之为病，总是气血胶结而成，需破血行气，以推除之，无恶大憝，万无姑容”（《血证论》）。癥积在体，表现为积块、疼痛、月经紊乱，甚或崩漏、闭经、不孕等重症。徐老治疗此症，不遵古人“用诸虫啮血之物，以消干血”（《血证论》）之训，认为虫类药荡剔走窜，耗阴伤液，伤损正气，无稽攻逐之事，主张于活血化瘀方剂中少佐破血之品即可。如瘀热癥积者，多用红藤、败酱、穿山甲。取红藤清热解毒，消痈散结，“败酱乃手足阳明厥阴药也，善排脓破血”（《本草纲目》）。穿山甲咸能软坚，微寒清热，“善走窜，专能行散，通经络达病所”（《本草从新》）。三药相伍，对于盆腔肿块属炎症者，尤为适宜。如浓煎取汁，保留灌肠，药到病所，异途同功，更能取事半功倍之效。如系陈瘀宿滞癥积肿块，徐老多以桂枝、刘寄奴、山楂相伍。桂枝辛散、甘和、温行，有“和营、通阳、利水、下气、行瘀、补中”（《本经疏证》）六大功效，刘寄奴苦温，破血通经，消肿止痛，“通妇人经脉、癥瘕”（《日华诸家本草》）。“山楂善入血分为化瘀血之要药，能除痃癖癥瘕，女子月闭，产后瘀血作痛……若以甘药佐之，化瘀血而不伤新血，开郁气而不伤正气，其性尤和平也”（《医学衷中参西录》）。且桂枝善通中焦之阳气，“刘寄奴又名‘化食丹’，可治食积不消，腹胀满”（《中药临床手册》），“山楂味酸而微甘，能补助胃酸汁，故能消化食饮积聚”（《医学衷中参西录》）。故三药合用，既奏温经通络，化瘀消积之功，又济理中助运之效，此亦“治血必治脾”之理。正如唐容川所云：“治血者，必先知之，而后于调气和血，无差爽”矣。如经验方化癥汤（见癥瘕节）疗血瘀癥积，因长服无弊，故临诊用治于子宫肌瘤，包块型异位妊娠等常获良效。

徐老施用化瘀法，不唯胀、痛、血、块，舌紫脉涩等，对于久病不愈，常法不效者亦多用之。如治一42岁不孕妇女，曾育一子后上环避孕，后因子车祸夭折，取环求嗣二年未遂。西医检查无异常发现，投以益肾健脾，补气养血剂年余未效，后虑及此妇年已六七，阳脉已衰，此必夹瘀；二因中年失子，必有肝郁；三因常法治之不效，遂平时改投经验方调经种子汤（见不孕症节），经期投用二丹四物汤（见经行前后不定期节）而获效。又一妇经行低热10余年治之不效，面黄肌瘦，声微力乏，发焦肤燥，一派虚证。徐老思及王清任血府逐瘀汤善治灯笼热的启迪，悟出中年妇女，经、带、胎、产无不留瘀，经期胞宫气血变化急骤，牵动宿瘀，可致瘀热起伏，经后血海宁静，热亦潜伏。故舍证从病改投二丹败酱红藤汤（见带下）而治愈。徐老认为行血活血方药，服用得当，常获有病治病，无病防病之效。如产后服用生化汤可达保健防病之理一样。至于本虚标实者，只要病需，亦可慎而用之。如胎漏、胎动不安常法不效者，可改投本法，此类验案，徐老诊历中不属鲜见，此即“有故无殒，亦无殒也”之理。

（梁文珍）

攻补兼施　巧投加味八珍

《素问·阴阳应象大论》曰："治病必求其本"，本为病之源，标为病之变。病变虽多，显而易见，然病本唯一，隐而难明。"妇人之生，有余于气，不足于血，以其数脱血也。"血运行于脉中，"盈则畅，亏则迟"，"若欲通之，必先充之"，欲充其血，必充其气，所谓"有形之血不能自生，生于无形之气"矣。"气血不和，百病乃变化而生"。对于妇人气血虚弱而变生他疾的虚实夹杂证及"虚人久积，不便攻治者"，徐老采用益气养血治其本，审因用药治其标的寓攻于补，攻补兼施之法。选用八珍汤为基本方，随症加减。

徐老拟创加味八珍汤计48首，按其功用，可归纳为八大类：

1. 宣解八珍类

气为阳，行于表，卫于外。气血虚弱，卫外不固，易为六淫所伤，而出现表证。肺主一身之气，司皮毛，肺气不利则痰饮内停。气有余则易郁，气郁则经脉不畅，其中尤以肝气为显。妇人行经、产后，阴血虚于下，阳气越于上，稍有不慎，即易为外邪、情志所伤而致病。徐老拟创此类八珍汤计7首，意在解表宣窍或行气开郁，主治经行前后或妊娠、产后外感表证等，如宣肺八珍、豁痰宣窍八珍疗经行期、妊娠期咳嗽；头痛八珍疗经行头痛；荆防苏羌八珍、银翘蒡菊八珍疗经行感冒；疏肝八珍疗经行乳胀；止痒八珍疗经行期、妊娠期皮肤瘙痒；祛斑八珍疗产后面部疵瘢不退等。徐老配伍风类药，善选防风、荆芥、白芷。取防风能"治上焦风邪，泻肺实，散头肿滞气、经脉中留湿”(《珍珠囊》)。可用于气血阻滞之妇科痛证、湿证等。荆芥善能祛风、理血，炒炭入血分，白芷入肺、脾、胃经，能“补胎漏滑落，破宿血，补新血……去面部疵瘢”(《日华子本草》)。三药均有祛风止痛，升清降浊，开窍逐水，理血行滞之功，故而灵活配伍，可用于妇科各类病证。

2. 活血八珍类

“虚人久积，不便攻治者，亦宜攻补兼施，以求克敌”，“可以滋补之品送下大黄䗪虫丸，亦调停之一术”、(《血证论》)。对于标本俱实之大实大聚证，也宜衰其大半而止，改拟养血祛邪，以期“扶正积自除”。徐老拟创此类八珍汤7首，功用益气养血，行滞活血。主治气血虚弱、气滞血瘀证。如化瘀八珍、二丹桃红八珍分别疗虚滞之经迟、月经过少、消癥八珍、排气消胀八珍分别疗虚滞之癥瘕，止痛八珍疗虚滞腹痛；二丹二木八珍疗血虚肝郁之经行不爽；种子八珍疗虚滞之不孕等。

3. 固冲八珍类

气血虚弱，变证多端。如血失气帅则妄行无度，气虚血迟，夹瘀阻络则血溢脉外，气不运化，水湿泛溢则为带下、水肿，冲任虚滞则失其所固，诸证蜂起。徐老拟创此类八珍汤5首，功用益气养血，固冲调经。主治因虚而致之经血不调或水湿下注之证。如止血八珍疗虚滞之月经过多；摄血八珍疗气血虚弱之经期延长；止带八珍疗脾肾阳虚型带下；固下八珍、止泻八珍疗经行腹泻。徐老选用此类药，摄血多用轻剂，如升麻、荆芥之属，多为3～5g，以虑血证多阴虚，防益阳助火，不利止血。利湿不用苦寒，多选蜀羊泉、白花蛇舌草、白蔹、苡仁等甘寒之属，以避重伤阴液。固涩鲜用介类，多选金樱子、覆盆子、山萸肉、乌梅等，以求酸涩敛阴，阴阳双调，以资冲任之功。

4. 温补八珍类

气血虚弱，脏腑失养，久则累及五脏，“五脏之伤，穷必及肾”，肾为先天之本，“五脏之阴，非此不能濡，五脏之阳，非此不能发”，犹树之有根，脾为后天之本，乃昌盛之源。“人之初胎，以先天生后天，人之既育，以后天生先天，故水火两脏，全赖于脾。”尤如源充则本强。徐老拟创此类八珍汤 11 首，功用益气养血，补肾健脾，主治气血虚弱，脾肾阳虚之证。如温经八珍、生精助孕八珍、更年八珍，二仙二丹八珍均为温补肾阳为主，治疗阳虚精少之不孕、绝经前后诸证、月经不调等；强腰八珍益肾强腰脊；五子八珍平补肝肾；填精益肾，甘温除热八珍、养营八珍、五参八珍、头晕八珍、补中益气八珍均为调补气血、和解营卫，主治气血虚弱、营卫不和之经行发热，头晕心悸，虚弱腹坠，月经不调等。徐老选用温阳药，多选味甘体润之品。如巴戟天，辛、甘、微温，“能治五痨七伤，强阴益精”（《本草求真》），“命门相火不足者以此补之，乃肾经血分药也”（《汤液本草》）。肉苁蓉甘酸咸、温，“妇人冲任失调而阴气不治，此乃平补之剂，温而不热，补而不峻，暖而不燥，滑而不泄”（《本草汇言》）。锁阳甘润温和，补阴益精，此三药联用，温阳补阴，填精益肾，能收阳生阴长之效，甚适妇人阴类之体。对于气血虚弱之肝肾不足证，徐老多用子类，如菟丝子，“禀气中和，性味甘平……用之入肾，善补而不峻，益阴而固阳……甘能助脾……脾气渐旺，则卫气自冲，肌肉得养矣”（《药品化义》）。枸杞子“甘平而润，性滋能补……补肾润肺，生精益气，此乃平补之药，所谓精不足者补之以味矣”（《本草纲目》）。覆盆子甘酸、微温，补肝肾，固精，“女子食之有子”（《药性论》）。徐老调肝肾，以甘温酸敛为主，意在求阳不忘阴，以取阴生阳长之意。

5. 养阴八珍类

精血同源，妇人每易伤血，“血虚则精竭水结”，脏腑失养，心失所养则神明不安，肝失所养则失其条达。“人必得深明此理，然后治血理气，调阴和阳，可以左右逢源”（《血证论》）。徐老拟创此类八珍汤5首，功用益气养血，安神定志。主治：阴虚血少之月经后期、过少、闭经、不孕，或阴不涵阳之虚烦不寐、口干口渴等。如养阴八珍疗阴血虚少之月经病；养心八珍疗经行不寐；安神八珍疗经行情志异常；消渴八珍疗经行口渴等。徐老诊疗此类月经病，多用麦冬、枣仁、合欢皮，取麦冬清心润肺，滋燥泽枯，枣仁甘酸养肝、宁心、安神，补中助阴气，合欢皮入脾补阴，入心缓气，令五脏安和，补气润畅，气和、神清、志安，则血生阴长，徐老少用滋腻滞补之品，实乃重在调补二字耳。

6. 清热八珍类

“火为阳而生血之阴，而赖阴血以养火……故血盛而火不亢烈”，“然血由火生，补血而不清火，则火终亢而不能生血，故滋血必用清火诸药”（《血证论》）。妇人经、孕、产、乳，屡累于血，常致阴血虚于下，阳气浮越于上，而易感热邪，或阴伤而生内热。欲清火热，必先养血，徐老拟创此类八珍汤6首。功用益气养血，清热凉血。主治血虚感热或阴虚内热之妇科病症。如清热八珍疗血热月经过多；凉血八珍疗经间期出血；肝炎八珍疗妊娠合并肝炎；二丹二至八珍疗虚热月经过少；骨蒸八珍疗虚热闭经。徐老治疗此类血证善用丹皮、芦根、大小蓟，以丹皮清血中热结，芦根“清降肺胃，消荡郁热，生津阻渴”(《玉楸药解》)，大小蓟甘寒凉血、祛瘀、止血，三药联用，使热清、郁解、津生、血止，是“抑之即以培之，清火即是补血”及“祛瘀生新”之意。

7. 通利八珍类

“血气二者，原不相离，血中有气，气即是水”(《血证论》)。“故凡病水者，水即身中之血气，但其为邪为正，总在化与不化”(《景岳全书》)。吴鞠通曰：“湿之质即水也。”故妇人水湿之病，与气血功能失调关系密切，水与血在生理上相互为用，病理上相互影响，气血虚弱，水液运化失常必生湿浊，水湿停留，又碍气血化生及运行。治疗关键当以养气血，利湿浊。徐老创拟此类八珍汤5首，功用：益气养血，通利湿浊。主治气血虚弱，湿浊泛溢或下注之水肿、带下，或湿热内聚之淋浊等症。如消肿八珍治经行浮肿；利湿八珍治妊娠浊带；通淋八珍治子淋；利胆八珍治妊娠黄疸。徐老治湿证，多用猪茯苓配泽泻，取猪茯苓甘平渗泄，行水利窍，得泽泻则入肾利湿之力更强，对于脾胃湿热者，能渗湿去热，升清降浊，间而养五脏，益气力。如偏于气虚者，常辅以炙黄芪以补气温阳利水，气滞者多辅以天仙藤以流气活血，化湿消肿。对于下焦湿热者，徐老每用茵陈，认为此药甘淡利水，清热除湿，乃治脾胃二家之要药。妊娠黄疸、体虚带下色黄、产后黄汗、妊娠瘙痒等均多选此药。

8. 和中八珍类

“血生于心火，而下藏于肝，气生于肾水，而上主于肺，其间运上下者，脾也”(《血证论》)。故东垣治病，重于脾胃。气血虚弱，中焦失运，则食少满闷，嗳气呕哕。生化不力，渐则面色无华，神倦乏力，纳少运迟，甚则脘腹隐痛，四肢无力。妇人经、孕、产、乳，常因虚虚相因而症状显现，徐老拟创此类八珍汤 4 首，功用益气养血，理气和中。主治气血虚弱，中焦失调诸症。如和脾八珍疗经行嗜睡、食少；健胃八珍疗孕、产中脘胀满；止吐八珍疗妊娠恶阻；三仙八珍疗孕、产胃弱伤食等。对于此类组方，徐老多选半夏、川连、谷芽，取半夏降逆止呕，消痞散满，开胃行津，欲温则用姜半夏，欲清则用京半夏。川连苦寒，燥湿清热，利中助运，反佐 12g 于大队补益剂中，能起防滞腻，消痞满之效。谷芽甘平入脾胃，快脾消谷，下气和中，除滞化积。中焦枢纽流利，则胃纳脾运正常，使心肺阳降，肝肾阴升，得以水火既济，阴阳平衡，经血调畅。

上述八类，病情万变而病机则一，均由气血虚弱所致之虚实夹杂证。临诊询其症，多有头晕心慌、倦怠乏力，见其形多有面色不润、唇甲无华，闻其声多有声微怯弱，切其脉多夹虚细无力，观其舌多有淡胖暗滞，追及病史，多有经产失血、久思劳役，病程缠绵等。徐老运用八珍加减，一为本虚标实而投，二为标实证攻之过半而施，三为妊娠、产后、体虚、老弱者治病需兼顾气血者而设。张景岳曰："月经之本，所重在冲任，所重在胃气，所重在心脾，生化之源耳。"概而论，在于调补气血。如果说活血化瘀法施之以暂，那么调补气血法则施之以久，不同病证，不同加减，灵活机巧，应症而变。且因其基本方固定，易于记诵掌握，便于临床教学，使初学者能循径入庭，从而为徐老学术传授辟开便捷之径。

附：加味八珍汤（48首）

一、宣解八珍类（8首）

1. 宣肺八珍：八珍加百合 川贝 桔梗 百部

2. 豁痰宣窍八珍：八珍加制半夏 制南星 京菖蒲广郁金

3. 头痛八珍：八珍加羌活 防风 白芷 蔓荆子

4. 荆防苏羌八珍：八珍加荆芥 防风 苏叶 羌活

5. 银翘蒡菊八珍：八珍加银花 连翘 牛蒡子 滁菊花

6. 疏肝八珍：八珍加木贼草 绿萼梅 合欢皮 刺蒺藜

7. 止痒八珍：八珍加苦参 地肤子 蝉衣 紫背浮萍

8 祛斑八珍：八珍加白芷 白鲜皮 地肤子 何首乌

二、活血八珍类（7首）

1. 化瘀八珍：八珍加桃仁 红花 三棱 莪术

2. 二丹桃红八珍：八珍加丹皮 丹参 桃仁 红花

3. 消癥八珍：八珍加三棱 莪术 鸡内金 山楂

4. 排气消胀八珍：八珍加木香 川朴 槟榔 枳壳

5. 止痛八珍：八珍加元胡 郁金 莪术 片姜黄

6. 二丹二木八珍：八珍加丹皮 丹参 木蝴蝶 木贼草

7. 种子八珍：八珍加丹参 红花 茺蔚子 香附

三、固冲八珍类（5首）

1. 止血八珍：八珍加侧柏叶 陈棕炭 炒地榆 仙鹤草

2. 摄血八珍：八珍加黄芪 升麻 炒芥穗 炮姜炭

3. 止带八珍：八珍加樗白皮　苡仁　蜀羊泉　白花蛇舌草

4. 固下八珍：八珍加乌梅　樗白皮　川断　金樱子

5. 止泻八珍：八珍加煨肉果　诃子肉　广木香　槟榔

四、温补八珍类（11首）

1. 温经八珍：八珍加补骨脂　肉桂　仙灵脾　仙茅

2. 生精助孕八珍：八珍加枸杞子　肉苁蓉　关沙苑　锁阳

3. 更年八珍：八珍加黄芪　锁阳　肉苁蓉　仙灵脾

4. 二仙二丹八珍：八珍加仙茅　仙灵脾　丹皮　丹参

5. 强腰八珍：八珍加桑寄生　川牛膝　狗脊　川断

6. 五子八珍：八珍加女贞子　枸杞子　覆盆子　菟丝子沙苑子

7. 甘温除热八珍：八珍加黄芪　防风　桂枝　炮姜

8. 养营八珍：八珍加黄芪　桂枝　远志　五味子　益母草

9. 五参八珍：八珍加太子参　北沙参　丹参　玄参　党参

10. 头晕八珍：八珍加黄芪　泽泻　枸杞子　钩藤

11. 补中益气八珍：八珍加黄芪　升麻　柴胡　陈皮

五、养阴八珍类（4首）

1. 养阴八珍：八珍加黄精　玉竹　麦冬　五味子

2. 养心八珍：八珍加炒枣仁　麦冬　合欢皮　远志

3. 安神八珍：八珍加百合　合欢皮　夜交藤　珍珠母

4. 消渴八珍：玄参　麦冬　枸杞子　天花粉

六、清热八珍类（5首）

1. 清热八珍：八珍加黄连　黄芩　黄柏　炒山栀
2. 凉血八珍：八珍加丹皮　白茅根　苎麻根　大小蓟
3. 肝炎八珍：八珍加合欢皮　茵陈　七叶一枝花　垂盆草
4. 二丹二至八珍：八珍加丹皮　丹参　旱莲草　女贞子
5. 骨蒸八珍：八珍加银柴胡　白薇　丹皮　地骨皮

七、通利八珍类（4首）

1. 消肿八珍：八珍加黄芪　泽泻　猪苓　天仙藤
2. 利湿八珍：八珍加萆薢　乌药　土茯苓　泽泻
3. 通淋八珍：八珍加瞿麦　萹蓄　石韦　金钱草
4. 利胆八珍：八珍加茵陈　黄连　郁金　金钱草

八、和中八珍类（4首）

1. 和脾八珍：八珍加黄芪　山药　泽泻　广木香
2. 健胃八珍：八珍加广木香　厚朴　山楂　草仁
3. 止吐八珍：八珍加制半夏　藿香　苏梗　黄连
4. 三仙八珍：八珍加山楂　麦芽　神曲　谷芽

（梁文珍）

年谱

1925 年 9 月 24 日出生在安徽省庐江县圣桥镇中医世家。

1931 年　在外婆家拜于汉儒（清朝秀才）为师，读私塾。

1938 年　幼承庭训，随父学习中医药。

1944 年　在庐江圣桥继承祖业，悬壶行医。

1945 年　临诊遇一高热久不退并伴神昏、谵语、惊厥，经数位医家诊治不愈均认为必死的高氏妇人，危重之时用吴鞠通的清瘟败毒饮和安宫牛黄丸，2 剂药后病人烧退，4 剂药后病情好转，送“活人无数”红布金字软匾。从此，在当地医名大振，崭露头角，门庭若市。

1949 年　家乡解放，成立联合诊所，成为诊所主要医师之一。

1957 年　读《新华日报》，悉各地要成立中医学校（院），急需中医、药人才，经考试合格后可录取。在家乡作温课准备。

1958 年　参加安徽省中医进修学校师资班考试，并被录取，在中医进修学校师资温课班学习一年（全班 170 人），为校方遴选留校 7 人之一。

1959 年　安徽省中医进修学校经上级批准改名为安徽中医学校，当年暑期开始招生，教授《伤寒论》《中医妇科学》并从事中医妇科临床工作。

1963 年　参加卫生部组织的全国中医妇科二版教材编写工作。

1965 年　编写《中医临床手册》妇科部分（安徽人民出版社出版）。

1968 年　“文革”期间，随学院到安徽皖南歙县北岸和凤台毛集公社进行斗、批、改和接受贫下中农再教育。

1970 年　安徽中医学院与蚌医、皖医一起并入安徽医学院（现安徽医科大学），在安徽医学院中医科上班，后负责组建中医妇科，为科主任和教研组长。

1972 年　编写《中医妇科》教材，为本校三年制中医专业使用，该教材简明扼要，将个人从事临床近 30 年的经验编写成册，深受师生欢迎。

1974 年　“文革”后期，百业待兴，在《安医学报》连续发表“妇科验方选按”，将自己临床应用疗效显著的 13 首经验方加以推广。同时在国内杂志，学报发表论文 20 余篇。

1985 年　被聘为安徽省中医学会常务理事。

1985 年　被聘为安徽省药品评审委员会委员。

1986 年　参加全国《中医妇科学》五版教材编写工作，为编委之一。后又被卫生部聘为“全国高等院校教材编审委员会”委员。

1987 年　被聘为安徽省卫生技术高级职务评审委员会委员。

1987 年　被聘为安徽省中医医疗事故技术鉴定委员会委员。

1987 年　被评为主任医师。

1987 年　《徐志华中医妇科专家电脑诊疗系统》软件研制成功，向国内外推广。

1987 年　任全国中医妇科学会理事。

1988 年　任安徽省中医妇科学会主任委员。

1988 年　担任全国中等中医药学校教材《中医妇科学》主审。

1989 年　担任全国《中医妇科学》函授教材主审之一。

1989 年　参加国家中医药管理局组织的《长江医话》编写工作，任该书副主编（北京科技出版社）。

1992 年　享受国务院政府特殊津贴。

1992 年　将自己的经验方研制成痛经方、宫血宁糖浆、复方归芍糖浆、盆腔炎糖浆、孕育丹糖浆 5 种院内制剂应用于临床，取得了较好的社会效益和经济效益。

1993 年　被评为教授。

1996 年　被评为“安徽省名老中医”。

（徐经凤）

附：方剂名录

二　画

二丹败酱红藤汤

丹皮　丹参　红藤　败酱草　当归　赤芍　三棱　莪术　玄胡　黄芩　薏米仁　甘草

二丹解毒四物汤

丹皮　丹参　黄芩炭　黄柏　黄连　当归炭　白芍　生地　川芎

*** 八珍汤**

当归　芍药　川芎　地黄　党参　白术　茯苓　甘草

二丹四物汤

丹参　丹皮　四物汤　玫瑰花　月季花　茺蔚子　元胡　怀牛膝　郁金　香附

丁丹土木消毒饮

天丁　丹皮　土茯苓　木通　黄柏　红蚤休　苡仁　樗白皮　蜀羊泉　墓头回　猪秧秧　白花蛇舌草

三　画

三参术泽四物汤

炙黄芪　太子参　党参　北沙参　熟地　当归　川芎　白芍　白术　泽泻

四　画

双补汤

党参　山药　茯苓　莲子肉　芡实　补骨脂　肉苁蓉　山萸肉　五味子　菟丝子　覆盆子　巴戟天

*** 止带方**

猪苓　茯苓　泽泻　车前子　川牛膝　丹皮　芍药　黄柏　茵陈　山栀

*** 丹栀逍遥丸**

丹皮　山栀　柴胡　白芍　当归　白术　茯苓　甘草

止痒消风散

炒苍术　苦参　知母　荆芥　防风　当归　牛蒡子　蝉衣　大胡麻　白鲜皮　地肤子　生地　木通

化癥汤

桂枝　茯苓　赤芍　桃仁　丹皮　三棱　莪术　橘核　槟榔　鸡内金　焦山楂

双阻汤

银花　连翘　红花　红藤　当归　白芍　莪术　三棱　紫花地丁　落得打　丹皮　石见穿　蜀羊泉　甘草

五皮归芍散

大腹皮　桑白皮　茯苓皮　生姜皮　陈皮　当归　白芍　川芎　白术　茯苓　泽泻

贝甲昆皂花留汤

川贝母　炮甲　当归　皂角刺　漏芦　王不留行子　赤白芍　连翘　广郁金　夏枯草　昆布　天花粉

五　画

*** 艾附暖宫丸**

炒艾叶　香附　当归　熟地　白芍　川芎　黄芪　吴萸肉　肉桂　川断

*** 圣愈胶艾汤**

炙黄芪　党参　白芍　生地　当归　阿胶　炒艾叶　升麻炭　炮姜炭　炒荆芥　炙甘草

*** 四二五方**

当归　白芍　川芎　熟地　仙茅　仙灵脾　枸杞子　菟丝子　五味子　覆盆子　车前子　怀牛膝

加减四物汤

当归　白芍　生地　龙胆草　黄芩　丹皮　山栀　郁金　川楝子　大蓟　小蓟　贯众　川牛膝

头痛逐瘀汤

当归　川芎　白芍　红花　桃仁　丹参　炙没药　僵蚕　玄胡　蔓荆子　刺蒺藜　菊花

半夏天麻白术汤

天麻　姜夏　白术　神曲　麦芽　泽泻　党参　茯苓　黄柏　陈皮　干姜　生姜

加味胃苓汤

茯苓　猪苓　泽泻　藿香　半夏　陈皮　煨肉果　桂枝　川朴　白术　苍术　甘草

加味温胆汤

制半夏　茯苓　陈皮　甘草　枳实　竹茹　旋覆花　枇杷叶　藿香梗

加味生化汤

当归　川芎　红花　桃仁　肉桂　炮姜　丹皮　益母草　山楂　蒲黄　乌梅　甘草

加味春泽汤

桂枝　白术　茯苓　猪苓　泽泻　人参　通草　甘草

*** 加味十全大补汤**

党参　白术　茯苓　当归　白芍　川芎　熟地　甘草　黄芪　肉桂　香附　茺蔚子

六　画

地黄五参汤

熟地　生地　太子参　党参　丹参　北沙参　枣仁　远志　柏子仁　麦冬　五味子　龙眼肉　朱茯神　炙甘草

百合甘麦大麦汤

百合　炙甘草　麦冬　知母　生地　生龙齿　生牡蛎　枣仁　茯神　五味子　珍珠母　合欢皮　大枣

安胎饮

桑寄生　当归　白芍　川断　苎麻根　杜仲　阿胶　艾叶　菟丝子　甘草　生地　黄芪　党参

红败三黄解毒汤

红藤　败酱草　黄连　黄芩　黄柏　连翘　银花　紫花地丁　赤芍　丹皮　苡仁　生甘草

先期饮

当归　白芍　生地　川芎　黄芩　黄连　知母　丹皮　山栀　地榆

过期饮

桃红四物　香附　肉桂　莪术　丹参　坤草

孕育汤

熟地　关沙苑　覆盆子　枸杞子　仙灵脾　当归　仙茅　金樱子　蛇床子　芡实　肉苁蓉　白术　菟丝子　狗脊　破故纸　茺蔚子

七　画

苏杏蒌贝二陈汤

苏子　杏仁　瓜蒌皮　川贝母　制半夏　化橘红　茯苓　桔梗　前胡　紫菀　款冬花　甘草

芎归苍附六君汤

当归　川芎　苍术　香附　陈皮　半夏　四君子汤

芩连四物汤

黄芩　黄连　当归　芍药　地黄　川芎

补肾八珍汤

八珍汤　菟丝子　枸杞子　关沙苑　山药

补肾养冲汤

熟地　山药　枸杞子　菟丝子　覆盆子　关沙苑　仙茅　仙灵脾　破故纸　肉苁蓉　巴戟天　锁阳　茺蔚子

八　画

固表和营汤

党参　茯苓　白术　当归　白芍　川芎　桂枝　荆芥　防风　桔梗　柴胡　甘草

奇效四物汤

当归　白芍　生地　黄柏　旱莲草　女贞子　阿胶　川断　大小蓟　炒地榆

参芪归芍散

太子参　党参　北沙参　黄芪　当归　白芍　川芎　白术　茯苓　泽泻

实表汤

生黄芪　太子参　炒白术　淮山药　防风　浮小麦　麻黄根　煅龙骨　牡蛎　山萸肉　熟地　穞豆衣　炙甘草

苦参洗剂

苦参　百部　蛇床子　土槿皮　地肤子

败毒饮

板蓝根　银花　连翘　黄柏　紫花地丁　野菊花

固经汤

炒地榆　旱莲草　仙鹤草　紫草　拳参　大小蓟 丹皮　红茜草　炒蒲黄　生地　白芍　当归

固冲汤

党参　黄芪　白术　煅龙牡　山萸肉　乌贼骨　红茜草　炒荆芥　炒地榆　樗白皮　白芍

九　画

带下苓药芡苡汤

土茯苓　山药　芡实　苡仁　连须　穞豆衣　樗白皮

*** 保胎无忧散**

艾叶　川贝母　黄芪　川芎　生姜　白芍　甘草　菟丝子　羌活　荆芥　枳壳　厚朴　当归

退黄止痒汤

茵陈　柴胡　白芍　天花粉　枳实　山栀　大黄　黄柏　黄连　黄芩　甘草

养胎八珍汤

杜仲　川断　桑寄生　菟丝子　党参　白术　茯苓　甘草　当归　白芍　川芎　生地

荆防苏羌四物汤

荆芥　防风　苏叶　羌活　当归　白芍　川芎　生地

*** 宣郁通经汤合金铃子散**

当归　丹皮　白芍　柴胡　黄芩　香附　郁金　白芥子　山栀子

玄胡　川楝子　甘草

养血八珍汤

八珍汤　黄芪　山药　枸杞子　何首乌

祛斑八珍汤

八珍汤　白芷　白鲜皮　地肤子　何首乌

十　画

通乳汤

黄芪　党参　白术　当归　熟地　通草　留行子　漏芦　瞿麦　麦冬　冬葵子　白芷

桃红二丹四物汤

桃仁　红花　丹皮　丹参　当归　赤芍　川芎　生地　蒲黄　益母草　血余炭

桃红四物二陈汤

桃仁　红花　当归　白芍　川芎　生地　制半夏　茯苓　陈皮　甘草

*** 通经散**

当归　赤芍　川芎　红花　桃仁　炮山甲　乌药　刘寄奴　川牛膝　肉桂　三棱　莪术　丹参

*** 胶艾汤**

阿胶　艾叶　当归　白芍　川芎　生地　甘草

热入血室方

柴胡　黄芩　法夏　党参　炙甘草　生姜　大枣　当归　杭芍　川芎　生地　山栀

调经安眠汤

当归　赤白芍　太子参　麦冬　紫贝齿　远志　炒枣仁　夜交藤　生龙齿　合欢皮　朱茯神　半夏　炙甘草

逐瘀止崩汤

当归　川芎　制没药　五灵脂　炒艾叶　丹皮　丹参　龙骨　牡蛎　乌贼骨　三七粉　阿胶　炒蒲黄

柴芩二丹归芍散

柴胡　黄芩　芍药　丹皮　当归　川芎　炒白术　茯苓　泽泻　丹参

调经八珍汤

丹皮　丹参　香附　茺蔚子　八珍汤

*** 益母胜金丹**

坤草　白术　香附　丹参　柴胡　四物汤

通经汤

当归　白芍　川芎　丹参　红花　桃仁　川牛膝　香附　郁金　三棱　莪术　泽兰　刘寄奴　坤草

调经种子汤

当归　熟地　白芍　川芎　丹皮　丹参　红花　茺蔚子　制香附　川断　怀牛膝　白术　刘寄奴

润肠汤

生首乌　胡桃仁　肉苁蓉　当归　火麻仁　桃仁　甜杏仁　柏子仁　郁李仁　枳壳　厚朴　蜂蜜（冲）

十一画

清化固经汤

生地　白芍　丹皮　生卷柏　紫珠草　茜草　蚤休　地榆　蒲黄　黄芩　黄柏　益母草

清经散

当归　白芍　丹皮　山栀　沙参　麦冬　女贞子　旱莲草　玉竹　黄精　生地　甘草

清上选奇汤

蔓荆子　防风　羌活　白芷　黄芩　藁本　菊花　僵蚕　刺蒺藜　当归　白芍　川芎

清暑生脉饮

西瓜翠衣　党参　麦冬　五味子　北沙参　黄连　黄芩　当归　白芍　生地　茯苓　炙甘草

十二画

*** 琥珀散**

当归　地黄　白芍　肉桂　丹皮　三棱　莪术　玄胡　芍药　刘寄奴

温胞饮

当归　赤芍　川芎　生蒲黄　玄胡　莪术　苍白术　肉桂　白芥子　制香附　干姜　云苓

温经八珍汤

党参　白术　茯苓　甘草　当归　川芎　熟地　白芍　仙茅　仙灵脾　补骨脂　肉桂

滋养冲任汤

生地　熟地　黄精　北沙参　白芍　龟板胶　山药　山萸肉　桑椹子　女贞子　旱莲草　何首乌　玉竹　阿胶

疏经散

佛手　香橼皮　柴胡　白芍　绿萼梅　刺蒺藜　木贼　木蝴蝶　无花果　玫瑰花　甘草　青皮

滋阴敛汗汤

炙黄芪　熟地　生地　炒黄柏　白芍　北沙参　炒白术　五味子　糯稻根　煅龙牡　碧桃干　穞豆衣　炙甘草

舒筋散

丝瓜藤　夜交藤　海风藤　鸡血藤　络石藤　当归　赤白芍　狗脊　桑寄生　寻骨风　伸筋草　鹿衔草

痛经散

当归　白芍　丹皮　香附　郁金　乌药　川芎　莪术　元胡　红花　川楝子

联珠饮

当归　白芍　熟地　川芎　白术　茯苓　泽泻　桂枝　黄芪　猪苓　甘草

十三画

蒿芩地丹四物汤

青蒿　黄芩　地骨皮　丹皮　当归　白芍　川芎　生地　白薇　银柴胡

十四画

慢性盆腔炎方

当归　白芍　丹皮　玄胡　莪术　三棱　红藤　川芎　败酱草　土茯苓　樗白皮　墓头回　蜀羊泉　白花蛇舌草

二十三画

蠲痹八珍汤

秦艽　防风　川断　片姜黄　当归　白芍　生地　川芎　党参　白术　茯苓　甘草

注：加 * 非徐志华经验方。